Le transfert

Le fil rouge

Section 1 Psychanalyse

créée par Christian David
Michel de M'Uzan
Serge Viderman

dirigée par Christian David
Michel de M'Uzan
Paul Denis

Michel Neyraut

Le transfert

Etude psychanalytique

Presses Universitaires de France

ISBN : 978-2-13-054801-0

5e édition : 2004, décembre
3e tirage : 2008, décembre

6, avenue Reille, 75014 Paris

Avant-propos

Un jour que j'entrai à la « Closerie des Lilas » par la porte à tambours, j'entendis, dans cette petite galère, ces mots prononcés par un quidam : « Alors tu comprends ! Il fait un transfert à mort ! à mort ! »

Le tourniquet repartit, la suite se perdit sur le trottoir.

Longtemps après, ces mots me tintaient aux oreilles : Transfert à mort ! Transfert à mort !

J'y ai bien souvent songé depuis...

Ce tambour n'est pas gratuit... Qui précédait l'autre en ce mouvement circulaire ? Belle image aussi du contre-transfert...

Le transfert est le quiproquo de l'inconscient, c'est tout au moins la définition que je m'en donne... et qui me suffit bien, quelquefois...

Mais les choses ne s'arrêtent pas à leur définition, et qu'est-ce alors que ce quiproquo dans l'homme et pourquoi lui qui met tant de soin à bien distinguer les choses, à ne pas les confondre surtout... porte-t-il ce pouvoir de les prendre les unes pour les autres, au point même que faute de ce pouvoir il serait peut-être fou ? Etrange contradiction.

La littérature, paraît-il, n'est guère prolixe à ce sujet, tout au moins sous forme de monographie. Pourtant, il est question du transfert partout, il n'est pas un ouvrage, un article qui n'y consacre un chapitre ou un paragraphe.

Notre propos ne tient nullement ici à en faire la recension, plutôt à fournir le dessin d'une théorie générale du transfert où pourraient prendre place ces tendances diverses. A cet égard, le transfert apparaît comme un point de fuite, au sens du dessin de perspective : « l'image de l'analyste » s'y profile ou s'y estompe comme en un trompe-l'œil.

En regard de cette image, un autre concept apparaît : celui de contre-transfert.

Aux yeux de quelques-uns, mettre en question ce nouveau venu revient à se demander si les bateaux peuvent avoir le mal de mer — question scandaleuse...

Pourtant, il est par trop évident qu'une fois posé ce concept de contre-transfert, la nature dialectique de la situation analytique apparaît comme essentielle. Le champ transfert - contre-transfert se révèle comme l'espace privilégié d'une opposition contrapuntique.

C'est à définir le transfert et le contre-transfert dans leur lien avec la pensée que nous nous sommes attachés : « La pensée inconsciente » dont Freud disait qu'elle est la « lessive mère » des associations.

Cette pensée marche en sens inverse du rêve et pourtant elle en révèle le sens.

Pendant que le rêve trouve le chemin le plus direct de la satisfaction hallucinée, la pensée cherche par des moyens détournés les mêmes satisfactions, mais recrute en cours de route tous les éléments qui concourent à la résistance comme aussi bien ceux qui servent à l'élucidation du sens.

Mieux discernable dans les accidents de son développement que dans son essence propre, la pensée inconsciente trouve dans la rémanence de ses étapes animistes ou religieuses, les arguments d'une articulation entre l'imaginaire, le symbolique et le réel.

Les mouvements transférentiels et contre-transférentiels ne se conçoivent que d'être rapportés à cette pensée. Tantôt « harmoniques » et tantôt discordants, ils témoignent de cette rémanence animiste ou religieuse par l'insistance avec laquelle ils entendent désigner des réalités partout.

C'est de la même façon que nous parlerons de la pensée psychotique ou de la pensée névrotique dans un débat où l'écart entre Freud et ses successeurs est peut-être le plus grand : celui de considérer « les psychoses » comme inaptes à produire le transfert, qui était la position de Freud et celui de considérer que les « névroses de transfert » n'ont pas l'exclusivité de cette production, qui est la position de la plupart des psychanalystes contemporains.

Les limites de leur exercice se sont étendues au domaine des psychoses et les phénomènes de transfert ont paru évidents.

Nous verrons quelles réserves il convient d'apporter à cette volte-face, réserves qui ne peuvent se concevoir que d'être ramenées à un « mode de pensée » psychotique ou névrotique plutôt qu'à des catégories nosographiques.

Un jour viendra où quelque mécanicien de génie construira une machine toute semblable à l'homme, ce qui constitue peut-être le but inconscient de toute science.

Je ne doute pas qu'une telle machine puisse désirer, marcher, rire et pleurer, parler, se souvenir et même oublier, mais je doute qu'elle puisse « se tromper » et non pas « faire des erreurs », ce qui est à la portée de tout le monde.

Elle aurait alors acquis la fonction d'un Sujet et la capacité d'un transfert, sinon elle ne douterait de rien.

C'est là que j'attends nos « ingénieurs ».

PREMIÈRE PARTIE

Le contre-transfert

CHAPITRE PREMIER

Le contre-transfert et la pensée psychanalytique

> La question arrive souvent terriblement longtemps après la réponse.
>
> Oscar WILDE.

De la précession du contre-transfert

Le lecteur pourrait à bon droit s'étonner qu'une étude psychanalytique sur le transfert débute par celle de son terme antinomique : le contre-transfert.

Ce paradoxe n'est qu'apparent, si l'on considère que le transfert en tant que concept n'est apparu qu' « après coup » dans l'œuvre de Freud et qu'il est apparu comme un obstacle, un accident sur le parcours d'une pensée et d'une technique déjà constituées; le transfert est donc précédé par quelque chose.

D'autre part, le transfert n'est pas seulement second dans l'histoire de la pensée analytique, il apparaît aussi comme second dans le déroulement des cures. Le transfert *survient*, apparaît au cours d'un processus en marche qui est le processus analytique, il se découpe sur un contexte. Le problème de savoir s'il ne fait qu'apparaître ou s'il était déjà là sera débattu plus avant.

Qu'est-ce à dire alors que ce contexte ?

Si pour une part nous lui assignons une origine intrapsychique en déclarant par exemple que le transfert est second par rapport au narcissisme primaire, pour une autre part, et dès que nous envisagerons ce contexte comme dialectique, il nous faudra considérer qu'en tant que concept, le transfert doit être aperçu, repéré, pensé et que cette « conception » implique l'analyste et la pensée analytique.

Enfin, la nature même du transfert qui est de briser la répétition sur l'actuel, à défaut d'être interprétée, peut se répéter indéfiniment.

Parmi ces valeurs de l'actuel, l'analyste occupe une place essentielle, celle d'être directement voire nommément impliqué et éventuellement d'élucider cette implication.

Cette implication comme cette pensée font partie du contexte sur lequel se découpe le transfert.

Nous appelons pour le moment contre-transfert ce contexte, quitte à en définir plus loin les limites et les extensions. Remarquons seulement que le contre-transfert ainsi défini comme contexte et comme implication déborde son acception traditionnelle.

Cette acception traditionnelle n'est autre que celle de la *passion* de l'analyste.

Passion à tous les sens du terme : aussi bien passion christique... que passion de l'âme ; passion dans le sens passif de *subi* quand bien même cette passion se traduirait par quelque passage à l'acte, voire... technique active.

A la fois « faute technique » et « substance » de l'interprétation, tel apparaît le statut traditionnel et ambigu du contre-transfert.

Ce sens de la « faute » technique s'oppose à une sorte d'analyse idéale où la pensée serait libre, l'écoute serait libre. Ce point de vue doit lui aussi être maintenu, et se montre d'ailleurs corrélatif du premier, il éclaire la fonction de l'outrecuidance dans l'exposé de toutes les théories de la cure qui prétendent à se situer au-delà de cette culpabilité.

Acception restreinte

La composition étymologique du terme contre-transfert, transposition assez fidèle de *Gegen-Übertragung*, suggère un sens précis et limité :

Le contre-transfert s'opposerait au transfert, surviendrait après le transfert, serait déterminé par lui, il serait essentiellement second et réactionnel.

Cette acception assez limitée demeure parfaitement recevable si l'on se rapporte aux premières impressions de Freud découvrant le transfert, c'est-à-dire obligé d'admettre qu'en plus de la *restitutio ad integrum* du « texte » de la névrose, de l'anamnèse et du comblement des souvenirs, quelque chose surgirait dans la pleine actualité de la cure ; de nouvelles manifestations psychiques concernant cette fois-ci les relations personnelles du médecin et de son patient, et que ces nouvelles manifestations, parfaitement importunes, inattendues, imprévisibles, viendraient singulièrement compliquer la tâche du thérapeute occupé jusqu'alors à reconstituer la trame du souvenir à partir de ses vestiges.

Dans la mesure même où le transfert déplace avec lui de lourdes charges affectives, le médecin se trouverait alors dans la fâcheuse nécessité de se reconnaître comme l'objet de ces manifestations.

Dès lors, on peut mesurer à la réticence qu'il éprouve ou à la difficulté qu'il ressent à simplement « constater » la survenue de ces manifestations une certaine résistance déplacée maintenant du côté du thérapeute et l'obligeant à considérer cette résistance comme son fait propre.

Cette résistance autorise à concevoir un premier dessin du contre-transfert comme strictement opposé au transfert et déterminé par lui. Le premier effet du contre-transfert serait du domaine de l'aveuglement et de la perturbation. L'exercice de la pensée analytique, jusqu'ici serein, serait compromis par la survenue inopinée de manifestations affectives, l'inéluctable résultat en serait « la sourde oreille ».

Nous reviendrons sur cette acception traditionnelle du contre-transfert née des premiers temps de sa découverte. Mais nous devons indiquer dès maintenant que même si les phénomènes de contre-transfert nous paraissent dépasser et surtout devancer le sens de leur stricte opposition au transfert, ce moment d'apparition demeure fondamental. L'aspect réactionnel et second du contre-transfert nous paraît essentiel même si par d'autres voies nous l'entendons comme premier.

L'implication de l'analyste

Le contre-transfert de l'analyste commence donc avec *son implication*, c'est parce qu'il se reconnaît soudain comme l'objet et peut-être déjà l'instigateur d'expressions affectives en provenance de son patient qu'il perçoit en lui l'effet d'une résistance. Est-ce à dire que l'analyste n'est impliqué que par le transfert ? ou seulement que le transfert par son caractère essentiel d' « adresse » implique plus directement, plus personnellement l'analyste et que ce dernier n'a d'autre recours alors que d'interpréter le sens de cette adresse, de s'y reconnaître ou de se démettre ?

Cette dernière hypothèse nous retiendra plutôt, car l'analyste en effet n'est pas requis seulement par le transfert, mais aussi bien par toutes les sollicitations qu'engendre la situation analytique. Ces sollicitations sont de tous ordres et parmi elles s'inscrivent en bonne place celles qui émanent de l'analyste lui-même, de ses exigences et de sa pensée.

Théorie extensive

Cette dernière remarque introduit à une théorie extensive du contre-transfert dont l'acception se trouve alors élargie au degré de comprendre toutes les manifestations, idées, fantasmes, sentiments, interprétations, actions ou réactions qui ressortissent à l'analyste. Si théoriquement une telle acception peut se concevoir (et bien que nous ayons quant à nous tendance à étendre la notion de contre-transfert beaucoup plus loin qu'au degré d'une stricte opposition au transfert), il nous semble qu'elle n'offre qu'un intérêt relatif, et faillit à rendre compte du lien conflictuel affectif et dynamique (au sens de la *Métapsychologie*) qui se noue dans la situation analytique, et ne prend sa valeur que dans cette situation.

C'est donc un autre paradoxe du contre-transfert qu'il faudra saisir : qu'on puisse à la fois le concevoir comme précédant la situation analytique proprement dite (analyse didactique préalable, formation, gauchissements ou orthodoxies de tous ordres) et ne prenant sa vraie dimension que d'être confronté aux sollicitations internes nées de la situation analytique.

Il existe alors un problème concernant la spécificité d'un contre-transfert analytique, puisque aussi bien d'autres disciplines que l'analyse lui empruntent une partie de sa théorie, utilisent ses concepts, s'inspirent de sa formation, et d'une façon générale ont accès aux connaissances théoriques de la psychanalyse.

Si la pensée psychanalytique constitue un contexte à la survenue du transfert, ce « préalable » est partagé par d'autres disciplines, et pour autant qu'une telle pensée puisse ressortir au contre-transfert, en quoi l'instauration d'une situation analytique peut-elle prétendre à se constituer comme spécifique ?

Les philosophes et le champ psychologique

Beaucoup d'ouvrages philosophiques ou d'essais qui ressortissent aux « sciences humaines » et traitent de la psychanalyse, des psychoses ou de toute forme d'aliénation, commencent par déclarer que leur propos (cf. Ricœur, de Waehlens, Deleuze, Sartre, etc.) ne relève nullement d'une pratique analytique, que les auteurs ne sont pas psychanalystes, ou qu'ils n'ont jamais vu un schizophrène de leur vie, etc., ensuite, et cette réserve étant faite, ils continuent leurs investigations et nous font part de leurs découvertes ou de leurs interrogations.

Cette attitude est parfaitement justifiée et n'a d'ailleurs besoin d'aucune justification ; ce que les auteurs sus-cités ont parfaitement compris.

On est alors fondé à se demander ce qui différencie une telle démarche d'une autre qui serait proprement psychanalytique ; puisque aussi bien l'énoncé peut être le même dans les deux cas.

Spécificité du champ psychanalytique

Cette différence, et c'est notre propos de le démontrer, tient précisément au contre-transfert.

Nous entendons par là que toute manifestation de l'analyste, en particulier et au sens strict : toute publication, tout écrit, voire toute épiphanie bien qu'ils puissent se donner comme *hors* de la situation analytique, *hors* de son champ spécifique, procèdent en réalité de ce champ et lui sont intérieurs.

La pensée psychanalytique s'inscrit nécessairement dans

une réponse. Parce que la situation analytique s'instaure par une demande.

En ce sens, les écrits scientifiques formulés par l'analyste peuvent avoir valeur de contrepartie, voire de répartie.

Par définition, nous devons les tenir comme l'équivalent d'une réponse — inconsciente ou délibérée ; voire d'une réponse aux sollicitations précises d'une analyse déterminée.

Non seulement nous admettrons que la pensée analytique peut constituer une réponse, mais qu'elle se constitue par cette réponse. Qu'elle ne peut échapper à son statut essentiel d'être née d'une confrontation spécifique que nous appelons la situation analytique. Que cette situation analytique s'instaure comme une demande et implique l'analyste de telle manière qu'avant ou après coup il ne pourra éclaircir le sens des éléments inconscients apparus dans cette situation qu'en élucidant cette implication.

Si la pensée psychanalytique est constituée dans son essence par une réponse, nous serons obligés de constater que parfois la réponse précède la question, et que c'est là une première manière de contre-transfert.

Il ne s'agit pas seulement ici d'opposer la « pratique » de l'analyse à la « non-pratique », comme on opposerait l'opération à la stratégie en chambre, car, dans l'opération comme dans la stratégie en chambre, on peut relever un champ praxique et un champ non praxique.

Limites et contradictions de ce champ

Mais de concevoir que la pensée psychanalytique reçoit par les contingences de son exercice, les exigences de sa théorie et la nature spécifique de ce que nous appelons contre-transfert, des limitations et des extensions qui contingentent et spécifient le regard particulier qu'elle dirige sur le champ psychologique.

Elle ne détient en regard de ce champ psychologique aucun droit particulier, mais se trouve au contraire limitée dans son expression par les contraintes doctrinales et contre-transférentielles de son exercice.

Cette contradiction est illustrée par une des premières prescriptions techniques de Freud qui stipule qu'en aucun cas l'analyste ne doit envisager la cure comme un travail scientifique, ce qui nuirait à la liberté de son écoute :

« *Il ne convient pas pendant que le traitement se poursuit de procéder à l'élaboration scientifique d'un cas, d'en reconstituer la structure, d'en vouloir deviner l'évolution, d'en noter de temps en temps l'état présent, comme l'exigerait l'intérêt scientifique... Comment faut-il alors que l'analyste procède ? Il devra passer, suivant les besoins, d'une attitude psychique à une autre, éviter toute spéculation, toute rumination mentale pendant le traitement, ne soumettre les matériaux acquis à un travail de synthèse qu'une fois l'analyse terminée* »[1].

Ce « passage d'une attitude psychique à une autre » nous paraît caractériser un des moments spécifiques de la pensée psychanalytique. Il suppose entre autres une « mise en suspens », une « époché » autrement radicale que celle requise par la phénoménologie de Husserl, puisque aussi bien c'est au domaine des représentations inconscientes qu'elle doit s'étendre. En un sens qui n'est qu'une boutade, la vraie phénoménologie se situerait plutôt du côté de l'analyse que de la réflexion phénoménologique.

Ainsi la pensée psychanalytique sort de son fauteuil et y retourne. Cette contingence est si l'on peut dire essentielle.

Si, entre ces deux sessions, elle éprouve le besoin de parler, d'écrire, d'approfondir la théorie, voire de la démolir ou de la transmettre, c'est qu'elle ne trouve pas dans la situation analytique à se satisfaire entièrement, c'est en tout cas par rapport à cette situation analytique qu'elle doit se juger, ce faisant, elle implique la personne même de l'analyste, puisqu'elle fait état de ses exigences.

Contre-transfert et développement historique de la pensée psychanalytique

La réponse, avons-nous dit, peut précéder la demande et constituer une première manière de contre-transfert ; ceci, d'un triple point de vue :

— Soit à considérer la pensée psychanalytique dans son

1. S. Freud, *De la technique psychanalytique*, Paris, P.U.F., 1953, trad. Anne Berman, p. 65.

développement historique. En ce sens par exemple, *L'esquisse d'une théorie scientifique* et les travaux qui ont précédé l'exposé du cas de Dora peuvent être mis au compte d'une résistance à la découverte du transfert ou plus exactement du concept de transfert.

Nous dirons que la pensée s'y est structurée, la perspective de la cure envisagée, la conception de la psyché agencée, d'une façon telle qu'*alors* le transfert est découvert comme un obstacle, un empêchement, une surprise, un phénomène inattendu. Il y faut alors l'audace, la confiance absolue de Freud en soi-même pour affirmer que le transfert *est* un obstacle, qu'il *est de sa nature même d'être* un obstacle.

Cette précession de la pensée psychanalytique sur la découverte du transfert, précession que nous concevons ici par une sorte de visée rétroactive, délimite un champ « extérieur » du contre-transfert et un champ « intérieur », étant entendu que c'est seulement pour la commodité de l'exposé qu'ils seront ainsi distingués. Mais qu'ils sont en réalité confondus avant ou après coup pour s'être à un moment donné confrontés aux implications de la situation analytique.

Le champ « extérieur du contre-transfert » impose à la pensée analytique et à tel psychanalyste en particulier des limites dont la nature relève de disciplines sociologiques ou politiques.

Par ce biais, s'introduisent toutes les théories qui dénoncent le caractère daté, social, normatif, religieux, dogmatique et historique qui s'attache à la situation *hic et nunc* d'un analyste déterminé et de l'analyse dans tel ou tel contexte social.

Il n'est pas d'exemple en effet qu'un contexte socioculturel n'ait infléchi le sens général, les buts, la conception même de l'analyse. *La subordination éthique de l'analyse aux idéaux implicites d'une société déterminée est un fait discernable*, quand bien même la théorie analytique s'appuierait-elle sur des concepts de valeur universelle.

Mais le problème est de concevoir que l'inconscient n'apparaît et surtout ne se dévoile qu'en des contextes et des conditions déterminés qui fondent le texte manifeste.

Si Freud a déterminé dans le contexte qui était le sien les meilleures conditions techniques pour que l'inconscient apparaisse et se dévoile, il ne suffit pas de dénoncer ces conditions historiques pour se débarrasser de l'inconscient.

L'époque fournit toujours les termes du texte manifeste.

La réduction de l'expression manifeste au sens latent est en soi une démarche achronique ; ceci ne veut pas dire qu'au cours de ce dévoilement n'apparaissent des valeurs morales indexées par une époque, mais il est peu probable que les modifications socioculturelles intervenues depuis les découvertes de Freud aient suffisamment de poids pour entraîner des modifications techniques, de telle façon qu'on pourrait dire que maintenant il convient de modifier les conditions techniques pour que l'inconscient apparaisse et s'interprète de meilleure façon.

Si de telles modifications interviennent, elles ne se produiront pas à la suite d'une prescription *ex cathedra*, d'une conversion bruyante, mais plutôt insidieusement par la modification insensible des idéaux propres à une société.

Il n'entre pas dans notre propos d'approfondir le champ extérieur du contre-transfert, pour la raison que son étude relève d'autres disciplines que celles de l'analyse proprement dite. Par ce biais cependant, on voit qu'elles pourraient valablement s'introduire.

Du point de vue du développement historique de la pensée psychanalytique nous avons reconnu que la réponse pouvait précéder la question et que le contre-transfert pouvait constituer un antécédent historique dans la reconnaissance et la découverte du transfert.

Cette même précession se retrouve lors de l'instauration de la situation analytique proprement dite.

Contre-transfert dans la situation analytique

Dans les modalités concrètes de son ordonnancement (invisibilité de l'analyste), cette situation, qui par ailleurs reconnaît d'autres fondements, découvre au moins celui-ci, que c'est pour ne pas avoir à supporter douze heures par jour le face-à-face qu'elle a été ainsi conçue.

Cet ordonnancement permet donc à l'analyste de dissimuler toute réponse qui, pour ne pas être articulée, n'en serait pas moins exprimée par quelque mimique ou gestuelle.

Il n'est pas douteux que cette situation ne dessine dans

l'espace concret les traits d'une attitude qui concerne le contre-transfert. Elle facilite la règle du silence et soutient la contention des expressions émotionnelles, ce faisant elle ne fait que rendre tangible l'implication émotionnelle de l'analyste.

L'implication, comme on le sait, ne s'arrête point aux émotions, mais aux raisons de ces émotions, ou si l'on préfère au corps du délit. Nous aurons l'occasion de revenir tout au long de ce livre sur les différents modes d'implication de l'analyste, puisque aussi bien nous rendrons compte de l'impossibilité de parler du transfert sans faire intervenir les éléments contre-transférentiels.

Il n'est que de rappeler la première des implications que nous avons relevée : celle d'être contraint de se concevoir comme l'objet des manifestations transférentielles pour saisir l'ampleur de cette implication. Ces manifestations transférentielles doivent s'entendre aussi bien de façon directe comme l'expression des séductions immédiates que de façon indirecte par le détour des configurations complexuelles qui sont évoquées.

La séduction directe (en donnant à cette expression son sens le plus large) fait l'objet pour Freud de mises en garde multiples. Il fait allusion aux provocations immédiates, aux demandes explicites, aux sollicitations précises, ces exigences étant d'ordinaire illustrées par quelque femme séduisante réclamant un témoignage d'affection.

Bien que par ailleurs Freud n'ait eu de cesse que de renvoyer à leurs origines infantiles ces requêtes intempestives, ces mises en garde se situent dans la pleine actualité, dans la pleine réalité, dans la parfaite immanence de leur besoin de satisfaction. La règle est alors de ne point y céder, ce qui s'entend aussi de la manière la plus réelle et la plus tangible.

Ces prescriptions paraissent d'une certaine façon naïves, en regard des subtiles implications de Freud dans l'analyse de Dora, où l'on voit que la séduction peut s'exercer sans le recours de demandes explicites, et où les satisfactions escomptées sont acquises à des degrés de réalité qui relèvent de la réalité psychique.

On aurait tort cependant de négliger ces prescriptions « réalistes », qui pour réalistes qu'elles soient n'en demeurent pas moins le modèle de toutes les séductions, précisément parce que la séduction garde à l'horizon de son désir quelque réalité bien tangible.

L'écoute du discours le plus plat, du récit le plus fade, parcourt un champ immense de sollicitations pulsionnelles comme nous le montrerons plus loin.

Tous les niveaux de séduction se chevauchent et transcendent les résistances. Le récit, par exemple, pour autant qu'il se constitue comme résistance, est davantage résistance de se faire séduisant que de résister proprement dit. A l'inverse, le récit peut être ennuyeux en soi, mais séduisant par son contenu.

Toute allusion, tout schème d'association qui vise une zone érogène quelconque est une séduction. La séduction est toujours directe par le seul fait d'être entendue. De ce fait, elle est multiple et sollicite aussi bien le désir de l'analyste par l'énoncé de son propre désir que par la mise en scène d'un fantasme quelconque. La séduction institue l'analyste comme codésirant aussi bien au degré de se constituer comme l'objet de son désir que de le choisir comme objet, que de le mettre en face d'un désir tiers, *que de seulement invoquer l'objet indéterminé du désir.*

Il n'existe pas d'écoute neutre, il n'existe pas d'écoute « désintéressée », il n'existe qu'une écoute libre, et libre pour autant qu'elle sait d'avance s'intéresser et se désintéresser dans le même moment. Il n'existe pas non plus d'écoute sans identification et sans « dessaisie de l'identification ». L'identification doit s'entendre ici aussi bien au degré global d'une compréhension « sur la base de points communs » qui d'ailleurs peuvent être inconscients, qu'à celui pour l'analyste d'être « identifié » à tel objet désirable ou haïssable.

L'identification par ailleurs banale n'est ici contre-transfert que de s'inscrire dans une situation propice aussi bien à l'élucidation des phénomènes inconscients qu'à résister à leur compréhension. Elle n'est contre-transfert au sens psychanalytique que de s'inscrire dans une situation technique, laquelle relève de prescriptions explicites qui limitent ou même condamnent, ou tolèrent, en tout cas réglementent la réponse qui peut être faite à toute demande par le canal de telle ou telle identification.

J'entends par réglementation aussi bien celle extérieure,

qui par le moyen de la formation didactique, de la pression des écoles, des obédiences de tous ordres modifie le cours de la pensée analytique, que celles, intérieures, qui ne procéderaient que d'un sujet, pour la raison que si l'analyste s'interdit ou même simplement n'éprouve pas le besoin de répondre, cette limitation régit la situation analytique, dans la mesure où son but n'est autre que celui de l'élucidation de l'inconscient et que cette élucidation qui est une élucidation du désir passe par la nécessité d'une suspension de la réponse.

Que cette suspension, ressentie concrètement comme l'attente d'une interprétation (et interprétée par quelques-uns comme une vertu de la frustration), soit nécessaire pour déjouer l'essence même du déguisement de l'inconscient, c'est dire d'une autre façon que ce déguisement, ce déplacement ou cette condensation des éléments figurables de l'inconscient, n'est si bien déguisée que de s'adresser à quelqu'un d'autre qui l'entend et lui répond, et qu'elle a besoin de cette réponse pour confirmer, parfaire et même constituer son déguisement.

On comprendra par là que le noyau le plus inexpugnable de la résistance (que celle-ci s'envisage du point de vue du transfert ou du contre-transfert) sera composé de fantasmes qui impliquent la réponse dans la question, autrement dit, la répétition dans la cure de modèles relationnels où l'analyste se trouve impliqué de telle sorte que sa réponse ne soit plus attendue mais devancée, c'est-à-dire impliquée dans la demande.

L'implication de l'analyste dans l'analyse du caractère

A cette sorte de résistance peut se rattacher celle du caractère.

On a beaucoup insisté et à juste titre sur l'aspect défensif du caractère et trop peu sur l'étiage libidinal qu'il garantit.

Le caractère assure en face de n'importe quel danger, de n'importe quelle situation ou épreuve, une sorte de minimum vital de satisfaction. Mais cette satisfaction ne peut se concevoir que d'impliquer le protagoniste de l'épreuve ou l'agent du danger de telle manière qu'il réponde par avance à cette satisfaction, ceci sans préjudice de la satisfaction narcissique qui immanquablement s'y consomme.

La résistance du caractère ne tient pas seulement à la force défensive qui s'y révèle. Que cette force soit défensive en regard des pulsions internes ou qu'elle le soit en regard d'un danger perçu comme extérieur, mais aussi et surtout des satisfactions pulsionnelles inconscientes qui trouvent leur chemin dans une relation déjà figurée maintes fois répétée, toujours mise au point.

On voit que, conçu de cette manière, le caractère se rapproche étrangement du transfert qui, lui aussi pris au piège d'une situation parfaitement actuelle, transpose les éléments d'une relation infantile sur un conflit contemporain. Leur différence essentielle tient à ce que le transfert même dans son aspect de pure répétition maintient la possibilité d'une réponse nouvelle.

Il interroge une figure de l'enfance de façon parfois stéréotypée mais il interroge réellement.

Au-delà de ses assignations péremptoires, le transfert maintient une sorte d'indécision des rôles, s'appuyant en cela sur le contraste des pulsions opposées. C'est plutôt l'analyse du transfert, son élucidation qui permettront alors de désigner le sens exact de l'interrogation ou de la demande.

Le caractère, tout au contraire, n'accepte pas l'indécision ou la mise en question d'un destin pulsionnel, ne court pas le risque d'apercevoir la menace d'un renversement ou la transformation d'un but passif en but actif. Il ne tient ses compromis que de lui-même et rejette les symptômes aussi loin que possible. Pour ce faire il implique nécessairement l'analyste dans un rôle défini, inaliénable et intemporel, et répond à ses lieu et place en dépit de toute interprétation, puisque cette interprétation est déjà « prise » dans le contexte d'une réponse formulée d'avance.

Le problème contre-transférentiel du caractère, parfaitement lisible chez Reich ou chez Ferenczi, engendre toujours le même type de métaphores tirées d'un roman de chevalerie : bouclier, armure, défense, briser.

Lacan, si mes souvenirs sont exacts, parle pour d'autres raisons qui sont peut-être les mêmes de blason. Mais plus clairement chez Ferenczi que chez Reich, on voit que le vrai problème est celui d'une *correspondance* des caractères.

Le caractère appelle le caractère parce qu'il implique

l'analyste de telle façon que seuls les types relationnels archaïques paraissent pouvoir lui faire pièce.

Ce problème des concordances de structures dépasse d'ailleurs celui du caractère pour concerner toutes les relations contre-transférentielles :

Il n'est pour s'en convaincre que de songer aux critères auxquels se réfère un analyste pour adresser un patient à tel autre analyste.

En dehors de tous autres problèmes contingents, on y verra que, même à son insu, c'est en fonction des ressemblances ou des oppositions de structures qu'il prendra sa décision. L'effet d'une trop grand concordance de ces structures s'apparentera à celui que produit la vibration de fréquences identiques, comme un son peut briser le cristal.

A défaut de vouloir briser la « carapace caractérielle », l'analyse du caractère peut d'ailleurs être conduite jusqu'à un certain terme, au-delà duquel il est parfois plus prudent d'apprendre à « utiliser » le caractère en le rendant conscient. Reconnaissant en cela sa valeur de gardien d'un étiage minimal de satisfaction libidinale.

Si nous prenons l'exemple caractériel du conformisme, c'est sans doute par l'effet d'une objectivation abusive que nous désignerons ainsi un mode de pensée. Mais le fait est que le caractère appelle l'objectivation par l'insistance de son style et qu'il n'est caractère que de répondre d'avance à ce qu'on attend de lui ; qu'il se manifeste et s'est constitué pour que précisément on attende cela de lui et rien d'autre. Mais si, décidés à ne pas l'aborder de front, ni l'analyser en tant que tel, puisque cela aboutirait à l'objectiver d'une manière ou d'une autre, nous l'analysons par le détour de l'érotisme anal, nous y découvrirons peut-être que c'est pour se conformer éternellement au désir maternel de produire un étron parfait que notre conformiste se condamne aux idées toutes faites mais conformes.

Mais cette interprétation sera reçue (celle-là ou une autre) par conformisme. Le cercle caractériel est alors fermé, dont il est impossible de sortir, puisque, pour entendre le conformisme, il faut être conforme.

C'est en cela que le caractère est un caractère et se traduit par une résistance invincible. Cette résistance entraîne l'analyste à des sortes d'épreuves de force comme on voit chez Reich, où tout le « tact » et le « doigté » du monde n'empêcheront qu'on ait voulu y mettre la main. On voit qu'ici la réponse est imbriquée dans la question. Si le patient interroge l'analyste en lui montrant perpétuellement qu'il est conforme, c'est parce qu'il estime inconsciemment qu'il lui suffira d'être conforme pour être aimé. La réponse qu'il attend est qu'en effet on l'aime tel qu'il est, c'est-à-dire conforme. Tout autre détour ne le conduira qu'à réitérer son conformisme, puisqu'en étant conforme il obtient la réponse qu'il attend.

L'exemple du caractère n'est ici donné que pour montrer l'implication d'une pensée contre-transférentielle, ou plus exactement l'une de ses impasses. Il illustre le second point de vue que nous évoquions tout à l'heure : que, dans la situation analytique comme dans le développement historique de la pensée analytique, le contre-transfert apparaît comme une implication de l'analyste à tous les niveaux : soit que, par le fait de ses exigences propres ou des contraintes éthiques qu'il s'impose, sa pensée semble précéder l'éclosion du transfert et y répondre par avance, soit, qu'enfin confronté aux nécessités de l'identification, de la séduction ou de la réjection, il ne puisse résoudre les énigmes qu'il a le plus souvent lui-même posées comme énigmes, que par la mise en suspens d'une réponse.

Cette réponse constitue l'essence même de ce qui est sollicité dans la situation analytique. On voit par l'exemple du caractère que la résistance peut s'interpréter comme une imbrication de la réponse et de la demande, que cette imbrication soit le fait du patient ou celui de l'analyste.

Le contre-transfert se trouve confronté à bien d'autres choses que le transfert, mais à toutes les sollicitations qu'implique l'instauration d'une situation analytique. Celle-ci ne se soutient que par la mise en suspens d'une interprétation qui en constitue l'espoir ou la menace.

Toute rupture de silence est une interprétation. L'interprétation est à l'horizon de toutes les tensions et de toutes les demandes qui s'instaurent. On comprend dès lors, qu'à moins de nier l'implication de l'analyste dans la situation analytique et de prendre sa neutralité pour du néant, cette pensée qui ne trouve sa raison d'être que de suspendre son expression articulée, se trouve soumise à des implosions, des dénouements inédits, des associations perdues, des catastrophes muettes ou des triomphes sourds. La pensée contre-transférentielle pour la plus grande part ne s'exprime pas, et, de plus, l'interprétation ne peut, de droit sinon de fait, en constituer une décharge.

En regard de cette confrontation muette, le transfert s'oppose parmi d'autres éléments de la situation analytique au contre-transfert. Mais par son caractère éminemment euristique, par l'indécision de la réponse qu'il attend, par l'insistance avec laquelle il sollicite une satisfaction immédiate au nom d'un désir bien plus ancien, il constitue une possibilité remarquable d'ouverture du conflit intrapsychique, en même temps qu'il dessine et qu'il crée les limites d'un champ d'opposition spécifique transfert - contre-transfert, il contribue ou même fonde ce champ et cette opposition comme dialectique, c'est-à-dire qu'il dessine en filigrane des sortes « d'animations » où les figures historiques qui ont contribué à lui donner la possibilité d'un déplacement psychique paraissent se mettre en mouvement, où les exigences pulsionnelles, pour être quémandées *hic et nunc* et s'adresser à l'écoute la plus immédiate, n'en sont pas moins formulées en termes archaïques, et où, par le biais de cette demande immédiate, peuvent se repérer les modalités permanentes, les canaux obligés, les structures privilégiées par quoi immanquablement ces demandes se répètent.

Le transfert ne s'oppose pas au contre-transfert plus qu'une autre sollicitation, simplement, il s'impose d'une façon plus directe et plus claire, parce qu'il est plus aveugle, et qu'étant plus aveugle, il utilise précisément les éléments *hic et nunc* de la situation analytique concrète qui sont le plus favorable à la résistance, c'est-à-dire ceux qui réintroduisent avec le plus d'efficacité les modes relationnels archaïques les plus insistants.

Ces modes relationnels archaïques qui sont les structures du transfert s'organisent de façon d'autant plus dramatique qu'ils empruntent à la structure œdipienne fondamentale les forces qui les animent et l'organisation de la névrose de transfert dont nous verrons plus avant qu'elle peut être très précoce ne trouve sa vraie dimension que dans l'expression œdipienne de la jalousie ; elle tente alors un nouveau piège où le contre-transfert s'enlise pour y répondre trop bien.

Le contre-transfert comme demande

Il va sans dire que nous avons jusqu'ici assimilé le contre-transfert à une réponse, *mais que sa vraie nature est de se constituer comme une demande* et que c'est là précisément le genre de réponse qu'on attend de lui.

Pour se constituer comme demande, il enfreint une règle fondamentale qui n'est formulée nulle part et que tout le monde pourtant s'efforce d'observer. Si l'analyste témoigne d'une demande la situation analytique bascule, et précisément tout s'organise pour qu'il en arrive à la formuler. Le purisme le plus sec rejoint ici la naïveté la plus pure, pour croire qu'au travers des interprétations rien ne transparaîtrait d'une demande ; il convient à ce propos de remarquer que la demande de paiement ne peut se dissimuler comme demande que d'être formulée comme une exigence.

Cependant c'est bien par une demande implicite que se soutient la situation analytique, c'est sur cette demande que se fonde ce que Freud appelle la sublimation du transfert. Cette demande est aussi bien soutenue par l'analyste que par son patient et fonde l'alliance.

Contre-transfert et pensée réflexive

Un troisième point de vue nous retiendra maintenant pour illustrer l'interaction de la demande et de la réponse contre-transférentielle et complétera les deux premiers, il concerne les moments réflexifs qui commentent la situation analytique. Ces moments réflexifs font eux aussi partie de la pensée psychanalytique et participent comme elle des limitations du contre-transfert.

Qu'on parle comme le fait Freud de théorie de la technique ou qu'on se réfère aux spéculations de la pensée analytique sur la nature des religions, l'avenir de quelque autre illusion, ou d'interpréter quelque malaise que ce soit dans la civilisation. Ces spéculations, pour si éloignées qu'elles paraissent des contingences de la cure, ne peuvent s'enlever sur un autre champ que sur celui de la situation analytique proprement dite. Même dans les théories dites spéculatives comme celle de l'instinct de mort, la situation analytique demeure la référence fondamentale, et le transfert négatif est à la fois le témoin et le modèle d'une *résistance* invincible attribuée à cet instinct.

Par là nous pouvons entendre qu'une théorie de l'instinct de mort peut être qualifiée de contre-transférentielle au même titre qu'une autre qui s'y opposerait au nom des mêmes arguments.

Faute d'être ramenés à la situation analytique et particulièrement au champ transférentiel qui cautionne la résistance, les textes freudiens dits spéculatifs tels que *Malaise dans la civilisation* ne peuvent, s'ils sont étudiés tels quels, pour leur valeur idéologique que donner l'image grotesque d'un trompe-l'œil. S'il s'agit vraiment de porter un jugement sur le communisme ou l'accumulation du capital, ces textes offrent un piètre exemple de ce que peut constituer la pensée analytique, sauf précisément à être rapportés et déformés par l'œil invisible de l'inconscient qui les regarde.

Liens du contre-transfert et de la pensée

Mais que signifie pensée psychanalytique ? Pourquoi lions-nous pensée psychanalytique et contre-transfert ? Notre but étant de démontrer l'unité de cette pensée aussi bien dans l'histoire de la théorie analytique que dans l'engagement d'une cure, que dans les moments réflexifs qui commentent la situation analytique.

Qu'entendons-nous ici par la pensée ?

La pensée peut être considérée de plusieurs points de vue dans l'œuvre de Freud :

— Soit d'un point de vue général, lorsqu'il est question de l'évolution de la pensée dans l'histoire de l'humanité. Ce terme se substitue au terme péjoratif et désuet de « mentalité » (dans le sens de mentalité primitive). Ainsi parlera-t-on d'une pensée animiste, d'une pensée religieuse, d'une pensée scientifique.

— Soit d'un point de vue particulier au monde des rêves, et recoupant l'opposition : latent-manifeste, on parlera des pensées latentes comme s'opposant au texte manifeste et aux associations elles-mêmes.

— Soit enfin du point de vue de la nature même et de la fonction de la pensée dans le psychisme en général. Ce point de vue vise l'opposition : processus primaire-processus secondaire, et se développe plus particulièrement dans *Les deux principes du développement mental* (1911), l'article sur « La négation » (1925) et dans « Le bloc magique » (1925). A ce troisième groupe, peuvent se rattacher les considérations sur les identités de perception et les identités de pensée, déjà présentes dans la *Traumdeutung*.

La pensée animiste

En ce qui concerne la pensée animiste telle que du moins elle est envisagée dans *Totem et tabou* en 1913, il est frappant de remarquer que la première conception du monde édifiée par l'homme est une conception psychologique. Freud donne à cette conception psychologique primitive non seulement le poids du narcissisme et de la toute-puissance des idées, mais la force d'une projection. Cette projection dérive de l'opposition entre la chose présente, perceptible par les organes des sens, et la même chose latente, c'est-à-dire présente seulement dans nos représentations.

Ce qui, dans la pensée animiste, se trouve projeté est l'inconscient lui-même.

Le monde est à l'image de la psyché. Qu'il « signifie » l'ordre ou qu'il « signifie » le chaos, il est mouvement parce que la pensée bouge, et fixe si la pensée dort.

La pensée dans sa modalité animiste est donc envisagée comme une suite d'agencements psychiques, fondée sur des principes plutôt que comme une pensée en soi.

Freud ne croit pas que la création des premiers systèmes cosmiques ait été déterminée par la seule curiosité spéculative ou la seule soif de savoir (I : *Totem et tabou*, p. I92), il estime que le besoin pratique de soumettre le monde a joué un rôle beaucoup plus important.

Penser le monde est une maîtrise du monde.

Cet essai de maîtrise est à l'origine des règles de conduite connues sous le nom de sorcellerie et de magie.

Si la sorcellerie apparaît comme l'art d'influencer les esprits en les traitant comme on traite les hommes dans des conditions identiques, c'est-à-dire en les apaisant ou en se les conciliant, ou en se les rendant favorables, la magie, beaucoup plus importante, repose sur un principe clair et précis : *confondre un rapport idéal avec un rapport réel.*

Freud en donne deux exemples : fabriquer avec des matériaux quelconques l'effigie d'un ennemi pour lui nuire, ou encore décréter que tel ou tel autre objet représentera son image.

On ne peut qu'être frappé par la similitude des mécanismes du transfert et de la pensée animiste. On pourrait presque faire état d'une pensée transférentielle dont le principe serait en effet de substituer à l'image de quelqu'un qui n'est pas forcément un ennemi, celle d'un autre qui supporte à ses lieu et place les vœux inconscients qui lui sont adressés.

On notera à ce propos que Freud termine son article sur « La dynamique du transfert » (1911) par ce rappel « rassurant » pour les analystes que nul ne peut être tué *in abstentia aut in effigie.*

Le principe le plus important de l'opération magique est celui d'une similitude entre le protocole de l'action accomplie et le phénomène dont la production est désirée. Ainsi dans l'île de Java, les habitants se rendent-ils la nuit sur les champs pour stimuler par leur exemple la fécondité du sol et s'assurer une bonne récolte. L'affaire se complique du fait que les rapports sexuels incestueux étaient honnis et redoutés en raison de leur influence néfaste sur la fécondité du sol, croyance dont l'écho se retrouve dans l'*Œdipe roi* de Sophocle.

Le fondement de la pensée magique, comme d'ailleurs celui de la pensée religieuse, repose sur la croyance d'êtres spirituels qui animent les êtres humains, en sorte que les personnes humaines contiennent des âmes qui peuvent quitter leur support pour s'attacher à d'autres hommes.

Primitivement, ajoute Freud, on se représentait les âmes comme très semblables aux individus. Il estime en outre que c'est la constatation de la mort qui a dû fournir le point de départ de cette théorie, et de même envisage-t-il le rôle des images apparaissant dans les rêves et les images reflétées par les miroirs.

Cependant, d'autres procédés peuvent être employés pour nuire à un ennemi, comme celui de se procurer des rognures de ses cheveux, de ses ongles ou de ses vêtements, pour se livrer sur eux à des actes d'hostilité.

La similitude est ici remplacée par la substitution de la partie au tout. De la même façon, par l'ingestion des parties du corps d'une personne, on s'approprie également les facultés dont cette personne est douée.

Mais dès lors, surgit le problème du doute, du doute sur l'efficacité des pratiques employées pour obtenir l'action magique. Qu'en est-il par exemple de la force magique de la prière ? Ce doute, on le voit, est narcissique. Freud cite à ce propos Hamlet (*Totem et tabou*, p. 100).

Le roi dit :

« *Mes paroles s'envolent là-haut, mais mes pensées restent en bas. Les paroles que n'animent pas les pensées n'atteignent jamais le ciel.* »

Il faut alors que la pensée soit toute-puissante pour atteindre directement à son but. *On suppose alors que les relations existant entre les représentations doivent exister entre les choses.*

En sorte que le principe qui régit la magie, la technique du mode de pensée animiste est celui de la toute-puissance des idées. Non seulement ce mode de pensée est-il repérable dans la névrose obsessionnelle, mais dans toutes les autres névroses.

« *Les névrosés vivent dans un monde particulier où seules ont causes les valeurs névrotiques. C'est-à-dire que les névrosés n'attribuent de l'efficacité qu'à ce qui est intensément pensé, affectivement représenté, sans se préoccuper de savoir si ce qui est pensé et représenté s'accorde ou non avec la réalité extérieure.* »

Dans la phase animiste de la pensée, c'est à lui-même que l'homme attribue la toute-puissance, dans la phase religieuse c'est aux dieux qu'il l'a cédée dans le but de les influencer pour les faire agir conformément à ses désirs, dans la conception scientifique estime Freud, il n'y a plus place pour la toute-puissance de l'homme qui a reconnu sa petitesse et s'est résigné à la mort.

« *Chez le primitif, la pensée est encore très fortement sexualisée en raison de l'investissement narcissique et auto-érotique de la pensée elle-même. La répression sexuelle survenant ensuite a pour effet de resexualiser les processus intellectuels* »[1].

Pour Freud, il ne fait pas de doute que l'histoire du développement de la pensée évolue parallèlement au principe de réalité. Dans un premier temps, la pensée est narcissique dans sa phase animiste, puis objectale dans sa phase religieuse (par la fixation de la libido sur les parents), elle serait finalement caractérisée par la renonciation dans la pensée scientifique ; renonciation au plaisir et subordination du choix de l'objet extérieur aux convenances et aux exigences de la réalité.

La pensée n'est donc pas ici définie en tant que telle, mais plutôt selon ses modes évolutifs puisqu'il est question de phases. Cette conception suppose l'idée d'un développement historique de la pensée dont les buts se trouveraient modifiés par l'évolution, mais dont il est évident que l'intérêt réside dans sa rémanence. Cette rémanence de l'animisme ne fait d'ailleurs que témoigner de l'investissement de la pensée par la pensée, ou plus exactement par les valeurs sexuelles qui primitivement l'animent ou secondairement s'y réfléchissent. La pensée n'est donc concevable d'un point de vue psychanalytique et pour s'en tenir au simple énoncé de ses phases qu'à s'investir elle-même et se concevoir comme pensée.

« *A l'origine la pensée était inconsciente* (*in* Les deux principes de fonctionnement psychique), *c'est seulement par sa liaison aux restes verbaux qu'elle acquit plus tard des qualités perceptibles pour la conscience.* »

1. *Totem et tabou*, p. 105.

Liens de la pensée primitive et du transfert et du contre-transfert

D'une part, nous relevons que les mécanismes du transfert, s'il faut les rapporter à quelque phase de la pensée (et comment ne pas reconnaître dans les principes qui régissent la pensée animiste ceux qui régissent le transfert), témoignent de déplacements d'une personne sur une autre, spéculent sur les qualités comestibles d'un protagoniste tenu pour un autre, s'attachent à transposer ses pensées intérieures et les transportent sur une autre personne, créent des alliances par contiguïté, s'appuient sur des similitudes, utilisent des détails symboliques, se livrent sur les objets qui entourent l'analyste, sur ses articles ou sur sa sonnette à des actes propitiatoires que ne désavoueraient pas les habitants de l'île de Java.

Comment ne pas reconnaître que le contre-transfert, pour autant lui aussi qu'on le rapporte à quelque phase de la pensée animiste, ne puisse être taxé d'en relever, si l'on songe que la pensée kleinienne tient pour rapport entre les choses ce qu'elle énonce comme rapport entre les idées. Si l'introjection, par exemple, relève de la plus pure des pensées animistes, la pensée *sur* l'introjection n'établit-elle point les mêmes rapports en substituant à des relations réelles le résultat d'une action imaginaire. Elle nomme introjection ce qu'elle imagine d'un esprit à travers un corps. On arguera que pour être scientifique la pensée analytique se devra de suivre son objet jusqu'à identifier ses processus à ceux qu'elle a pour mission d'élucider.

C'est en effet ce qui, non seulement dans la pensée théorique mais dans l'écoute la plus engagée, la colloque aux frontières de la science et de la pensée primitive. Le concept de réalité psychique lui-même peut à la fois s'interpréter comme l'axiome d'une pensée scientifique qui désigne ses objectifs, ou comme la rémanence d'un animisme qui réifie ses croyances, l'important étant de *saisir* que l'un de ces modes de pensée apparaisse comme réflexif par rapport au second. Le terme de « saisir » que je viens d'employer à l'instant en est un exemple.

Il est donc possible de situer la pensée analytique en la référant aux phases du développement de la pensée générale, qu'on la déclare animiste, religieuse ou scientifique, on décidera de son appartenance mais non de sa spécificité.

La pensée comme résistance

Cette spécificité d'une pensée analytique ne peut valablement se concevoir que lors de son engagement dans la situation analytique. Elle ne peut se concevoir alors que dans son effet de résistance. La pensée est une résistance dès qu'elle se constitue comme pensée. Freud l'a parfaitement senti, qui stipule qu'aucune pensée réflexive ne doit être formée pendant la durée des cures, mais qu'il faut « sauter d'une attitude psychique à une autre ».

Il va sans dire que la pensée psychanalytique ne s'arrête point aux seules démarches théoriques qui pourraient envahir l'écoute analytique et lui imposer quelques modèles de son cru.

La nature de la pensée ne saurait se limiter aux seuls aspects spéculatifs ou réflexifs de son champ d'exercice. Les deux principes de fonctionnement psychique[1] sont à ce sujet très clairs. La pensée est tout d'abord inconsciente, elle n'échappe pas plus qu'une autre entité psychique au principe du plaisir-déplaisir.

L'appareil psychique doit se débarrasser de ses surcroîts d'excitation. Si ce surcroît trouve pour un temps à se décharger par l'expression mimique des affects, il ne tarde pas à se décharger d'une façon plus appropriée et se transforme en action, en action sur le monde. Il modifie la réalité pour ne pas avoir à modifier ses tensions intérieures. Cette démarche est à l'opposé de la prescription morale de Descartes, pour qui il est plus convenable de modifier sa pensée que de modifier le monde.

La pensée comme acte

Mais c'est de la nécessité de suspendre l'action que naît le processus de pensée. Ce processus n'est d'abord formé que d'une fonction de représentation, mais dans la nécessité où se trouve le psychisme de suspendre son action sur le monde,

1. Nous nous reportons ici à la traduction de Claude CONTÉ, Formulations sur les deux principes de l'activité psychique, *Documents, recherches et travaux*, t. 4, Ecole freudienne de Paris.

parce que le monde résiste et parce que la réalité l'impose, alors le processus de pensée assume une deuxième fonction qui est celle de remplacer l'action.

La pensée est un acte en impuissance.

Elle permet pendant que la décharge est différée de supporter la tension accrue de l'excitation.

« *Il s'agit essentiellement d'une activité de tâtonnement avec déplacement d'assez petites quantités d'investissement et dépense (ou décharge) minime de ces dernières. Pour cela était requis le passage d'investissements librement déplaçables à des investissements liés, situation qui fut atteinte au moyen d'une élévation de niveau de l'ensemble du processus d'investissement. La pensée était à l'origine probablement inconsciente, aussi longtemps qu'elle s'éleva sur la fonction de simple représentation et se consacra aux relations entre les impressions objectales. C'est seulement par sa liaison aux restes verbaux qu'elle acquit plus tard des qualités perceptibles pour la conscience* »[1].

On voit ici l'indissoluble lien qui relie l'acte et la pensée, la pensée vaut pour l'acte, la parole n'y suffit point.

Dès lors la pensée se scinde en deux portions, toujours sous l'influence du principe de plaisir. Une partie d'elle renonce à s'appuyer sur des objets réels, demeurant attachés de façon tenace à ses sources de plaisir, elle concerne l'activité fantasmatique repérable dans les jeux d'enfants, puis dans les rêveries diurnes. Cette activité fantasmatique conserve avec la pulsion sexuelle un lien étroit. Mais :

« *Le refoulement demeure tout-puissant dans le domaine de l'activité fantasmatique : il permet l'inhibition des représentations* in statu nascendi, *avant qu'elles n'aient pu parvenir à la conscience, si l'investissement de ces représentations peut occasionner une libération de déplaisir, et il peut être utilisé pour ramener sous la domination du principe de plaisir des processus de pensée déjà devenue conforme à la raison* »[2].

La pensée et le fantasme

L'activité fantasmatique fait donc partie de la pensée, entendue maintenant comme un processus global d'équiva-

1. *Ibid.*, trad. Claude CONTÉ, p. 5.
2. *Ibid.*, p. 7.

lence de l'acte. Cette pensée ne devient consciente d'elle-même que par le rattachement des représentations de choses avec les « restes verbaux ». Il n'est pas douteux qu'une grande partie de la théorie de la technique chez Freud ne sépare ces deux temps de la pensée : activité fantasmatique et jugements conformes à la raison, en faisant supporter les premiers par les névrosés et les seconds par l'analyste. Il n'est pas douteux non plus qu'une telle opposition schématique se repère aisément, surtout dans les intervalles muets qui séparent deux interventions. Mais comme le dit Freud :

« *On a le devoir de se servir de la valeur monétaire régnante dans le pays que l'on explore.* »

Dès lors, ce schématisme de l'opposition processus secondaire-processus primaire ne peut se prévaloir d'être soutenu seulement d'un côté par le patient, de l'autre par l'analyste.

Si d'une part l'activité fantasmatique fait partie de la pensée, mais s'en distingue finalement par son destin, de même le système associatif se distingue de la pensée proprement dite. Cette distinction est particulièrement affirmée dans la *Révision de la science des rêves*[1] :

Le mouvement de la pensée analytique

On y voit que le rêve *manifeste* s'oppose aux *pensées latentes du rêve.* Ce sont *ces pensées que nous cherchons derrière ce texte manifeste. Freud distingue alors deux activités de la pensée analytique.* La première consiste à transformer le rêve manifeste en rêve latent, il s'agit de *l'interprétation* du rêve qui est une *activité technique.* La seconde tente *d'expliquer l'élaboration* du rêve, il s'agit d'une théorie, et ajoute-t-il

« *la technique de l'élaboration du rêve comme la théorie de son élaboration doivent toutes deux être créées de toutes pièces* ».

Ce qu'il convient d'expliquer dans la théorie, c'est *l'élaboration inverse*, c'est-à-dire comment le rêve est parvenu de son sens latent à son sens manifeste.

1. 1916 ; cf. trad. *Nouvelles conférences sur la psychanalyse*, Anne BERMAN, 1936.

Cette réflexion sur l'élaboration inverse fait proprement partie d'une pensée psychanalytique réfléchissant sur les pensées, celles-ci étant maintenant conçues comme le but de l'investigation et en même temps comme la source de l'élaboration. A l'élaboration du rêveur, correspond une réflexion sur l'élaboration inverse.

Le problème de la théorie psychanalytique est donc ici de concevoir son patient en quelque sorte la tête en bas, et de parcourir le chemin inverse de sa démarche inconsciente à l'aide de modèles théoriques, mais laisse en suspens celui de le considérer dans le même sens que lui, c'est-à-dire : s'identifier au rêveur pour parcourir dans le même sens que lui le chemin de son élaboration. Il en découle une sorte d'objectivation du texte qui devient alors un « matériel »

Qu'elle soit technique ou théorique, la démarche analytique relève donc d'une pensée qui nécessairement objective ses contenus et de toute façon... « doit être créée de toutes pièces ». Mais on pourrait avancer que, même considérée cette fois-ci dans le champ dialectique transfert - contre-transfert, elle oppose une résistance qui, pour prétendre être moins objectivante, n'en est pas moins une résistance, puisqu'elle *rencontre* un contenu manifeste.

On peut entendre résistance au moins dans le sens de la résistance d'un milieu comme on parle de la résistance de l'air ou de l'eau et, partant, d'une réfraction et d'un indice de réfraction, la pensée analytique par sa forme *sui generis* crée cet indice. L'expression manifeste du névrosé n'explose pas dans le vide, ne hurle pas dans le désert, même si elle ne prétend chercher qu'un écho. Elle ne prend d'ailleurs *cette* forme manifeste que parce qu'elle *se sait ou se suppose* entendue selon telle ou telle réfraction.

La perturbation de la pensée analytique

Parce qu'elle n'est pas seulement un après-coup, parce qu'elle comprend l'activité fantasmatique, parce qu'elle a aussi besoin de mots qui sont parfois des mots techniques, la pensée psychanalytique suit un certain cours.

A la considérer sous cet angle, on voit l'effet de perturbation qui peut s'y produire. D'une certaine façon, l'analyste est payé pour suspendre le cours de ses pensées et se soumettre à des associations qui n'émanent pas de lui.

Toute une part de la résistance s'ordonne autour du sens de cette perturbation. Le discours confus qui, par l'indécision des représentations qu'il suggère, tente de faire éclater le désordre dans l'esprit qui l'entend tente par là même de détruire la réponse pourtant attendue avant qu'elle ne surgisse. Ce procès étant valable en dehors de toute analyse et signe l'agressivité de la pensée confuse.

A l'inverse, on sait combien l'exposé minutieux ou probatoire casse le processus associatif de l'analyste et oblitère l'activité fantasmatique en forçant l'attention. La pensée opératoire, telle que Marty, Fain, de M'Uzan et Ch. David l'ont décrite, modifie de même façon l'écoute analytique et tente de capter cette écoute pour précisément en faire une écoute elle-même opératoire.

Le chemin de la pensée analytique suit des voies parallèles ou convergentes ou divergentes par rapport au discours qui lui est tenu. L'effet de disturbation, de perturbation plus facilement assignable à celui d'une résistance, se double évidemment d'un effet de concordance ou de parallélisme associatif.

Comment prétendre que si, à l'issue d'un long silence, la chaîne associative suivie par l'un et l'autre aboutit au même maillon, la situation contre-transférentielle ne s'en trouve pas modifiée dans un sens *nécessairement satisfaisant.*

Si la situation analytique n'est réduite qu'à l'effet du langage, soit du discours et de l'écoute du discours, ce discours et cette écoute suffisent bien à receler les résistances qui s'y exploitent. Pour autant évidemment que les mécanismes du langage soient non seulement corrélatifs, mais identiques à ceux de la pensée inconsciente. Par la distinction de la pensée et du langage proprement dit, bien qu'ils soient indissolublement liés, nous introduisons l'effet d'une résistance contre-transférentielle qui, pour se constituer comme pensée, se prend au jeu de sa propre existence, et dénonce les investissements inévitables qui rendent cette pensée consciente.

Les régimes d'écoute

Par les deux exemples que nous donnerons d'une écoute et d'une pensée contre-transférentielle, nous désignerons deux modes fondamentaux de cette écoute : écoute concordante, écoute discordante. Cette concordance ou cette discordance ne désignent pas objectivement des contenus que nous appelons par ailleurs névrotiques et psychotiques, mais se réfèrent aux effets d'accord ou de désaccord des flux associatifs du patient et de l'analyste. Ces effets témoignent d'une sensibilité particulière de chaque analyste à tel type d'accord. Si pour une part le contre-transfert se réfère à la pensée et à la théorie analytique en général, cette pensée et cette théorie reçoivent des spécifications personnelles qui délimitent un champ d'écoute particulier.

La pensée contre-transférentielle et la régression

Si nous spécifions la pensée psychanalytique comme résistance, celle-ci n'échappe pas à la contradiction fondamentale d'être tout à la fois un moteur et un frein. Ainsi en va-t-il du transfert, à la fois obstacle et soutien du processus analytique, comme du contre-transfert à la fois obscurcissant l'écoute et permettant son intelligence. Il est très difficile d'enfoncer un clou dans un matériau qui n'offre aucune résistance. Cette fonction de la pensée dérive comme on le sait du principe de réalité.

Dans le septième chapitre de la *Traumdeutung*, Freud oppose bien les processus de pensée et les systèmes de satisfaction, en montrant la différence entre l'identité de perception et l'identité de pensée[1].

Si les processus primaires tendent vers l'identité de perception, les processus secondaires tendent vers l'identité de pensée. L'expérience de la satisfaction une fois obtenue, l'image mnésique reste associée à la trace mémorielle de l'excitation du besoin.

1. *Traumdeutung*, trad. fr., P.U.F., 1967, p. 450-482.

Si le besoin se représente et immanquablement il se représentera, une impulsion psychique réinvestit l'image mnésique et provoque une nouvelle perception. Cette nouvelle perception reconstitue la situation de la première satisfaction. *C'est l'ensemble de ce mouvement que Freud appelle le désir.* Cette activité psychique tend donc vers une identité de perception.

Mais si la satisfaction ne se produit pas, le besoin continue, l'hallucination pallie cette situation et retient l'objet désiré, mais l'autre voie qui consiste à modifier le monde pour obtenir la satisfaction du désir arrête la régression, en sorte que celle-ci n'atteint pas l'image-souvenir, mais cherche d'autres voies cette fois-ci extérieures pour obtenir l'identité souhaitée. *L'identité de pensée se substitue donc à l'identité de perception*, il s'agit là d'un deuxième système qui contrôle la motilité volontaire.

Mais cette activité de pensée, qui va de l'image mnésique jusqu'au rétablissement de l'identité de perception par les objets du monde extérieur, n'est qu'un détour dans l'accomplissement du désir.

« *La pensée n'est qu'un substitut du désir hallucinatoire* »[1].

Le rêve, lui, réalise ses désirs par le plus court chemin qui est le chemin régrédient.

Ce rôle de la pensée établissant à l'encontre du mouvement régrédient des rapports qui primitivement n'existaient pas entre l'expérience des premières satisfactions et tel ou tel élément extérieur *est assumé de façon privilégiée par la pensée psychanalytique*, qu'elle soit technique ou théorique, obtenant ce que Lagache a appelé une valeur de dégagement[2]. *A la fois elle s'oppose par essence au mouvement régrédient du désir mais de l'autre le rêvèle.*

Nous donnerons du contre-transfert deux exemples illustrant cet effet de résistance de la pensée, et selon deux modes que nous appelons concordant et discordant, définissant ainsi deux régimes d'écoute.

1. *Ibid.*, p. 482.
2. D. LAGACHE, in *La psychanalyse*, Paris, P.U.F., p. 6-51.

Premier exemple

Le premier concerne une névrose obsessionnelle tellement conforme à ce que l'on peut en attendre qu'elle en ferait pâlir un manuel scolaire, et que, tout bien considéré, elle trouve son dénouement ici même.

Il s'agit d'un homme et nous sommes un mercredi :

« *Je n'aurais pas dû venir... et je n'avais pas l'intention de vous voir... mais j'ai pensé que si je ne venais pas non plus aujourd'hui en raison d'un empêchement... cela aurait fait deux séances de suite sans venir... En fait je suis venu aujourd'hui parce que l'enterrement n'aura lieu que jeudi.* »

La pensée contre-transférentielle ici, contrainte ou de ne pas entendre ou si l'on préfère de relire deux fois, n'a d'autres ressources que de suivre pas à pas la contradiction et s'y enliser à son tour ou, par un effet « d'ébrouement », se ressaisir pour discerner les moments contradictoires d'une ambivalence entre le désir de venir et celui de ne pas venir. Encore cet exemple est-il élémentaire, mais montre déjà un point fondamental sur lequel s'appuie la résistance... *d'une séduction par envoûtement.* Résistance doit s'entendre ici comme s'exerçant spécifiquement dans le champ dialectique, champ dans lequel une réponse s'élabore qui sera ici d'envoûtement ou d'enlisement identificatoire. On peut l'isoler d'autres systèmes de résistance, tels qu'on pourrait les catégorier, comme résistance à la pulsion, par exemple : dénégation du désir de voir, ou tout autre que le contexte pourra démontrer, et relèvera d'une résistance intrinsèque ou intérieure, dans ce sens, le concept de défense et celui de résistance pourront se confondre.

Mais l'entrée dans le champ dialectique de l'analyse révèle une résistance spécifique en ce qu'elle sollicite une réponse que nous appelons contre-transférentielle.

Cet exemple est choisi pour sa banalité, son peu de relief, à la limite son ennui qui est l'envers de la séduction, c'est dire que cette séquence par sa pauvreté en sollicitations érotiques directes semble laisser le champ libre à toute pensée sereine, voire à quelque réponse objective.

Sa conséquence cependant fut la suivante : notre patient ne tarissait pas d'énumérer les raisons qu'il aurait eues de ne pas venir tout en étant venu, cherchant probablement à définir son sentiment de culpabilité par rapport à ces deux éventualités. Poursuivant le même ton morne et désabusé, il entreprit de me décrire une soirée chez un ami très ennuyeux, lequel n'en finissait pas de raconter des histoires insipides et de les ressasser, en sorte que mon patient ne pouvant placer un mot n'était pas parvenu à prendre congé. Ecoutant ce beau discours et croyant en être assez dégagé, je ne m'aperçus pas que l'heure de la séance avait sonné, et c'est par un acte manqué bien digne du sujet dont il était question que je prolongeais la séance d'un quart d'heure.

Cet acte manqué est une réponse. Une mauvaise réponse et tout à fait condamnable. Un acte fût-il manqué est un acte, et si l'on veut passage à l'acte ; acte en miroir. Un tel effet de contre-transfert tombe sous le coup de tous les arrêts qu'on voudra aussi bien que de toutes les interprétations. On aurait pu, remarquez-le bien, décider une fois pour toutes que la durée des séances n'étant que le fait du prince, celui-ci pouvait aussi bien les écourter que les allonger. Cette technique met à l'abri de ce genre de mésaventure, mais ressortit tout autant au contre-transfert en ce qu'elle est un acte réussi d'avance.

L'acte est ici manqué parce qu'il est une réponse inconsciente. La raison probable et grossièrement analysée est que je n'ai pas voulu avouer que cette séquence m'ennuyait, et donner à mon patient l'impression qu'il était insipide, comme son ami.

Remarquons ceci : qu'il s'agit d'une névrose. Que ce texte plat, banal, sans relief est en réalité d'une infinie richesse en regard d'une pensée telle qu'on a pu la décrire chez les anti-analysants[1].

Il n'y est question que de désir, de venir, de ne pas venir, de voir, d'ennuyer, par rapport au plaisir, du temps, de la rupture, de la fréquence. Déploiement d'une contradiction vivante, puisque le patient est là, parlant du fait qu'il pourrait ne pas être là.

M'ennuie-t-il ? me séduit-il ? m'intéresse-t-il ? Il faut le

1. Cf. à ce propos l'admirable article de J. McDougall dans la *Rev. franç. de Psych.*, t. 36, nº 2, p. 167.

croire puisqu'il m'en fait oublier l'heure et qu'est-ce donc qu'aller voir un ami ? et pourquoi ce ton triste ? Cette séance transformée en visite protocolaire ? cette mine de Pierrot lunaire ? cette pâleur... Tout ici est souffrance, témoignage et démonstration de la dépression. Toute dépression désigne un paradis. Pas un mot ici qui ne soit sous-tendu par la représentation d'un « ailleurs » brillant de plaisir. A aucun moment cette pensée ne cesse d'interroger le désir de l'analyste. Si apparemment ce texte est ennuyeux, en réalité, le refoulement n'est jamais ennuyeux parce qu'il laisse deviner ce qu'il camoufle. Ce texte d'ailleurs possède un contexte qui est transférentiel, et que je connais bien : cette mine, ce ton, cet ennui, cette réserve, cette tristesse, et pour finir cet enterrement qui est probablement le mien, ne sont que la caricature inversée d'une mère des années 1925, vaporeuse, bien en chair, chamarrée de volutes, de fourrures, de chapeaux cloches, de chats siamois, et se troussant pour monter à bicyclette. Que va-t-elle faire de ce godiche à boutons ? de ce valentin désossé à force de cérémonies ?

— Maman est-ce que je ne vous ennuie point ?

Bref, rien ne m'empêche ici d'imaginer à plaisir. Aidé en cela par maintes représentations évoquées de façon telle que je n'éprouve aucune difficulté à m'identifier aux mêmes désirs, à me placer devant les mêmes objets. Nous mangeons au même ratelier, nous avons gardé les oies ensemble.

Pour arriver à cela, mon patient n'a rien négligé, non seulement il a déplacé des représentations, des fantasmes, des idées propres aux relations infantiles sur l'actualité de la situation analytique, tantôt voyant mon mutisme comme cette voilette sur le chapeau 1900, tantôt s'appuyant sur ma réserve pour y voir une austère complicité, fuyant devant le fantasme homosexuel que celle-ci aurait pu entraîner. Mais encore, il s'est appuyé sur les éléments réels de la situation analytique, sur telle de mes caractéristiques concrètes. Voyant mon âge, il a spéculé sur ce que peut évoquer en moi une mère en 1925, il est tombé juste, il n'est pas tombé juste par hasard.

La réponse que je donne ici est une réponse au transfert, quelque chose comme : « Mais non mon enfant tu ne m'ennuies pas. »

Cette réponse n'est point parvenue à ma conscience. Je me suis trouvé impliqué par le transfert dans un réseau où mon propre désir s'est enlisé. Le piège qui m'était tendu était celui d'une réponse sollicitée par une manifestation d'ennui, je n'ai pas pu rompre au moment voulu.

Cet exemple est choisi, pour ce qu'il illustre d'une rupture dans les processus de la pensée. Cette rupture est un acte. Cet acte continue d'être une réponse, mais il n'est plus une pensée.

On peut saisir ici ce qu'eût été la poursuite d'une pensée analytique, soit : ce que l'on nomme dessaisie identificatoire, voire recul, distance, étant entendu qu'un tel recul et une telle distance font l'objet de prescriptions techniques *a priori*, mais que la caractéristique de la pensée contre-transférentielle est de se réveiller toujours trop tard.

Mais est-ce assez dire qu'il aurait suffi d'une « dessaisie identificatoire », il n'y a pas de *no man's land* dans la région des sujets, quittant l'un c'est pour tomber sur l'autre, qui ne sont ici sujets que d'aller d'un désir à l'autre, comme le reflet de la foire quitte un manège pour en illuminer un autre. Pour quitter la mère, j'aurais rencontré l'ami. Pour quitter l'ami, j'aurais retrouvé mon patient. Tout le monde s'ennuie dans cette affaire. L'éventail des choix identificatoires ne me laissait aucune chance de rencontrer autre chose que l'ennui : l'ennui ennuyeux de mon patient ennuyé, déplaçant par le transfert l'ennui d'une mère désolée de son fils.

Pris dans les guillemets de ces petits personnages, je me suis perdu de vue. Moi analyste, le seul qui se soit vraiment ennuyé dans l'affaire et ne m'en suis pas aperçu, ou n'ai refusé de m'en apercevoir, me réfugiant dans la zone anesthésique où je ne souffrirai point, de ce seul point douloureux que je voulais éviter, celui de reconnaître qu'on peut ennuyer sa mère.

La pensée ici s'est cassée de n'être plus soutenue par la ressaisie d'un Sujet. Tel l'enfant, qui apprenant à parler, écoute avec tant d'intensité les paroles qui sortent de tous les interlocuteurs présents et en oublie sa propre présence.

Cette pensée repérable dans cet exemple par un de ses manquements sera nommée contre-transférentielle aussi bien dans son développement que dans sa rupture. La pensée contre-transférentielle désigne aussi bien les idées, les fantasmes, les représentations de l'analyste, qu'ils soient induits, ou préalables à une séquence, que les ruptures, les manquements, les syncopes de cette pensée, ici définitivement arrêtée de s'être résolue en acte.

On peut aisément y repérer qu'elle a failli dans sa tâche d'être soutenue par un Sujet, ou, comme on dit en un autre langage, de représenter l'Autre avec un grand A pour avoir en cette affaire choisi l'enfant amusant la mère.

Cet enfant amusant la mère est celui-là qui reconduit son patient un quart d'heure trop tard, refusant de lui infliger ce châtiment trop dur d'être tenu pour ennuyeux, suivant en cela et sans s'en rendre compte le même enterrement paternel et renouvelant ainsi l'éternel dessin du complexe d'Œdipe.

La pensée contre-transférentielle est ici parfaitement tributaire du complexe, elle n'est une pensée que d'y plonger et de s'en dégager, et contre-transférentielle de s'être arrêtée. Elle s'est arrêtée pour se résoudre en acte, elle s'est résolue en acte pour avoir répondu au transfert, ou plus exactement pour avoir correspondu au transfert. Par ailleurs cette correspondance a précédé l'acte contre-transférentiel, l'enfant amusant la mère était déjà là avant la séquence de l'ennui.

On voit que, par un certain côté, transfert et contre-transfert puisent aux mêmes sources. On en a, je crois, tiré argument pour dire qu'il n'y avait là qu'un seul phénomène, qui, selon qu'on le situait vers le fauteuil ou vers le divan, changeait simplement de nom, c'est mal voir que « le lieu d'où l'on parle » n'est pas qu'un lieu géographique, mais soutient le déséquilibre de la situation analytique. Ce déséquilibre est fondamental, en ce que l'un parle et l'autre écoute.

Mais cette différence ne suffit pas, elle s'inverse d'ailleurs lors de l'interprétation, puisque c'est maintenant celui qui écoute qui parle. Le déséquilibre n'en est pas pour autant complètement inverse, l'analyste a beau parler, il n'en reste pas moins l'analyste, et le patient, patient.

On s'en rendra compte par un « incident technique » fréquent, au cours duquel le patient coupe la parole de l'analyste pour continuer ses associations ou surenchérir, ou objecter. Ce moment toujours critique illustre bien que la pensée contre-transférentielle « veut se faire entendre », qu'elle suit un cours puisqu'on peut l'interrompre.

Il est de règle, en ce cas, de s'interrompre et de laisser parler le patient, il serait de meilleure règle encore de ne pas en arriver là, c'est-à-dire au pas d'une porte où chacun s'excuse de passer le premier. Cet « incident technique » traduit le flagrant délit de l'analyste en mal de « placer » son interprétation.

On remarquera d'ailleurs que, pour articuler cette interprétation, il lui faudra lui-même interrompre quelque chose, soit une parole, soit le cours de la pensée. Cet effet de rupture a fait l'objet de mainte étude où l'on n'a pas manqué d'invoquer la « castration ». Mais cette rupture ne s'arrête point à limiter le langage articulé ou le flux associatif, mais bien la pensée dans son ensemble, en ce qu'elle peut perdre le fil. D'autre part, la seule considération de l'effet polémique de cette rupture empêche de voir que la pensée cherche à « s'inscrire », elle ne fait pas que contredire ou confirmer, mais veut que « cela soit dit » : davantage encore : « que cela soit inscrit », que d'une manière ou d'une autre « on en prenne acte ».

Si la pensée veut « qu'on en prenne acte », cela peut s'entendre de la bonne ou de la mauvaise manière, selon qu'il s'agit d'inscrire une résistance comme définitive ou une élucidation comme acquise. Mais le problème, précisément, dépasse cette considération, car si la pensée est bien l'équivalent d'un acte, c'est aussi de cette manière qu'il faut l'entendre, c'est dire comme acte psychique ; faute d'entendre la pensée comme un acte, faute d'en prendre acte, on provoque le passage à l'acte.

Deuxième exemple

Le second exemple que nous donnerons maintenant d'une pensée contre-transférentielle relève d'une écoute que nous appelons discordante.

Discordante en ceci qu'elle chemine de son côté bien qu'elle soit directement induite par le texte qu'on lui soumet.

Elle réveille, comme on le verra, quelques modèles théoriques empruntés çà et là. Elle s'écarte notablement de l'envoûtement propre au cas précédent, elle tâche à se défaire de quelque chose.

Il convient d'ajouter que le premier exemple est emprunté à ce qu'il est convenu d'appeler un transfert positif, notion sur laquelle nous reviendrons et qu'il serait plus convenable d'appeler transfert à prédominance d'expression positive, pour laisser à l'ambivalence la place qui lui revient.

A ce transfert positif répondait un contre-transfert positif, expression propre à faire gémir nos moralistes. Nous n'entendons par ce terme désigner aucune manifestation décelable d'un support pulsionnel en provenance de l'analyste, mais simplement que notre neutralité s'obtenait au prix d'un trajet entre ces sentiments positifs et la dite neutralité.

De la même façon, décrirons-nous pour le second cas un transfert à prédominance négative, auquel correspondait un contre-transfert négatif, signifiant par là que le chemin était inverse à parcourir de sentiments de rejet vers la neutralité.

De ce cas nous isolons ce que nous appellerons une « série remarquable », ce qui pourrait bien suffire à marquer les limites d'une pensée contre-transférentielle, puisque nous l'isolons, qu'en second lieu nous la désignons comme série, c'est dire que, fidèles à l'écoute associative, nous donnons autant de poids à la suite des associations qu'aux associations elles-mêmes (ce qui constitue le travail spécifique de la pensée analytique), qu'enfin nous la déclarons remarquable, en ce qu'elle est remarquable de notre point de vue ! qui est ici nécessairement didactique.

Voici cette séquence réduite à son schéma :

— des ours en peluche ;
— des ex-voto dans les cathédrales ;
— de l'analyste ventriloque.

Rien qui dans cette série ne relève d'autre que du bizarre, ou de ce qu'en d'autres lieux on appellerait surréalisme.

Notre patient, introduit pour attendre dans une pièce où règne un certain désordre, se prend à rêver d'ours en peluche et nous le rapporte sitôt sur le divan.

Cet ours en peluche issu de sa propre enfance le conduit à un souvenir, où, en compagnie d'un frère, on avait décidé que l'ours était méchant ; de l'attraper par les jambes et de lui cogner les flancs contre un arbre si bien qu'il en avait perdu la tête.

A l'évocation de ce souvenir succède, sans transition, mais après un silence, le récit de la fin de la séance précédente, au sortir de laquelle le patient m'avait aperçu, m'éloignant en compagnie d'un chien.

J'ai, dira-t-il, un curieux analyste, solitaire et étrange ; j'ai trouvé que le chien vous ressemblait, vu de dos, il est comme vous efflanqué — c'est un mâle.

Le mot efflanqué l'arrête un instant.

« *Efflanqué... efflanqué... ça me rappelle flanquer des gifles. Mon père disait qu'il allait me flanquer des gifles... qu'est-ce que je cherche... ? à propos... quand on battait l'ours il était efflanqué... d'ailleurs comme vous... on lui mettait la tête en bas pour qu'il grogne, il faisait un drôle de bruit... on lui pressait sur le ventre... il émettait un drôle de son... il a perdu la tête à force de la cogner... c'est ça que je veux, vous faire perdre la tête... en somme je me paie votre tête.* »

Nouveau silence.

« *J'ai été l'autre jour chez X (X se raccorde par association tacite et déjà interprétée à son père). Je ne suis pas là pour le désennuyer... c'est trop grand tout ça... la psychanalyse, X, trop grand... J'ai fait un rêve cette nuit, j'étais dans une immense cathédrale... il y avait des ex-voto... tiens, votre ventre gargouille... vous parlez donc, vous protestez...* »

L'apparente divergence de ce texte, où pourtant on repère plusieurs fils d'association, en réalité converge vers ce qui se traduisit en une sorte d'interprétation : qu'à défaut d'obtenir une réponse en me secouant comme l'ours, il parlait maintenant comme s'il était à l'intérieur de moi.

Pour être cousu de fil blanc, le tissu associatif n'en est pas moins complexe. Nous n'en donnerons que les chaînons principaux, ceux des flancs... de la tête et de l'ours, du trop grand, du trop petit, du père et des gifles.

Dès les premiers mots, l'enfant trouve dans un désordre qui semble l'exclure le jouet dont il va se servir ; il me le montre tout disloqué : l'enfant battu.

On bat un enfant s'y substitue pour moi ou plutôt s'intègre à la suite du texte de façon quasi inextricable ; des lambeaux de lecture me reviennent, que j'insère ici entre guillemets, guillemets qu'il faudrait barrer. J'entends ce que l'on me dit à travers *On bat un enfant.*

— « *En compagnie d'un frère on avait décidé...* »

(« l'enfant battu n'est jamais la patiente elle-même, mais un frère ou une sœur »).

— « *On avait décidé que l'ours était méchant...* »

Cette décision m'intéresse, j'y devine l'accord tacite des deux enfants masquant la haine qu'ils éprouvent entre eux pour ensemble se venger du père en reproduisant sur l'ours le traitement (fantasmatique) qu'on leur avait infligé, aussi bien que les taloches probablement réelles...

(« Mon père bat l'enfant que j'ai pris en haine » ;)

en même temps et comme quelque chose qu'il faudrait rendre ici par surimpression, je sais que ce texte me concerne. Non seulement par l'allusion au désordre de la salle d'attente, mais surtout par le contexte. Le souvenir d'une scène sadomasochiste ne m'étonne nullement, je sais qu'immanquablement j'y trouverai la place transférentielle qu'on m'assigne...

— « *Et qu'il en avait perdu la tête.* »

— Nous y voilà :

Le silence le confirme ; j'appréhende aux deux sens du mot quelque chose. Dès l'évocation de la sortie, je devine la suite, ayant, lors de la scène réelle, pensé à ce qu'elle déterminerait. Je ne me suis pas trompé, mais je n'avais pas prévu « l'efflanqué » qui fort « heureusement » (mais d'où me vient ce « bonheur » ?) renvoie aux flancs de l'ours.

Je suppose et à juste titre, comme la suite le montre, que mon patient saisira l'association : « les flancs de l'ours ». A côté de l'aspect mâle, dont la dérision masque la très directe allusion aux organes génitaux du chien et de son maître, se dessine l'ébauche d'une cavité qui prendra de plus en plus d'importance dans le reste de la séquence, les flancs, le ventre, la cathédrale.

L'association flanquer, efflanqué, introduit le père directement et dessine le pôle actuel du transfert : savoir obtenir de ma part une gifle. L'absence de réponse déclenche la séquence suivante, d'obtenir un son de l'ours. Mais sur le moment je ne remarque pas l'enchaînement associatif, ce n'est que par l'ensemble de la série que le sens m'en apparaît brusquement, je vois trop qu'en effet on se paie ma tête, pas assez qu'on veut me faire parler.

— « *Je ne suis pas là pour le désennuyer.* »

Ceci me vise à travers X. J'y vois clairement qu'il renonce à me séduire ou plutôt qu'il en a trop peur. Le chien mâle et l'intérêt homosexuel sont trop proches ; on bat toujours un enfant...

(« Mon père n'aime que moi, il n'aime pas l'autre enfant puisqu'il le bat, non il ne t'aime pas puisqu'il te bat. »)

Comme après chaque sollicitation agressive : un silence, puis : la dépression : le rêve de la cathédrale trop grande.

J'y vois la cavité de tout à l'heure qui s'est démesurément agrandie ; un antre maternel insondable.

Les ex-voto m'intéressent ; j'interviens pour demander alors ce qu'il y a d'écrit dessus... Mais l'inscription est, paraît-il, illisible ou le rêve trop bien déguisé.

On bat un enfant me quitte un instant pour faire place à Melanie Klein, ce qui est, sinon dans l'ordre des choses, du moins dans celui de mes préoccupations.

L'idée d'inclusion, de ventre maternel, d'identification projective... Mais je ne devine toujours pas qu'il est question de me faire parler, peut-être parce qu'il en est toujours question.

Sans doute faut-il me mettre les points sur les *i*, ce qui ne tarde pas. Me voyant maintenant ventriloque, d'un seul coup je revois toute la série. L'ours aussi était ventriloque, on voulait le faire parler en lui appuyant sur le ventre, la cathédrale est ventriloque, elle parle par ses ex-voto, elle recèle les vœux inconscients et illisibles de mon patient trop petit pour parler, enfin on me fait parler d'une manière qui confirme d'ailleurs l'identification projective au sens où je l'entends : savoir qu'aucun lien dialectique ne s'établit puisque « l'on me parle de l'intérieur » ou plutôt « je suis parlé de l'intérieur » : l'analyste aussi est ventriloque.

La pensée, comme on voit ici, tantôt devance le texte, tantôt le suit, le perd et le retrouve, emprunte des modèles, mais ce ne sont pas eux qui finalement m'ont fait parler... plutôt la désagréable sensation d'avoir à rejeter quelque chose, ou qu'on m'avait fait parler sans mon assentiment, c'est précisément à ce moment que je parle, et sans doute n'ai-je perçu le sens de l'ensemble de la série que pour avoir eu le désir de le rejeter, de le restituer. Il s'agit là aussi d'une pensée contre-transférentielle dont on voit bien qu'elle entretient avec la réponse et le langage les liens les plus étroits. La question sur les ex-voto eût probablement suffi.

Nous parlons dans cet exemple de pensée discordante, ce qui ne peut ici s'entendre que par opposition au cas précédent.

La discordance ne traduit que des chemins différents de la pensée contre-transférentielle et du flux associatif. La recherche de modèles théoriques, qu'ils soient pertinents ou non, s'intègre à cette pensée et en modifie le cours. Cette discordance est d'ailleurs peu de chose en regard de ce qu'elle traduit de « désaccord » : soit le sentiment d'avoir à rejeter quelque chose qu'on m'avait introduit de force.

Le borborygme interprété comme réponse était peut-être après tout une réponse.

L'affect contre-transférentiel est ici à l'origine de l'acte interprétatif, acte interprétatif qui renoue le fil de la pensée et tente de dénouer les conflits. *Mais ces conflits, loin d'être seulement intrapsychiques et propres seulement à l'inconscient de mon patient, m'ont impliqué de telle sorte que c'est pour me défaire de cette implication que j'ai dû en interpréter le sens.*

Dans le premier exemple, on voit que les flux associatifs sont parallèles, ou si l'on préfère harmoniques, c'est en raison même de cet excès d'accord que la pensée s'est rompue en un passage à l'acte.

On peut se demander quel rôle, dans cette « harmonie », a joué le transfert à prédominance d'expression positive, important, certes, mais inintelligible si l'on ne fait intervenir la notion de contre-transfert positif. On voit qu'ici les termes de positif et négatif ne peuvent servir qu'à des qualifications globales. Mais ces qualifications ont leur raison d'être, si l'on prend soin de les rapporter aux conditions nécessaires de l'introjection et du rejet, car c'est en définitive sur les arrêts d'un jugement primitif en bon ou mauvais qu'une telle introjection ou un tel rejet seront mis en mouvement.

Nous n'entendons nullement par cette remarque réduire l'appréciation de ces deux cas (ni d'ailleurs celle des autres) à la dichotomie systématique entre bons et mauvais objets, mais simplement marquer, à l'intérieur de la pensée inconsciente, cette place du jugement qui en fait d'ailleurs partie et opte selon le modèle oral le plus primitif entre ce qui peut être gardé et ce qui doit être restitué.

Nous avons, dans ce chapitre, lié le concept de contre-transfert à celui de la pensée. Ce lien a suscité beaucoup d'incompréhension comme aussi beaucoup d'enthousiasme parmi ceux qui ont suivi notre enseignement.

A quoi d'autre en effet le relier ?

La littérature analytique témoigne à ce sujet d'une sorte de substantification du contre-transfert : « le contre-transfert étant telle ou telle chose, ou se manifestant par telle ou telle autre ou se traduisant voire se trahissant, ou mieux s'exprimant par... », etc.

Mais bien qu'on en saisisse la substance, on n'en voit pas la nature. Cette substance est évidemment celle du désir ; du désir de l'analyste, de son flagrant délit.

Dès lors, c'est bien au langage de ce désir qu'il convient de rapporter le contre-transfert, mais nous voyons que son effet de résistance non seulement s'exprime et même se constitue dans le langage de ce désir, mais que de surcroît la pensée elle-même telle que la conçoit Freud : savoir *la lessive mère des associations* se constitue comme résistance. Parce qu'elle devient consciente, parce qu'elle s'investit narcissiquement, parce qu'elle n'est plus seulement un système de représentation mais s'accroche aux restes verbaux, dès lors elle se substantifie, elle devient une réalité psychique, c'est dire qu'elle se perd, qu'elle se retrouve, qu'elle s'interrompt, qu'elle s'égare, qu'elle établit des identités, qu'elle est un contenu psychique qui s'échange, qu'elle possède une structure et même un style.

Si nous sommes fondés à parler de pensée conjuratoire, de pensée obsessionnelle, de pensée opératoire, nous sommes non seulement fondés mais contraints d'admettre une pensée psychanalytique, ne serait-ce que parce que ces termes de pensée obsessionnelle ou pensée opératoire sont des inventions de la pensée psychanalytique.

L'inconscient lui-même existait bien avant Freud..., dira-t-on.

D'une certaine façon non.

Car il n'était pas pensé par la théorie psychanalytique, et n'étant pas conceptualisé n'entraînait pas dans la vie psychique les mêmes effets, ne présentait pas la même valeur et cette valeur n'est repérable que de se concevoir dans une pensée et d'une certaine façon de s'y heurter.

Cela n'empêchera pas, dira-t-on, l'inconscient d'être inconscient.

— Certes, mais cela n'empêchera pas non plus que cet inconscient n'existe que par l'effet d'opposition dont le premier terme est celui de refoulement originel, et que ces effets d'opposition, même les plus globaux, tels que conscient-inconscient, ne peuvent être saisis qu'en recrutant tous les éléments qui concourent à ces oppositions. La découverte de l'inconscient, sa théorisation, sa conceptualisation font partie de ces oppositions, ce sont des phénomènes qui peuvent être considérés à la fois comme des résistances et comme des émanations de l'inconscient. On peut d'ailleurs catégorier le sens de cette découverte selon des paramètres sociaux ou historiques. Ces catégorisations sont elles-mêmes des résistances, même si elles sont vraies, surtout si elles sont vraies.

CHAPITRE II

Contre-transfert et métapsychologie ou le recours à la sorcière

— Comment vous appelez-vous ?
— Moi aussi.

Ph. SOUPAULT.

La monade métapsychologique

La pensée psychanalytique, partie constituante du contre-transfert, s'appuie sur un corps de doctrine dont les limites sont plus ou moins définies, mais dont la charpente reste à peu près intangible : je veux parler de la *Métapsychologie.*

Il est donc particulièrement important, pour l'étude du contre-transfert, d'envisager les rapports que la pensée analytique noue en quelque sorte avec elle-même, délimitant ainsi un champ strictement intérieur du contre-transfert.

Ou bien ces rapports n'ont rien à voir avec l'expérience des cures et constituent un autre discours, une autre pensée, plaquée sur la pensée analytique « en exercice ». Mais même dans ce cas, une telle pensée peut relever du contre-transfert, car on voit mal à quel titre on pourrait s'en encombrer.

Ou bien ce champ intérieur de la pensée tire ses sources d'une réflexion sur les cures et par retour modifie l'écoute analytique et dans ce cas elle mérite encore davantage d'être intégrée au contre-transfert dont elle représente le versant théorique.

Fidèle à notre conception ambiguë du contre-transfert, nous tiendrons qu'une telle pensée peut aussi bien et à la fois restreindre ou enrichir le registre de l'écoute analytique.

Mais lorsqu'il s'agira d'envisager les relations d'une telle pensée et du contre-transfert, nous nous heurterons à une contradiction fondamentale : savoir que le transfert et le contre-transfert sont par essence dialectiques, tandis que la métapsychologie des instances s'efforce de définir une sorte de monade métapsychologique.

Ainsi dans l'*Abrégé de psychanalyse* rédigé en 1938 et où Freud, au terme de sa vie, semble avoir engrangé l'essentiel de son œuvre, on peut voir deux monuments juxtaposés : le système des instances : Moi, Ça, Surmoi, et le transfert. Ce dernier relève alors d'un point de vue technique.

Le seul lien qui soit décelable entre cette « complication » de la cure et le système des instances est celui de la résistance. La résistance est à la fois ce qui s'oppose à l'émergence des contenus inconscients et ce qui s'oppose au désir de l'analyste :

« *Ce que* nous *désirons au contraire, c'est voir le Moi, encouragé par* nous, *sûr de notre aide, tenter une attaque pour reconquérir ce qu'il a perdu.* Pour nous, *l'intensité de ces contre-investissements se traduit par des résistances qui s'opposent à nos efforts.* »

Si la résistance a pour effet de s'opposer à la fois à la pénétration d'éléments indésirables venus du Ça et à la fois à l'effort de l'analyste, c'est que cet effort, donc ce désir de l'analyste, a partie liée avec ces éléments indésirables.

Mais en dehors de ce lien (qui connaît bien d'autres modalités que ce schéma), la monade va de son côté, le transfert de l'autre.

Alors que d'un côté le transfert est décrit comme le cœur de l'analyse, son moteur le plus puissant, sa force vive, la source de créations psychiques, la pierre d'achoppement des névroses et des psychoses, le principe même de l'analysabilité, une telle puissance, une telle force psychique n'aurait pas de statut métapsychologique.

D'un côté, il y a toujours la monade métapsychologique, de l'autre un accident, une complication, presque un épiphénomène regrettable, au cours duquel, néanmoins, on reconnaît que la résistance peut se manifester.

Cela tient sans doute à plusieurs raisons dont la première est qu'en effet le transfert est survenu d'une manière inattendue dans un système déjà conçu dans *L'esquisse d'une psychologie scientifique* et complété par le chapitre VII de *La science des rêves*, qu'il est apparu comme importun, comme un obstacle inévitable mais permanent, et qu'à ce titre il convenait d'en traiter à part, comme d'une difficulté technique particulière, contre laquelle, éventuellement, il fallait mettre en garde le néophyte.

Mais plus essentiellement, me semble-t-il, la *Métapsychologie* ne pouvait intégrer ou rendre compte du transfert pour deux raisons.

La première tient au statut de l'objet plus particulièrement dans la théorie des pulsions. La seconde tient à la réduction de l'affect à son quantum d'énergie.

Ces deux points sont liés fondamentalement en ce qu'ils éludent la qualité au profit de la quantité. Mais plus encore en ce qu'ils coupent toute possibilité d'avènement dialectique.

Faits pour durer, pour résister aux assauts du temps, pour sauver les meubles, la *Métapsychologie* comme l'*Abrégé* ne peuvent se permettre d'intégrer dans leurs stocks les incertitudes d'un affect qualitatif ou les caractéristiques d'un objet déterminé ; ces impondérables ne peuvent être que le fait de cures particulières et surtout inattendues, la qualité d'affects imprévisibles qui brouillent le cours de la pensée et immanquablement révèlent le transfert.

Il y a donc une coupure entre la métapsychologie et l'étude du transfert, coupure dont nous allons tenter de rendre compte.

Cette coupure tient au fait que la métapsychologie étant conçue comme l'étude d'une monade, la situation analytique, selon ce seul point de vue, serait constituée par la juxtaposition de deux monades entre lesquelles se poserait le problème de la communicabilité de l'inconscient.

C'est en effet à ce problème que se heurte Freud, problème maintes fois abordé par la philosophie, mais qui trouve ici un surcroît de difficulté, à devoir non seulement rendre compte d'un affrontement et d'une éventuelle communicabilité des consciences, mais encore du retentissement de l'inconscient sur l'inconscient de quelqu'un d'autre. Nous verrons quelles limites apporte à ce problème le seul point de vue métapsychologique de la monade.

Le statut de l'objet

Dans la théorie des pulsions, en effet, l'objet demeure ponctuel, c'est un simple pivot autour duquel la pulsion va tourner pour revenir sur elle-même.

Au plus fort de son existence, l'objet assume le rôle de point d'identification. Encore faut-il spécifier que ce point d'identification ne se soutient qu'au niveau d'un échange des rôles. C'est dire qu'il assume transitoirement une fonction passive ou active. Il est à strictement parler mirobolant c'est à peu près dire qu'il n'a pas de statut du tout. Sa qualité n'intervient à aucun moment, sinon d'être partiel ou total, et encore ce caractère n'est-il pas spécifié dans la *Métapsychologie* de 1915 ; c'est la pulsion qui est partielle ou totale, l'objet n'a d'existence que d'être là, voire d'être échangé ; il évolue en quelque sorte au-dessous du niveau du sujet pour ne supporter que l'ambiguïté d'en être le reflet.

Ainsi, dans le destin du sadisme :

« a) *Le sadisme consiste en une activité de violence, une manifestation de puissance à l'encontre d'une autre personne prise comme objet.*

« b) *Cet objet est abandonné et remplacé par la personne propre, en même temps que le retournement sur la personne propre s'accomplit une transformation du but pulsionnel actif en but passif.*

« c) *De nouveau est cherchée comme objet une personne étrangère, qui, en raison de la transformation de but intervenue,* doit assurer le rôle de sujet »[1].

Mais de quel sujet s'agit-il ? Sinon celui d'un terme opérationnel muet, d'une poulie de renvoi qui n'est sujet que de transmettre le mouvement en sens inverse. Ce faisant, son rôle est fondamental, puisque sa réalité servira de support à ce nouvel être fantasmatique, par quoi peut-être s'érigera un jour un sujet véritable ; en attendant, on voit ici que l'objet se différencie sous deux aspects. Le premier est historique, le second actuel. Historique, dans la mesure où le premier temps du retournement de la pulsion sur la personne

1. S. Freud, *Métapsychologie*, trad. J. Laplanche et J.-B. Pontalis, N.R.F., 1970, p. 26-27.

propre prend un caractère assez déterminant, sinon définitif. Ainsi : l'expérience de la douleur une fois acquise par l'enfant, l'identification au souffre-douleur sera désormais possible. Le second renversement n'a plus ce caractère génétique et reste indéterminé ou labile.

Bien que dans la *Métapsychologie* de 1915 cette série de retournements soit présentée de façon linéaire, le contexte de l'esquisse et l'expérience des névroses de transfert autorisent à penser qu'il s'agit là de deux temps différents : un premier temps, événementiel et traumatique ; un second temps, fantasmatique. Ainsi, comme exemple de temps fantasmatique citons le cas *c)* de la *Métapsychologie*[1] :

« *Le cas* c) *est ce que l'on appelle communément masochisme. La satisfaction passe par la voie du sadisme originaire. Dans la mesure où le Moi passif reprend, sur le mode fantasmatique, sa place antérieure qui est maintenant cédée au sujet étranger.* »

Cette reprise sur le mode fantasmatique par le Moi, de sa place, laisse en somme l'objet pantois. Pendant toute l'opération, il n'aura servi que de butée. Il s'est vu conférer transitoirement le rôle de sujet, sujet étant pris ici dans le sens d'origine d'une pulsion active, et rien d'autre. Mais sa présence est cependant nécessaire puisqu'au terme de l'opération cette fonction transitoire de sujet, récupérée par le Moi, inaugure alors l'ère fantasmatique, dans laquelle, fort de ce détour par l'objet, le Moi peut assumer en miroir les deux rôles nécessaires à sa perversion.

Mais en aucun cas l'objet n'apparaît comme déterminant :

« *L'objet de la pulsion est ce en quoi ou par quoi la pulsion peut atteindre son but, il est ce qu'il y a de plus variable dans la pulsion, il ne lui est pas originairement lié. Mais ce n'est qu'en raison de son aptitude particulière à rendre possible la satisfaction qu'il est adjoint* »[2].

En tout cas l'objet n'est absolument pas nécessaire à la connaissance de la pulsion :

« *Elle (la pulsion) ne nous est connue dans la vie psychique que par ses buts... les pulsions sont toutes semblables qualita-*

1. *Ibid.*, p. 27.
2. *Ibid.*, p. 19.

tivement, et doivent leur effet uniquement aux quantités d'excitations qu'elles portent »[1].

Cette précarité de l'objet et de son statut métapsychologique peut surprendre, surtout si l'on considère que, par l'effet du transfert, c'est aux lieu et place de l'objet que se tiendra l'analyste, *aux lieu et place seulement.*

Mais si, à un seul moment, la métapsychologie faiblissait sur ces points, c'est-à-dire acceptait de donner à l'objet la spécification d'une qualité, ou si les affects étaient eux-mêmes considérés comme autant de qualités diverses, la métapsychologie et l'analyse tout entière retomberaient dans la dispersion, dans le catalogue infini des « motivations », autant d'objets, autant d'affects. Autant d'affects et chaque conflit se trouverait émietté en autant de parties. Le système métapsychologique ne tient en place que parce qu'il est strictement monadique.

La monade métapsychologique regarde l'objet de loin. Ou bien elle le rejette comme extérieur, et haï, ou bien elle l'introjecte, mais pour en faire sa substance. De toute façon, elle est seule en cause. Elle maîtrise des quantités et produit des représentations qui parfois suffisent à la satisfaire :

« *L'excitation pulsionnelle ne tient pas du monde extérieur, mais de l'intérieur de l'organisme* »[2].

En serait-il autrement qu'aucune métapsychologie ne pourrait soutenir le statut de son individuation et de son universalité.

Il est à remarquer que la situation analytique concrète, c'est-à-dire l'ordonnancement de la cure et des séances, renforce et confirme ce point de vue sur l'objet. Puisque aussi bien rien d'extérieur n'entrera dans le champ analytique, rien qui n'ait subi la réfraction d'une subjectivité, celle du patient et celle de l'analyste lui-même. N'est-ce point encore trop ? puisque la règle d'abstinence édictée par Freud réduisait encore ou prétendait réduire la somme des satisfactions réelles que le patient pouvait obtenir en dehors de la cure.

Deux remarques éclairent ce point de vue de l'analyse

1. *Ibid.*, p. 20.
2. *Ibid.*, p. 14.

sur l'objet. L'une est d'ordre clinique, et concerne ces patients dont les limites du Moi sont si faibles ou paraissent si perméables, que la multiplicité des objets, leur diversité, leur description infinie suffisent au contenu des séances et semblent parfaitement constituer la texture du Moi. Le Moi, si l'on peut dire, semble absorber une certaine quantité de subjectivité : subjectivité d'emprunt, comme s'il était émaillé de guillemets, affiché comme un collage de citations ou perclus par l'intensité des fantasmes d'autrui, voire ceux du cinématographe.

Cette inclusion de l'objet, qui ne s'accompagne ni d'introjection, ni même d'identification, semble suffire parfois à assurer l'étiage minimal d'une subjectivité réduite à ses acquêts. Cette fuite en avant quasi hypomaniaque dessine une caricature métapsychologique ; celle d'une description de la psyché qui emprunterait à l'objet ses sources, ses qualités et ses buts. Dans ces exemples, une description purement métapsychologique pourrait suffire. Aucun avènement dialectique ne semble s'y jamais produire.

L'autre remarque concerne le contenu de la métapsychologie elle-même, où l'on peut voir que l'importance donnée au narcissisme et à l'auto-érotisme vient en quelque sorte renforcer le caractère monadique de la psyché, revenant sur elle-même dans le cas du sadisme ou même partant d'elle-même comme dans la pulsion de regarder. Le fait que l'objet fasse partie du corps propre paraît alors surdéterminer et justifier par voie rétroactive une théorie monadique, et en redessiner les limites.

La métapsychologie est narcissique.

De la même façon, la névrose obsessionnelle arrêtée au stade *b)* du destin pulsionnel, c'est-à-dire celui où l'objet est abandonné et remplacé par la personne propre, ne peut aller au-delà de cet abandon de l'objet, et n'assure « aucune passivité vis-à-vis d'une autre personne ». Elle n'atteint qu'à l'autopunition sans parvenir au masochisme.

En réalité, la véritable apparition de l'objet dans la métapsychologie ne survient qu'à propos des névroses narcissiques, c'est-à-dire des psychoses.

Mais, d'une certaine façon, il est trop tard, car précisément au moment où son statut va se dessiner, où son rôle spécifique peut apparaître, il est entièrement désinvesti ; en sorte que le transfert est devenu impossible. Ainsi peut-on lire dans la *Métapsychologie* :

« *L'aptitude au transfert que, dans ces affections (les névroses de transfert), nous utilisons à des fins thérapeutiques, présuppose même que l'investissement d'objet soit intact* »[1].

« *Dans la schizophrénie au contraire, s'est imposée à nous l'hypothèse selon laquelle, après le processus de refoulement, la libido qui a été retirée ne cherche pas un nouvel objet, mais se replie dans le Moi. Qu'ainsi, dans ces cas, les investissements d'objet sont abandonnés et que se rétablit un état anobjectal de narcissisme.* »

Le problème soulevé par la métapsychologie est donc celui de l'opposition Moi-objet. Mais dans les névroses de transfert une telle opposition ne peut se faire jour. On savait, dit Freud,

« *qu'être frustré de l'objet produit l'apparition de la névrose, et que la névrose implique la renonciation à l'objet réel. On savait aussi que la libido qui est retirée à l'objet réel revient sur un objet fantasmé, et, à partir de là, sur un objet refoulé (introversion). Mais dans ces névroses, l'investissement d'objet est maintenu avec une grande énergie, et l'investissement d'objet subsiste dans le système ICS en dépit du refoulement* ».

L'intrication du Moi et de l'objet apparaît donc ici beaucoup plus profonde que ne le laissait supposer la définition de l'objet, simplement adjoint à la pulsion. Il est vrai que cette intrication n'apparaît si clairement qu'au moment d'une opposition Moi-objet. C'est-à-dire d'un processus massif et quantitatif, où l'objet tout d'un coup perd son existence en perdant son investissement, et c'est au vide qu'il laisse dans les psychoses qu'on peut mesurer sa place dans les névroses de transfert.

Il n'est que de parcourir un travail psychanalytique, témoignant de l'exercice réel d'une pensée analytique, pour se rendre compte qu'une telle isolation de l'objet dans son aspect purement quantitatif est impraticable.

Ainsi, lit-on dans *La psychanalyse précoce* de R. Diatkine et J. Simon : « la source de la pulsion étant l'objet... », on mesure à cette « infraction » métapsychologique quel embarras

1. *Ibid.*, p. 110.

pourrait constituer un système monadique exclusif de la psyché, sinon d'être, comme nous l'avons vu, renforcé par le narcissisme à l'état pur.

Il est néanmoins évident que, pour garder sa cohérence, la métapsychologie ne peut déroger de ce point de vue monadique. La psychose semble l'entamer, mais d'une certaine façon lui échappe. Elle ouvre à partir de deuil et de mélancolie une porte pour l'introjection, une fenêtre pour la projection.

Par paradoxe, c'est dans les psychoses et malgré ce désinvestissement de l'objet qu'apparaîtra clairement un système relationnel d'objet. Celui-ci apparaîtra alors ès qualités. Spécifié par le manque, mais spécifié quand même : il obtient alors une sorte de statut funèbre :

« *L'ombre de l'objet (p. 158) tomba ainsi sur le Moi qui put alors être jugé par une instance particulière, comme un objet, comme un objet abandonné.* »

L'objet existe donc dans la conscience douloureuse de sa perte, ou plutôt son ombre se met à exister sans lui.

Le système monadique de la psyché, qu'est la métapsychologie, s'oppose par ce caractère monadique à la situation analytique essentiellement duelle et, pour certains, essentiellement dialectique.

Le mouvement dialectique

Tout dépend d'ailleurs de ce qu'on entend par dialectique, et il y a fort à penser que les sens classiques de ce terme, même les plus généraux, ne sauraient rendre compte des mouvements intérieurs déterminés par la situation analytique. Il est clair que son tout premier sens d'art du dialogue persiste dans la pensée analytique, et que même si le terme d'analysant employé par les modernes prête volontairement à confusion, cette dualité existe néanmoins par la réalité de la situation analytique, et fonde le concept de fusion.

Quant au sens hégélien, c'est-à-dire celui de la reconnaissance, de l'inséparabilité des contradictoires et de leur dépassement par le principe même de cette union, on peut évidemment le reconnaître dans la pensée analytique la plus abstraite comme la plus engagée, car elle s'étaye la plupart du temps sur des oppositions. De là à dire que toute la pensée analytique relève de la dialectique serait sans doute très exagéré. Si, dans ses catégories les plus abstraites, telles que celles d'instinct de vie et d'instinct de mort, on peut aisément repérer le principe d'une contradiction et celui d'une union inextricable, il n'en est pas de même pour nombre de concepts théoriques, qui certes sont fondés sur une opposition, mais pas nécessairement sur une contradiction.

Ainsi, l'événement traumatique s'oppose à la séduction fantasmatique mais n'est pas dissous dans cette opposition. De même, les instincts du Moi opposés aux instincts sexuels ne sont pas seulement définis par cette opposition et subissent des spécifications qui leur donnent une allure originale et quasi indépendante, cependant que la théorie du narcissisme jette entre eux un pont ou un pseudopode, comme on voudra.

L'aspect dialectique le plus pur est en définitive rendu le plus fidèlement par la considération des couples pulsionnels opposés : sadisme-masochisme ; voyeurisme-exhibitionnisme. Mais précisément, ce sont eux qui mettent en cause de façon la plus directe l'objet. L'objet occupe alors une place particulière, et devient le support et le pivot d'un retournement dialectique. Générateur d'une nouvelle étape elle-même dialectique, où l'objet devenu fantasmatiquement sujet relance le procès de la perversion.

Si, donc, nous caractérisons la situation analytique, comme duelle ou dialectique, ce n'est pas tant pour être conforme au sens de la dialectique hégélienne, ni espérer que la vision de ce principe pourrait nous faire avancer d'un pas, que pour l'opposer au système monadique de la métapsychologie.

Selon, d'ailleurs, que la situation analytique sera qualifiée de duelle ou de dialectique, on saura que les tenants de la première expression penchent vers une conception réaliste ou génétique de la situation analytique, et les seconds, vers une assomption du sujet par les ressources spécifiques du langage.

Mais, en réalité, aucune de ces deux appellations ne peut se prévaloir de répondre parfaitement au sens d'une opposition dialectique.

Par contre, les concepts d' « *opposés* », gegenbesetzung : *contre-investissement - investissement, et* gegenübertragung :

contre-transfert - transfert, semblent liés par le principe même de leur contradiction en une unité dont dépendent très étroitement l'allure et la nature du processus analytique.

Qu'ainsi transfert et contre-transfert participent d'une même unité impose que le processus analytique soit décrit d'un seul tenant, d'un seul mouvement qui conserve en les dépassant les deux points disjoints par la situation analytique. Celle-ci ne soutient sa dualité, que de faire supporter à des subjectivités distinctes ce qui se déroulera dans un processus analytique unique. Elle aura besoin pour cela de prescriptions techniques, qui indiquent à l'analyste jusqu'où il peut aller, et d'une règle fondamentale qui est celle de l'association libre, et s'applique aussi bien à l'analyste qu'à son patient.

Cette règle suffit et comporte ses propres limites, du fait de ses contradictions internes. Elle est nécessaire, parce qu'elle est énoncée par l'un des deux protagonistes seulement. De ce fait, elle réintroduit un déséquilibre, et un rapport de forces, propre à enclencher un processus conflictuel.

Le fait de concevoir transfert et contre-transfert comme inséparablement liés dans le procès d'élucidation de l'inconscient commande alors une sorte de transposition de la métapsychologie dans la situation analytique dont pourtant elle procède.

Cette transposition s'effectue tant bien que mal pour chaque analyste qui tente de rendre compte par un moyen métapsychologique de ce qui se passe entre lui et son patient.

Le charabia métapsychologique doit à cette préoccupation les plus beaux fleurons de sa dialectique, sur les ressorts du Moi dur et les avatars du Moi mou.

A tout bien considérer, cette transposition est néanmoins possible, à condition de s'en tenir aux seuls points de vue qui déterminent une étude métapsychologique, c'est-à-dire les points de vue économique, dynamique et topique.

Le point de vue économique qui considère essentiellement la répartition et le mouvement des énergies dans le système monadique de la métapsychologie dépend essentiellement du principe de plaisir-déplaisir. Il correspond à l'une des trois grandes polarités de la vie psychique à l'influence desquelles sont soumises les motions pulsionnelles : la polarité économique, les deux autres étant : la polarité réelle, réglant les relations du Moi au monde extérieur, et la polarité biologique, gouvernant les systèmes d'activité-passivité[1].

Il paraît difficile de soutenir que la situation analytique est constituée par la juxtaposition de deux monades, et que, pour rendre compte du déplacement des énergies mises en mouvement, le point de vue économique devrait s'exercer séparément sur chacune d'elles.

Bien plutôt sera-t-on obligé, si l'on veut considérer la liaison transfert - contre-transfert dans son aspect dialectique, *d'envisager la situation analytique dans son ensemble, comme une seule entité énergétique, et concevoir que, si plaisir il y a, et déplaisir il y a, ces deux sentiments sont soumis à une incessante circulation qui transcende un point de vue strictement monadique.*

Plaisir et déplaisir circulent dans la situation analytique, entre l'analyste et son patient de façon incessante et ne peuvent être saisis dans ce mouvement même que par ce mouvement même.

Le plaisant à dire et le plaisant à entendre ne coïncident pas forcément, loin de là. Mais il serait tout à fait illusoire de penser que ce point de vue ne compte pas. Dans le transfert négatif en particulier, il suffit que le plaisant à dire soit déplaisant à entendre pour être satisfaisant.

Cette opposition plaisir-déplaisir, transposée au système duel de l'analyse échappe d'ailleurs à une loi d'équivalence systématisable.

Si la belle indifférence de l'hystérique finit par agacer l'analyste, cela ne signifie pas que dans tel autre contexte cette indifférence ne trouve un écho reposant. Il est évident de même que le transfert positif s'ingénie à trouver les propos les plus aptes à satisfaire l'oreille qui les écoute, et pousse cette exigence jusqu'au degré du sacrifice : celui des symptômes les plus évidents.

Si l'on retirait à la résistance cette dimension de s'inscrire dans une relation dialectique, elle perdrait alors l'essentiel de sa force vive, et ne devrait chercher ses limites qu'à l'intérieur de la pulsion elle-même.

Cette conception de la pulsion trouvant en elle-même les

1. Cf. *Métapsychologie*, p. 44.

raisons de sa propre destruction est corrélative de la théorie de l'instinct de mort. Mais il est à remarquer que les exemples cliniques cités par Freud pour étayer cette théorie s'appuient essentiellement sur la constatation du transfert négatif.

Que celui-ci tire son énergie de sa propre source est une idée envisageable et même très probable. Mais il faut alors considérer cette source comme principe général de négativité, et qu'à ce titre, bien que le transfert soit négatif, il est tout de même un transfert, c'est-à-dire qu'il maintient le principe du lien dialectique de son expression ; même si cette expression est négative. Il deviendra alors résistance.

Il est d'ailleurs frappant de considérer l'expression « réaction thérapeutique négative », car négative vis-à-vis de quoi ? On aura beau jeu de dire qu'elle est négative vis-à-vis du processus analytique. Mais le processus analytique n'est qu'un concept creux, si l'on cesse de le rapporter à ce qui constitue son axe essentiel, l'opposition transfert - contre-transfert.

Certes, Freud a défini l'opposition de l'analyste et de son patient, mais en des termes qui superposent cette opposition à celle des processus secondaires et primaires :

« *Or le médecin cherche à le (le patient) contraindre, à intégrer ses émois dans le traitement et dans l'histoire de sa vie, à les soumettre à la réflexion et à les apprécier selon leur réelle valeur psychique. Cette lutte entre le médecin et le patient, entre l'intellect et les forces instinctuelles, entre le discernement et le besoin de décharge, intéresse presque exclusivement les phénomènes du transfert* »[1].

Mais cette opposition, d'une certaine façon, réintroduit le système monadique, dans la mesure où l'analyste paraît se substituer au système conscient, réflexif et critique, absent chez le patient du fait de la résistance.

On ne peut qu'être frappé par le caractère terriblement « objectivant » d'une telle opposition qui, en effet, est bien une opposition ; mais qui laisse en suspens tout essai de compréhension par identification.

Certes, la « partie d'échecs », métaphore si chère à Freud

1. La dynamique du transfert, p. 177, in *Revue franç. de Psych.*, t. 16, n° 1, janvier 1952.

pour décrire l'analyse, existe bien, et l'opposition aussi. Il est vrai que l'attitude contre-transférentielle, se devant d'être multiple, fait appel aux régions les plus raisonnables de l'intellect, comme aussi bien aux plus obscures. Il est vrai que si la technique analytique n'est pas machiavélique, elle n'est rien du tout, mais que le machiavélisme est aussi son plus grave défaut, s'il s'en tient à opposer à un discours irrationnel un autre qui serait, paraît-il, raisonnable.

L'opposition objectivante de l'analyste et de son patient éclate dans *Construction dans l'analyse* de 1937 :

« *Ce que nous souhaitons, c'est une image fidèle des années oubliées par le patient, image complète dans toutes ses parties essentielles, ici nous devons nous rappeler que le travail analytique consiste en deux pièces entièrement distinctes qui se jouent sur deux scènes séparées, et concernent deux personnages dont chacun est chargé d'un rôle différent.* »

La construction et la reconstruction deviennent alors, comme l'a remarquablement démontré Serge Viderman, inéluctables et problématiques.

Tout ce mouvement de la pensée freudienne statuant sur l'opposition de deux forces supportées par deux personnages différents et sur deux scènes et reposant en définitive sur un antagonisme est corrélatif d'un rétablissement du texte perdu, il se réfère toujours à la mémoire ; avant d'analyser le contenu manifeste il faudra restituer l'intégralité de ce contenu. Le fait qu'il y ait des blancs, ou qu'une partie du texte manque, participe de l'oubli, donc du refoulement et il convient d'abord de restaurer l'ensemble de l'inscription avant d'en déchiffrer l'énigme. Ici s'arrête la comparaison archéologique, car, dit Freud :

« *Les faits psychiques humains sont beaucoup plus difficiles à reconstituer que les vestiges archéologiques.* »

Certes !... et d'ailleurs, l'insuffisance d'une telle démarche éclatera lors du cas de Dora.

Lorsque le transfert, par sa survenue inopinée et les complications insurmontables qu'il provoque, obligera Freud à abandonner partiellement la technique de l'interprétation des rêves pour faire place à d'autres problèmes, ne dira-t-il pas à ce propos qu'il ne suffit pas de rétablir le texte tronqué, que le transfert ne peut être compris sur les seuls dires du patient, mais qu'il doit être *deviné*.

De la divination

Cette divination établit un pont à propos duquel la métapsychologie semble renâcler à édifier les piles :

Lorsqu'il s'agit dans la *Métapsychologie* de légitimer l'inconscient[1], Freud parlera de cette difficulté que rencontre l'homme de connaître les états psychiques d'un autre homme.

« *La conscience ne procure à chacun de nous que la connaissance de ses propres états psychologiques. Qu'un autre homme ait aussi une conscience, c'est là une inférence qui est tirée* per analogiam... *il serait à la vérité plus juste du point de vue psychologique de décrire les choses ainsi : Nous prêtons sans réflexion spéciale à tout autre être en dehors de nous, notre propre constitution et donc aussi notre conscience, et notre compréhension présuppose cette identification. Cette inférence — ou cette identification — fut étendue jadis du Moi aux autres hommes, aux animaux, aux plantes, aux êtres inanimés et au monde pris comme un tout...* »

« *Or la psychanalyse n'exige rien, si ce n'est que ce procédé d'inférence soit aussi appliqué à la personne propre.* »

La suite du texte établira, qu'étant donné l'obstacle spécifique qui s'oppose à cette inférence, celle-ci ne pourra aboutir qu'à l'hypothèse d'une autre, d'une seconde conscience, puis d'une troisième.

Mais, de toute façon, ce détour par l'autre conscience n'apporte de l'eau qu'au moulin de la monade. Puisque c'est en définitive à elle que reviendra, après ce retour par l'autre, l'idée d'être habitée elle-même, par une seconde, une troisième, une quatrième conscience, etc.

En définitive, le projet échoue de concevoir pour soi-même son propre inconscient par le détour de celui des autres.

« *Il ne reste pas d'autre solution à la psychanalyse que de déclarer les processus psychiques inconscients en soi et de comparer leur perception par la conscience à la perception du monde extérieur par les organes des sens* »[2].

1. *Métapsychologie* : l'inconscient, p. 70-71.
2. *Ibid.*, p. 73.

Cette problématique de la perception de l'inconscient chez l'autre, ici admirablement développée, nous la retrouverons chez Maine de Biran dans le chapitre consacré à l'historique du concept de transfert. Sa solution est ici étrangement pessimiste et confirme encore, s'il en était besoin, la conception narcissique de la monade métapsychologique.

Lorsqu'il sera question dans la *Métapsychologie* d'évaluer les possibilités de liaisons entre les différents systèmes, Freud ne pourra que constater l'extrême difficulté du CS à influencer l'ICS. Bien que la cure psychanalytique soit précisément fondée sur cette influence, une constatation cependant s'impose mais qui ne recevra pas d'explication : que l'ICS peut directement retentir sur un autre ICS :

« *Il est très remarquable que l'ICS d'un homme peut réagir sur l'ICS d'un autre homme, en tournant le CS. Ce fait mérite un examen plus approfondi pour savoir si toute activité préconsciente peut être exclue d'un phénomène qui demeure au niveau descriptif incontestable* »[1].

En définitive, cette communication directe d'inconscient à inconscient, fait incontestable, ne peut recevoir d'explication au niveau des névroses de transfert — pour la raison que ce sont les propres forces intérieures de refoulement qui mettent un frein à cette communication. Ce qui constitue la névrose et en même temps la normalité ne tient en place que grâce au refoulement et à la censure, de ce fait l'incommunicabilité est normale.

La seule ressource demeure évidemment le passage par le préconscient qui, résolvant à la fois le problème de la double inscription et celui de la communication, rétablit en recrutant l'investissement des mots la possibilité de faire communiquer à la fois l'ICS et le CS, d'établir un pont entre la perception et la représentation des choses, mais en même temps d'établir au-delà de la communication, au-dessus de l'inférence — *per analogiam* — un langage.

Tout dépend alors de l'investissement relatif des mots par rapport à celui des choses, ou, pour être plus exact, à leurs représentations réciproques.

1. *Ibid.*, p. 107.

C'est ainsi que le psychotique apparaîtra comme seul susceptible de « parler l'inconscient ». Il semble déplacer en bloc la métapsychologie tout entière, et reculer les frontières de l'expression inconsciente. Il recule, de ce fait, les bornes de refoulement si loin que celles-ci englobent maintenant son interlocuteur :

« *Tous les observateurs ont été frappés de ce que, dans la schizophrénie, bien des choses sont manifestées sous formes conscientes, alors que dans les névroses de transfert seule la psychanalyse nous permet de prouver leur existence dans l'ICS.* »

De fait, cette constatation clinique est parfaitement cohérente avec l'hypothèse métapsychologique, puisque le schizophrène ayant désinvesti l'objet ne cherche pas à réinvestir sa libido sur un autre objet, mais la répartit sur lui-même et sur sa propre perception endopsychique, et retrouve ainsi « un état anobjectal de narcissisme ».

Cette perception métapsychologique est très importante parce qu'elle est intimement liée au transfert. Plus cette communication inconsciente sous forme consciente et articulée est possible, plus l'objet est désinvesti et moins le transfert sera possible :

« *L'aptitude au transfert que dans ces affections (les psychonévroses) nous utilisons à des fins thérapeutiques présuppose même que l'investissement d'objet soit intact* »[1].

Ainsi les psychotiques seraient-ils inaptes à tout transfert par opposition aux névroses classiques — l'investissement ou le désinvestissement de l'objet en serait la pierre d'achoppement.

Les psychoses de transfert

Tous les psychiatres et la plupart des psychanalystes, surtout ceux qui s'intéressent aux psychoses, sont tout à fait opposés à cette thèse, et démontrent qu'il existe un transfert chez les psychotiques. Certains parlent même de relation d'objet psychotique sur le modèle de la « relation d'objet » névrotique.

1. *Ibid.*, p. 110-111.

Le terme de « relation d'objet » prête à confusion si l'on veut étendre la notion de transfert à toute la relation qui peut s'établir entre l'analyste ou le psychothérapeute et son patient.

La suite de cet ouvrage montrera qu'il est dangereux d'étendre ainsi la notion de transfert et qu'à vouloir trop la distendre on la perd complètement de vue.

Pour ma part, je reste fidèle à cette conception du désinvestissement de l'objet par le psychotique et suis persuadé que le terme de névrose narcissique caractérise des structures où l'établissement et le repérage d'un transfert sont impossibles.

Par contre, de très nombreux états paranoïdes, les schizophrénies *incipiens*, les phases de rémission entre les bouffées délirantes, et plus encore les états que l'on qualifie de prépsychotiques, montrent bien qu'en effet un transfert peut être repéré, et qu'en tout cas quelque chose est transféré sur le thérapeute et doit être distingué de la projection, à la limite on peut même se demander si aucune relation humaine ne peut s'établir sans que les éléments inconscients ne soient fantasmatiquement transférés.

Mais la question n'est pas tant de « faire un transfert » que « d'en faire » quelque chose.

Il ne s'agit nullement ici de me référer à des « secteurs sains » de la personnalité capables de transfert et à d'autres secteurs « moins sains » qui n'en seraient pas capables, mais de considérer au contraire la pensée psychotique et la pensée névrotique dans leur ensemble, et concevoir alors que si elles sont capables de déplacer fantasmatiquement des éléments psychiques antérieurs pour les attribuer à un protagoniste actuel, ce déplacement et cette attribution n'ont ni les mêmes effets, ni le même destin.

Ces éléments psychiques transférés seront aussi bien des souvenirs que des fantasmes, que des idées, que des rôles attribués sur la foi de ressemblances minimes ou sans ressemblance ni vraisemblance du tout, par suite d'associations verbales, conceptuelles, formelles, situationnelles, en définitive : des associations d'idées.

Il va sans dire que le transfert de tels éléments, d'ailleurs hétéroclites (on ne peut mettre sur le même plan le transfert d'un souvenir et l'attribution d'une qualité par exemple), ne subira pas le même sort selon qu'il s'inscrit dans une pensée psychotique ou névrotique.

La pensée névrotique déploie devant elle son monde fantasmatique à partir d'objets internes, c'est dire qu'elle ne peut se constituer comme pensée, accrocher les représentations qu'elle crée à des restes verbaux que si ces représentations sont symbolisables, sinon les mots resteraient d'un côté, les choses de l'autre, il n'y aurait jamais aucune raison pour qu'un reste verbal entendu un jour puisse servir à désigner la représentation d'une chose, si cette chose n'était qu'une chose. Il faut que non seulement elle puisse être l'objet d'une représentation pour qu'on puisse la considérer comme un élément psychique, mais qu'encore cette représentation soit concevable symboliquement comme objet interne.

Par objet interne, on n'entend pas désigner seulement que cet objet soit susceptible d'être perçu comme intérieur et simplement subjectif, car, de cela, la pensée psychotique est capable, mais que le déplacement dont cet objet interne est capable soit lui-même conçu comme déplacement symbolique.

Le déplacement symbolique des contenus psychiques est indispensable pour qu'un transfert ait quelque chance d'être un jour rendu conscient.

Paradoxalement, les psychotiques semblent posséder une vision endopsychique particulièrement claire des mécanismes inconscients qui s'opèrent en eux. Mais cette acuité endopsychique due en effet au repli des investissements objectaux sur l'espace intérieur bute sur des contenus que nous pouvons considérer comme symboliques, et qui sont en effet des symboles, mais dont le déplacement endopsychique paraît se déployer dans un espace non symbolique.

Il arrive bien souvent que dans la pensée névrotique, et en particulier dans les rêves, apparaissent des représentations parfaitement conformes à ce que l'on peut imaginer du conflit des forces psychiques internes.

La rupture d'un barrage « traduira » l'irruption d'une motion pulsionnelle jusqu'ici contenue, mais il suffira de la moindre interprétation ou même du simple énoncé pour que cette rupture de barrage prenne tout son sens métaphorique, en sorte que la perception réelle de la rupture d'un barrage renverra nécessairement à l'écho d'une rupture intérieure et *vice versa.*

Pendant ce temps, le psychotique ira chercher des seaux pour vider l'eau ainsi répandue et sans que l'on sache apparemment pourquoi.

De la même façon vous attribuera-t-il quelque fonction paternelle en raison d'une association verbale sur votre nom propre, ce qui montre bien que la fonction symbolique est ici empruntée ; mais cette fonction symbolique, faute de pouvoir être rapportée au symbolisme endopsychique du déplacement, ne peut être « utilisée », c'est dire qu'elle va réifier ses contenus. D'un côté, elle réfutera la réalité extérieure parce qu'elle est une valeur objectale, de l'autre, elle réfutera la réalité intérieure parce qu'elle ne possède pas la clef symbolique de son agencement.

La pensée psychotique est donc capable de transferts, mais elle n'est guère capable d'en faire une utilisation, c'est-à-dire un gain psychique.

Est-ce à dire que ce gain psychique n'est concevable que corrélativement à un investissement objectal ? Je le crois, et c'est ce qui justifie à mes yeux que des techniques « réalistes » inacceptables dans la conduite d'une cure classique trouvent un emploi valable dans le traitement des psychotiques.

La pratique du psychodrame est ici exemplaire, qui implante la réalité au point exact où le transfert ne peut suffire à se révéler lui-même et où la carence symbolique se trouve exactement comblée d'être représentée par une incarnation.

Si l'on peut donc valablement parler de psychoses de transfert parce que l'on repère effectivement des déplacements et des attributions dans la cure des psychotiques, il reste qu'à mon sens ces transferts sont incomplets, en tout cas relèvent davantage du versant répétitif du transfert que de son versant novateur.

Non seulement la plupart des psychanalystes qui s'occupent des psychoses tiennent pour acquise la capacité de transfert de leurs patients, mais affirment qu'ils ont affaire à des « transferts massifs ». Ce terme de transfert massif reflète, me semble-t-il, l'impression subjective et globale d'une immobilisation, d'une mainmise psychique, d'une incarcération de la personne du thérapeute dans l'espace subjectif de la pensée psychotique.

Cet espace subjectif par la perte du sens symbolique des mécanismes internes, en particulier ceux du déplacement et de la condensation, ne possède plus la notion des limites de sa propre intériorité, en sorte que les contenus internes appartenant à d'autres subjectivités, et notamment ceux du thérapeute, paraissent inclus dans un même espace.

D'une certaine façon, tous les psychismes sont alors reliés entre eux ou plus exactement ne font qu'un. Le sentiment qui envahit tant de psychiatres à la sortie de l'hôpital une fois la porte franchie est bien celui d'obtenir une sorte d'*habeas corpus* comme si, faute d'avoir sauvé le contenu, on sauvait au moins le contenant.

La pénétration intuitive des psychotiques dans l'inconscient d'autrui, leur capacité d'exprimer de façon consciente ce qui dans la pensée névrotique relève proprement de l'impensable, traduit la rupture des frontières intérieures du narcissisme et rend compte d'un inéluctable et nécessaire « contre-transfert massif ».

L'action thérapeutique semble, par ce fait, curieusement déplacée, car on pourrait aussi bien dire le psychotique et son patient que le psychothérapeute et le psychotique. Qui éclaire l'autre en cette affaire ? Une fois entré dans l'arène, adieu la superbe « partie d'échecs » dont Freud garde l'image à propos des névrotiques. Les blancs et les noirs sont terriblement mélangés, adieu aussi l'affrontement intellectuel de la raison, du conscient et de la résistance.

L'interprétation du transfert, et elle existe, n'est pas une interprétation dans le transfert, mais plutôt dans le contre-transfert, elle aide alors le psychothérapeute à se situer lui-même sous les traits d'une figure parentale fractionnée, et ce faisant elle peut en effet raccrocher le patient narcissique aux vestiges d'un monde objectal.

Une atténuation de ce principe découle de la distinction que nous établirons ultérieurement entre transfert direct et indirect, où nous verrons que dans les névroses de caractère et chez les *border lines* cette distinction aide précisément à les départager.

Réduction du transfert à la motion pulsionnelle

Une dernière considération nous retiendra quant au statut métapsychologique du transfert. Elle concerne la réduction du transfert au simple déplacement des conflits objectaux, voire des motions pulsionnelles.

Ainsi, dans son ouvrage sur le narcissisme[1], Bela Grünberger insiste à juste titre sur l'opposition entre le narcissisme et la maturation pulsionnelle, et d'une façon générale sur l'antinomie entre les états narcissiques et le conflit objectal. Cette opposition conçue au niveau de la situation analytique n'est pas en cause ici et demeure parfaitement convaincante. Mais plutôt celle qui concerne le narcissisme et le transfert.

Selon cet auteur, à l' « état narcissique » du début de cure s'opposerait le transfert qui, porteur des seules motions pulsionnelles objectales, viendrait perturber ce premier état. Il est vrai que dans certaines cures le transfert, corrélatif des déplacements objectaux, est générateur de conflits qui mettent en échec la fameuse lune de miel analytique.

Mais c'est, me semble-t-il, s'en tenir là au degré d'un transfert explicite[2]. Bien souvent, les manifestations transférentielles peuvent se faire sentir d'emblée, voire, comme nous le montrerons plus loin, la névrose de transfert dans son ensemble se constituer très tôt.

On peut même avancer que la situation transférentielle s'instaure avant l'analyse proprement dite, de même que la situation contre-transférentielle d'ailleurs. Les on-dit qui précèdent l'analyste et sa réputation, ou l'analysé et sa réputation, les interférences qui s'établissent entre les patients en traitement chez le même analyste, les relations qui s'établissent entre les psychanalystes eux-mêmes, les indications de traitement, les conseils, le fait essentiel que tel patient soit adressé par tel analyste chez tel autre, ou recommandé par tel patient, etc. Tous ces faits, qui d'ailleurs pourraient faire l'objet d'une étude scientifique, sont d'une énorme importance dans la constitution du complexe transfert - contre-

1. Bela Grünberger, *Le narcissisme*, Paris, Payot, 1971, p. 62.
2. Cf. plus loin le chapitre consacré aux registres du transfert.

transfert et sont de nature à lui conférer un développement très précoce.

Ceci dit, il reste vrai que les circonstances antérieures à l'analyse ne viendront à jour la plupart du temps qu'après de longs mois d'analyse et qu'elles peuvent être recouvertes par toute autre manifestation propre à les dissimuler.

Mais la question n'est pas tant de l'antériorité que de la nature du transfert, en ce sens que ce qui est déplacé sur l'analyste ou sur le patient par l'effet du transfert et du contre-transfert inconscients ne se limite pas à des motions pulsionnelles ou des conflits objectaux dissécables par un scalpel métapsychologique, mais bien plutôt déplace des plans entiers de situations conflictuelles, de fantasmes, de souvenirs, d'idées qui témoignent d'intrications complexes et englobent dans leur déplacement aussi bien des temps narcissiques qu'objectaux.

Les figures historiques qui supportent ces déplacements et sont transférées sur le thérapeute témoignent d'ailleurs par leurs contradictions internes de la complexité des éléments déplacés. Dans la *Métapsychologie*, Freud souligne l'ambiguïté et l'intrication des positions narcissiques et objectales.

« *De fait l'état originaire narcissique ne pourrait connaître ce développement si chaque être individuel ne passait par une période de détresse et de soins, pendant laquelle les besoins pressants sont satisfaits par l'intervention de l'extérieur et ainsi préservés de tout développement* »[1].

Cette assertion qui fait suite d'ailleurs, à celle plus métaphysique du début de la *Métapsychologie*,

« *plaçons-nous dans la situation d'un être vivant qui se trouve dans une détresse presque totale* »[2],

lie irrévocablement cette situation de détresse à celle du comblement des besoins, sinon de satisfaction des désirs, et intègre la nécessité d'une présence tutélaire, c'est dire au moins d'un pare-excitation extérieur.

Dès lors la régression au narcissisme, fût-il le plus primitif,

1. *Métapsychologie*, p. 37.
2. *Ibid.*, p. 14.

comporte en soi les germes d'une contradiction interne. Puisque cet état ne peut se concevoir qu'à l'abri d'un pare-excitation qui crée un état de dépendance il participe donc d'une situation instable.

Cette instabilité essentielle provient du fait que c'est le pare-excitation lui-même, c'est-à-dire la présence tutélaire, qui fait l'objet des premières excitations pulsionnelles ou les provoque, précisément par les soins qu'il prodigue.

Ce n'est que par un refoulement primitif très intense que l'être ainsi voué aux soins et à la détresse peut détourner de son « protecteur » les motions pulsionnelles qui nécessairement lui sont adressées — que lesdites motions soient d'ailleurs de nature primitivement ou secondairement agressives, primitivement ou secondairement libidinales.

C'est donc en raison même du fait qu'elle constitue un pare-excitation que la présence tutélaire devient l'objet d'une motion pulsionnelle, car si elle se constitue comme pare-excitation c'est qu'elle a déjà été séduite et qu'elle exerce une séduction.

Le seul fait de prendre soin ou de protéger constitue à lui seul la base d'un choix objectal que Freud décrit comme anaclitique. Mais ce choix est double, car si le fait de protéger ou de prendre soin attire les pulsions objectales, ce soin et cette protection sont eux-mêmes consécutifs à une séduction (l'auto-érotisme et la séduction sont inextricables).

Si l'enfant est protégé c'est en raison de la séduction qu'il exerce, que cette séduction soit elle-même de nature narcissique ne change rien à l'affaire et renforce plutôt l'idée que le pare-excitation joue ce rôle ; non seulement vis-à-vis des excitations extérieures, mais de celles qui proviennent de lui-même.

C'est en suspendant pour un temps ses propres motions pulsionnelles à l'égard de l'enfant que le pare-excitation parvient à l'endormir. (De toute façon, par la constance de la pulsion et la périodicité du besoin, cet état est précaire.)

Cette situation trouve évidemment un écho et même se constitue comme répétition de ce premier événement dans la situation analytique. Mais il faut concevoir que le contre-transfert peut jouer, mais en quelque sorte trop tard, le rôle de pare-excitation en essayant de s'opposer aux manifestations du transfert, révélatrices de motions pulsionnelles objectales — ce fait tend à confirmer la nécessité de concevoir l'ensemble de la situation analytique dans une même théorie énergétique — de ce point de vue et de ce point de vue seulement, on peut concevoir qu'il s'établit un équilibre énergétique inconscient qui règle le taux global des excitations tolérables d'une séance. Les *acting out* sont aussi bien concevables du côté de l'analyste que du côté du patient, et constituent des sortes de décharges qui ne soulagent pas forcément celui qui en est l'auteur.

De ce point de vue seulement, *le contre-transfert peut être conçu comme pare-excitation.* Il peut être aussi bien antérieur aux sollicitations pulsionnelles révélées par le transfert que consécutif. Il est le plus souvent consécutif et déclenché par les manifestations transférentielles.

La précocité des manifestations transférentielles et contre-transférentielles, voire même leur antériorité par rapport à l'analyse, ainsi que l'intrication précoce des motions narcissiques et objectales — due à l'ambiguïté de la situation de « soin et de détresse » — rendent difficilement concevable une opposition narcissisme-transfert.

Si l'opposition narcissisme-conflit objectal garde toute sa valeur, il semble impossible de superposer transfert et conflit objectal, pour la raison que les déplacements opérés dans le transfert débordent par leur contenu et leur nature les seules motions pulsionnelles considérées. D'autre part, et comme nous le verrons plus loin, le transfert ne peut s'assimiler purement et simplement aux éléments qu'il déplace sauf à réifier la situation analytique. L'ensemble de ces considérations nous a montré la nécessité de lier plus intimement qu'il n'est coutume transfert et contre-transfert. Ce lien n'est rendu possible que par la similitude de leur nature et leur origine inconsciente commune. Il ne faudrait pas en conclure qu'il s'agit d'un seul et même phénomène qui s'appuierait tantôt sur le fauteuil, tantôt sur le divan, mais que précisément le lieu d'où il est énoncé change sa nature même, et ne peut être assimilé à ce qui résulterait d'une situation analytique imaginaire où le patient et l'analyste seraient allongés tête-bêche chacun sur un divan.

La situation analytique instaure par la règle fondamentale

un déséquilibre essentiel, sans même faire intervenir les prescriptions techniques limitant l'action de l'analyste. Ce déséquilibre est loin de se limiter au champ du transfert - contre-transfert. Mais dans ce domaine qui nous intéresse plus particulièrement, il impose dans le mouvement des excitations pulsionnelles et de leur expression une inégalité foncière qui institue le contre-transfert comme s'opposant énergiquement au transfert et crée par le seul fait de l'écoute une situation vectorisée, qui nécessairement renvoie aux situations infantiles primitives.

Nous avons vu que dans les psychothérapies de psychotiques ne s'effectuant pas selon le protocole analytique strict, la différence et l'opposition thérapeute-patient devient plus fragile et perd sa vectorisation, elle autorise alors une intrication transfert - contre-transfert plus serrée.

La différence essentielle engendrée par la règle fondamentale s'exprime évidemment dans l'inégalité quantitative du discours, encore que le bénéfice de cure entièrement muette soit affirmé par presque tous les auteurs. Néanmoins, cette inégalité souligne encore s'il en était besoin la difficulté que rencontre le processus analytique dans l'opposition conscient-rationnel-intellectuel et primaire-inconscient-résistance. Opposition très dessinée chez Freud. Il est évident que ce processus ne peut se décrire dans la dimension de cette seule opposition, et que le champ transférentiel mobilise de part et d'autre des représentations inconscientes beaucoup plus vastes.

Réduction de l'affect à son quantum

Le pont qui par l'intermédiaire du PCS permet de dépasser cette stricte opposition est, comme chacun sait, miné. Cette fragilité apparaît clairement dans le champ transférentiel - contre-transférentiel, par la considération du second point faible de la métapsychologie, la réduction de l'affect à son quantum.

Cette réduction n'est rendue possible, on le sait, que par la différence des destins respectifs de la représentation et de l'affect.

Mais cette différence des destins prend un relief particulier dès qu'elle apparaît dans le champ transférentiel, pour la raison que ce qui est exprimé dans le transfert en termes d'affects est ainsi formulé pour déclencher chez l'analyste un certain nombre de représentations, et que ce qui est décrit comme représentation pure déclenche quelques affects réputés par certains répréhensibles.

Si la dissociation de l'affect et de la représentation est un fait métapsychologique certain, il est aussi de nature croisée, c'est-à-dire qu'en se dissociant il franchit aussi la distance qui sépare les interlocuteurs et établit un pont en changeant de signe.

Michel Fain avait déjà souligné combien chez certains écrivains la passion d'écrire ou de décrire n'était liée qu'à une incapacité de ressentir et à une prodigieuse faculté de *faire ressentir*. Il faut évidemment entendre ici le terme de représentation dans son sens le plus imagé, et avec le plus grand indice de « figurabilité ». Mais même dans ce sens métapsychologique le plus large tel que Freud l'emploie très souvent, le destin de la représentation a beau être disjoint de celui de l'affect, il n'empêche qu'ils se rejoignent cependant et que, surtout, *la représentation a pour effet essentiel d'inhiber l'expression de cet affect.*

Mais le champ transférentiel offre dans la situation analytique une possibilité d'issue à cet affect, en sorte qu'à défaut d'être ressenti par le patient il croise le champ analytique dans le but d'être ressenti par l'analyste. Cet échange affect-représentation paraît trouver dans la « technique » analytique classique un havre de paix. Puisque l'interprétation en style « commentaire objectif », voire « explicatif », exclurait à la fois toute participation affective et toute introduction de nouvelles représentations.

Ce croisement de l'affect et de la représentation, perceptible dans toute situation analytique « en exercice », bat en brèche la conception strictement monadique de la métapsychologie. Il permet en outre de mieux saisir comment le déséquilibre institutionnel de la situation analytique dessine un pôle transférentiel et contre-transférentiel par le seul fait que l'un parle et l'autre écoute.

Pour en terminer avec ce chapitre sur le contre-transfert et la métapsychologie, nous devons maintenant analyser quelques aspects de leurs relations internes, puisque le contre-transfert fait partie de la pensée psychanalytique et que la métapsychologie en représente la charpente doctrinale.

Nous avons vu que ces rapports étaient sinon litigieux, du moins problématiques, puisque la conception monadique de la métapsychologie, très influencée par son fort exposant narcissique, devenait d'un emploi difficile, dès lors que la situation analytique entrait en ligne de compte. Celle-ci, mettant en jeu un champ transférentiel - contre-transférentiel dialectique, ne pouvait se suffire d'une juxtaposition monadique soutenue par deux protagonistes. Elle se devait au contraire de hausser sa structure énergétique au niveau dialectique global qui est celui du processus analytique.

Que par ailleurs sa conception dynamique, c'est-à-dire conflictuelle, ne pouvait elle non plus se réduire à une sorte d'opposition, consciente d'un côté, inconsciente de l'autre, et qu'il nous fallait dénoncer cette « distance métapsychologique » entre l'analyste et son patient comme insuffisante à décrire la relation transférentielle instaurée par la situation analytique.

Les ponts décrits par Freud pour franchir cette distance paraissent, au dire même de Freud, aléatoires et masqués à tout jamais par le caractère narcissique de leur origine respective. L'identification narcissique offrant le meilleur « passage » d'un inconscient à un autre, mais ne pouvant conduire qu'à l'illusion d'une seconde conscience comparable à la première.

Le lien le plus étroit entre deux entités inconscientes nous paraissait se dessiner dans la relation du psychotique et de son thérapeute, instaurant alors une sorte de « nouvelle métapsychologie » où précisément la notion même de thérapeute semblait faiblir, ou, plus exactement, se répartir entre les deux protagonistes.

Cette nouvelle répartition nous paraissait confirmer l'intrication transfert - contre-transfert, et nous permettait de dissiper l'illusion d'un transfert massif en provenance du seul patient.

Ce faisant, nous nous tenions à l'écart de deux écueils essentiels : celui de confondre sous une même entité conceptuelle transfert et contre-transfert sous le prétexte de leur intrication. Cette intrication et ce lien dialectique ne nous apparaissent possibles qu'en raison même des contradictions qui les opposent.

Ces contradictions nous paraissent procéder essentiellement de la différence d'origine de leur émission. Différence soutenue voire même instaurée par les modalités concrètes de la situation analytique et de la séance d'analyse protocolaire.

Le second écueil est celui d'une réification de la situation analytique telle que le champ dialectique transfert - contre-transfert s'y trouverait réduit à celui d'une « relation d'objet pure et simple », dite relation d'objet transférentielle, corrélative évidemment d'une régression transférentielle. Si nous nous réservons de statuer plus loin sur cette réalité ou virtualité du transfert, nous avons, à propos de l'opposition narcissisme-transfert, dénoncé le danger d'assimiler ce dernier à la pure et simple survenue des motions pulsionnelles telles quelles dans le champ analytique.

Il nous reste donc à examiner, à propos de la métapsychologie, quelques exemples des relations qu'elle peut nouer avec la pensée analytique dans le contre-transfert.

Nous les avons groupés sous trois chefs qui ne recouvrent pas la totalité du problème, mais nous ont paru particulièrement importants, à savoir : le danger de concevoir la métapsychologie comme une méthode, celui de la concevoir comme une législation des phénomènes inconscients ; celui enfin de réifier ses contenus pour concevoir les instances qui la fondent comme des réalités.

L'utilisation de la métapsychologie dans la démarche de la pensée analytique pose le problème du sens du concept lui-même de métapsychologie, au regard duquel, d'ailleurs, se devrait d'exister celui de la métabiologie qui pourtant n'existe pas.

Ces considérations, remarquons-le, ne sont pas essentielles à la compréhension du transfert, elles marquent plutôt dans la pensée analytique les résistances qui s'opposent à cette compréhension ; aussi bien dans l'histoire du concept de transfert qui fait l'objet du chapitre suivant que dans l'exercice même de la cure analytique et de sa direction.

Les écueils de la métapsychologie

La métapsychologie se définit comme l'exercice d'un triple point de vue : topique, dynamique et économique. L'originalité d'un tel triple point de vue n'est pas en cause, mais bien plutôt qu'il s'agisse d'un point de vue et de rien d'autre, ce qui, compte tenu de la projection sensorielle inhérente à toute métaphore et dont précisément la métapsychologie a rendu compte, signifie un point d'où parler ou, si l'on préfère, une manière de parler de ce qui est psychique. Parler de ce qui est psychique nécessite la mise en place d'un appareil conceptuel propre à rendre compte d'un statut de la psyché.

En aucun cas dans la métapsychologie freudienne, parler de ce qui est psychique ne signifie parler de la psychologie. Pas plus que si l'on admet la thèse que l'inconscient est structuré comme un langage, on est fondé à croire qu'il est structuré comme la linguistique. Si le point de vue à partir duquel on se situe ne concernait que la métapsychologie, il serait encore de la psychologie. Méta indique une distance et c'est de cette distance que nous voulons parler. Elle indique donc un point de la pensée qui n'est pas emprisonné dans les structures mêmes qu'il a pour mission d'éclairer.

Ce point de vue est donc un artifice. Cet artifice ne peut être compris que si l'on admet avec Freud que le point d'où l'on parle est un point conscient, que c'est à partir de la conscience que nous articulons les préceptes d'une métapsychologie qui vise tout autre chose que la conscience elle-même. En ce sens, la métapsychologie se coupe radicalement de toute entreprise métaphysique, laquelle ne peut éluder les rapports qui l'unissent en tant que doctrine avec l'objet de cette doctrine. Autrement dit, qui ne peut articuler une proposition sans qu'aussitôt elle se trouve en devoir de poser comme problématique le fait même d'avoir énoncé cette proposition.

Ici, au contraire, les deux hypothèses fondatrices de la métapsychologie cassent le conscient au niveau du seul point de vue qui permettra de parler d'autre chose que de lui-même. Les deux hypothèses fondatrices, rappelons-le, sont les suivantes :

1° le lieu d'action de la vie psychique est son organe somatique : le cerveau ;
2° la connaissance directe des processus conscients par la conscience et l'impossibilité de les mieux connaître par aucune description.

Si le conscient est conscient, il n'est rien d'autre au-delà et le statut d'être conscient lui suffit. La métapsychologie ne se posera donc jamais de question sur elle-même, ni sur sa raison d'être. On peut donc parler d'un artifice, rendu possible par la seule hypothèse que la vie psychique n'étant pas réductible à la conscience, la cassure entre le lieu d'où l'on parle et l'objet de cette parole autorise à parler d'un point de vue et de rien d'autre.

La métapsychologie conçue comme méthode

Ceci étant posé, on peut alors être tenté d'assimiler la métapsychologie à une pure et simple méthode. En un sens, elle est une méthode, puisque l'exercice du triple point de vue suffit à caractériser cette entreprise comme métapsychologique. Mais une méthode, fût-elle d'approche, n'est jamais constitutive de l'objet dont elle prétend s'approcher. Ici, par l'artifice de la distance et par un certain degré d'objectivation dont nous parlerons plus loin, la métapsychologie dépasse le plan d'une méthode, puisque parler d'un point de vue topique, dynamique et économique, c'est à la fois parler de cette façon mais, en même temps, considérer que ce dont on parle est soi-même structuré de façon quantitative, conflictuelle et dissociable. Ainsi, la métapsychologie ne peut être assimilée au simple rang de méthode bien qu'elle en soit une. Elle dépasse ce rang dans la mesure qu'elle paraît, par l'artifice de la distance, être constitutive des instances qui font l'objet de son étude. D'un côté, elle fonde l'existence d'une instance, le Moi, par exemple. D'un autre, elle dénonce cette instance comme énigmatique et ne pourra chercher à la qualifier qu'en élucidant les rapports de cette instance avec d'autres. Le point de vue topique ne s'éclairant qu'à la lumière du point de vue dynamique, économique, les trois points de vue sont intimement liés et cautionnent l'aspect fondateur de la seule topique. Cette nécessité pour la métapsychologie de lier les trois points de vue qui la caractérisent interdit par exemple d'imaginer la création d'une nouvelle instance qui ne devrait l'hypothèse de son existence qu'à la seule constatation d'éléments historiques tels qu'on peut les voir colligés dans l'observation directe ou dans l'usage exclusif de ce qu'on a appelé le point de vue génétique en psychanalyse (encore est-ce moi qui parle ici de point de vue et non de psychanalyse génétique). Cette entreprise échappe à la métapsychologie en tant que telle, et doit alors se discuter au niveau de la théorie en général, le problème étant alors de savoir si cette théorie est compatible avec la pratique de l'écoute analytique. Pour en terminer avec cette question de méthode, disons qu'il est tout à fait possible d'imaginer d'appliquer un point de vue topique, économique et dynamique à tout autre chose que le psychisme, à l'étude des ponts par exemple, mais qu'elle perdrait alors sa valeur fondatrice en ce que les régions délimitées par elle en tant qu'instances ne seraient plus spécifiquement psychiques, ou plutôt échapperaient à ce que Freud appelle la vie psychique.

Comme législation

La seconde tentation, en ce qui concerne la métapsychologie, est de la considérer comme une législation, c'est-à-dire comme un texte établissant les lois qui régissent les rapports entre les entités qu'elle a préalablement définies.

La métapsychologie représente en effet un système légiférant sur des rapports ; rapports entre les instances, par exemple. Mais le texte en diffère par un point fondamental, en ceci qu'une législation sur des rapports, c'est-à-dire l'ensemble des lois d'une doctrine ou d'une théorie scientifique, s'appuie sur une axiomatique, c'est dire sur des faits connus et supposés énoncés. Même si ces faits ont un caractère hypothético-déductif, en ce sens la métapsychologie serait une législation des faits psychiques.

Mais elle en diffère en premier lieu par le caractère uniformément hypothétique de ses assertions, sans que jamais aucune déduction n'apparaisse comme telle. Sa démarche est foncièrement originale, dans la mesure où les faits en question sont tout à fait hétérogènes.

Tantôt, il s'agit de notions empruntées à d'autres disciplines, tantôt de faits cliniques, tantôt d'hypothèses traitées comme des faits. Mais la caractéristique de ces faits est qu'ils sont tous parfaitement énigmatiques. Tel symptôme, par exemple, est par définition et même par essence énigmatique, c'est-à-dire signifiant mais signifiant à double fond, puisque le signifié auquel éventuellement il se réfère n'est jamais lui-même un fait et ne saurait constituer comme fait que le fait de sa signifiance qui, lui, est un principe posé par la distinction ICS-CS. Quant aux notions empruntées aux autres sciences ou tout bonnement au sens commun quand le cas se présente, ces prétendus faits, détachés de leur science d'origine, ne doivent leur signification et leur sens qu'au fait d'être intégrés à la métapsychologie.

Le fait donc que la métapsychologie procède d'éléments énigmatiques interdit de la considérer comme une pure législation de ces faits. En ce sens, la métapsychologie est corrélative des faits qui la fondent, mais elle ne peut faire avancer les choses d'un pas. Elle ne va pas plus vite que les faits énigmatiques dont elle a à rendre compte.

Aucune déduction n'est possible qui ferait avancer la compréhension plus vite que les faits et les hypothèses dont elle procède. Elle ne procède jamais par déduction ou induction, mais en créant de nouvelles hypothèses fondées immédiatement sur des faits nouveaux. Seuls des faits nouveaux et encore énigmatiques peuvent la faire se modifier, avancer et fonder d'autres hypothèses par le seul fait de leur agrégation.

On peut donc difficilement attribuer à ces assertions le caractère de faits psychiques, et ceci en raison du caractère énigmatique de leur nature même — l'assertion de la métapsychologie se tient au-dessus des faits psychiques proprement dits, tels qu'ils pourraient être colligés ou décrits par la psychologie, et c'est en ce sens aussi qu'elle est une *méta*-psychologie.

La traduction directe d'une observation (qui objective nécessairement ses contenus) en terme métapsychologique revêt nécessairement un caractère bancal. Car elle franchit sans la définir cette distance entre la psychologie et la métapsychologie.

Cette incompatibilité entre la « description » d'une analyse ou son « compte rendu » et sa traduction en termes métapsychologiques se solde la plupart du temps par un double énoncé : l'un dit clinique, l'autre dit théorique.

Le second étant censé expliquer le premier. En réalité la métapsychologie n'explique rien, mais replace le premier énoncé « clinique » dans les perspectives générales qui sont celles de la psyché en son entier. Ce sont plutôt les faits cliniques énoncés qui auraient pour effet d'éclairer la métapsychologie par retour.

Tant bien que mal donc, les énoncés théoriques et cliniques peuvent se soutenir l'un l'autre par un échange constant de leurs exposés ou de leurs prédicats. Mais, lorsqu'on veut aborder le champ spécifique du transfert - contre-transfert, il faut alors abandonner tout espoir d'utiliser la métapsychologie comme une axiomatique.

Les catégories instancielles échouent à cerner les structures transférentielles, parce que celles-ci sont éminemment dialectiques.

Il n'est pas étonnant que certains : Lacan en particulier, aient cherché dans le langage lui-même à retrouver les bases plus solides d'une axiomatique, c'est-à-dire retrouver nécessairement les accointances logiques de l'inconscient au niveau rhéthorique de son expression.

Cela suppose une transposition de certains concepts métapsychologiques tels que ceux de condensation et de déplacement en termes de métonymie et de métaphore. Mais cette transposition éloigne ces derniers de tout recours à un point de vue économique.

Il est de fait, d'ailleurs, que Freud, lors de l'exposé de ses cures exemplaires comme aussi bien dans celui de l'opposition qualitative du conscient et de l'inconscient *(Psychopathologie de la vie quotidienne* et *Le mot d'esprit)*, s'en remet plus aisément aux détours dialectiques de l'échange préconscient qu'aux oppositions instancielles de la *Métapsychologie.* S'il y a coupure entre la *Métapsychologie* et *La technique analytique*, il y a aussi coupure entre l'*Exposé clinique* et la même *Métapsychologie.*

Si, dans l'exposé du champ spécifique transférentiel, nous ne pouvons en rester aux seuls concepts métapsychologiques, nous ne pouvons, pour les raisons exposées plus haut, c'est-à-dire la nécessité d'établir une conception énergétique et dynamique globale de la cure, abandonner le point de vue économique et dynamique. Ces points de vue obligent à considérer la circulation plaisir-déplaisir comme commune aux protagonistes de la cure, et l'opposition conflictuelle due au déséquilibre de la situation analytique comme essentielle (étant entendu que l'antagonisme conscient-inconscient ne saurait suffire d'être supporté par des subjectivités distinctes).

La métapsychologie comme substance

Le troisième point de vue : topique de la métapsychologie, nous conduit au troisième écueil sans doute le plus grave, et en même temps le plus difficile à discerner, celui de l'objectivation de ses contenus, c'est-à-dire de la juste mise en place de la substantification des instances psychiques.

Cette appréhension ne peut être à mon sens correcte que si l'on admet une continuité parfaite entre la première et la deuxième topique. Très souvent on entend parler de deux mouvements distincts dans la pensée freudienne, l'un concernant la distinction ICS-CS-PCS dans leur sens différentiel, l'autre dans la substantification de ses contenus. Comme si la seconde topique réfutait la première et n'en tenait plus compte. Bien au contraire, me semble-t-il, elle la dépasse en la conservant et ne peut se concevoir sans elle.

Nous avons vu que la métapsychologie était largement hypothétique, puisqu'elle tenait compte de faits énigmatiques toujours en plus grand nombre et qu'elle s'arrangeait pour les faire cadrer dans une formulation qui les englobe, mais non dans une théorie qui les explique. Cependant, cet englobement n'est pas un simple amoncellement des données de fait. Il faut qu'elle leur donne une perspective et une étendue, mais non une finalité ; un cadre conceptuel mais non une référence causale. Ne perdons pas de vue qu'elle n'est jamais qu'un point de vue et une manière de parler. Or cette étendue, cette dimension ne lui a été fournie que par la formulation d'une première topique qui dote ce qui est mental d'une étendue et d'une direction. On sait que pour

Descartes la distinction entre le corps étendu et l'âme pensante relevait de la distinction claire — l'union de l'âme et du corps existe pour lui, mais pas au niveau des idées claires.

« *C'est enfin, écrit-il à la princesse Elisabeth, en usant seulement de la vie et des conversations ordinaires et en s'abstenant de méditer et d'étudier aux choses qui exercent l'imagination, qu'on apprend à concevoir l'union de l'âme et du corps.* »

Certes, c'est bien en s'appliquant aux choses ordinaires ou prétendues telles que Freud établit les rapports de l'étendue à l'appareil de l'âme. Il est frappant de voir combien le schéma proposé par Descartes, et en particulier son système de mémorisation, est proche de l'appareil de l'âme décrit par Freud. Mais la cassure impliquée par Freud dans son hypothèse fondatrice dote la vie psychique d'une direction dans l'étendue ; d'un sens progrédient et d'un sens régrédient, mais en même temps d'une étendue proprement métapsychologique en profondeur. Cette étendue est métapsychologique en ce sens qu'elle peut faire coïncider un espace organique cérébral (zones corticales externes), un espace phylogénétique (zones les plus récemment acquises) et un espace psychique doté d'une profondeur et d'une superficie. L'étendue conçue par Freud est bien celle qui va de l'une à l'autre des deux hypothèses fondatrices, c'est-à-dire du cerveau à la perception, donc à la réalité, elle évolue entre deux certitudes. Entre ces deux certitudes, il construit un appareil doté d'une étendue. La métapsychologie pose donc plusieurs calques superposés. Phylogenèse, organisation cérébrale, sens vectoriel de la représentation psychique et du trajet des affects ; calques qui ne coïncident pas tout à fait, mais qui posent en tant que prémétapsychologiques leur adéquation virtuelle comme possible. Le terme d'appareil est donc tout à fait propre à la métapsychologie. Il ne signifie pas que l'appareil en question soit matériellement représenté par l'organe qui le supporte, mais que cependant il en procède, il est représenté métaphoriquement par un appareil d'optique — ce qui est vu et perçu par cet appareil d'optique est supposé connu parce que conscient. Mais c'est l'appareil d'optique lui-même qui est l'objet d'étude. Cet appareil ne peut en aucun cas être assimilé à un schéma que l'on apposerait sur un système organique ou sur une série de représentations. Il ne se confond pas non plus avec l'organe qui est le lieu de son action. Il est une structure imaginaire du psychisme dont les éléments notionnels sont eux-mêmes métaconcrets, c'est-à-dire dont la concrétude n'est concevable que dans une étendue à plusieurs étages conceptuels. L'étendue phylogénétique, donc historique, et l'étendue qui va de la profondeur à la superficie mentale (par exemple à la motricité) se conjoignent donc pour définir des régions privilégiées appelées instances. Mais en aucun cas une de ces instances ne peut être appréhendée dans une seule notion de l'étendue. Il est absurde de parler d'un Moi purement phylogénétique, par exemple, ou purement ontogénétique.

Pour illustrer cette conception métapsychique, rappelons la définition de J. Laplanche et J.-B. Pontalis, selon lesquels le refoulement serait fondateur de l'inconscient. Cette conception du refoulement substantifie le refoulement en lui conférant une seule dimension ontogénétique.

Mais il semble nécessaire de faire une distinction entre ce qui est fondateur et ce qui est premier. Pour dire qu'un élément est fondateur, il faut l'isoler dans une seule dimension de l'étendue psychique et lui conférer une substantification concrète, alors qu'il est tout à fait loisible de dire qu'il est premier dans la genèse des processus par lesquels ce qui était inconscient peut devenir conscient. En ce sens, on voit que la métapsychologie ne peut se passer de la première conception topique qui lui est antérieure dans son exposé, mais reste parfaitement valable.

Cet écueil de la substantification métapsychologique trouve une expression dans les théories qui font état de déplacements d'instances lors du transfert : transfert du Surmoi sur l'analyste, transfert du Ça ; rôle de Moi auxiliaire dévolu à l'analyste, etc. Ces expressions ne sont pas dépourvues de sens, mais s'apparentent davantage aux phénomènes de projection qu'au déplacement proprement dit.

Il faut remarquer qu'elles paraissent caractériser des situations qui précisément marquent la limite inférieure du transfert. Ces situations, à bien des égards, se rapprochent de l'hypnose caractérisée métapsychologiquement par une fusion des instances.

Mais, s'il s'agissait d'une véritable fusion, rien ne permettrait de distinguer l'agent du patient. Cette vision réifiée de la fusion appliquée à la situation analytique oublie proprement la nature subjective de cette fusion.

Paradoxalement, ces états de fusion seraient plus sensibles dans la situation analytique que dans l'hypnose, dans la mesure où le contre-transfert, moins soucieux que dans l'hypnose de garder l'initiative des motions actives, accepterait de participer audit état fusionnel.

Mais il est impossible alors de parler de transfert proprement dit. Celui-ci implique qu'une distance suffisante, celle précisément nécessaire au déplacement des éléments transférés, permette la reconnaissance d'un tel déplacement et sa spécification. De la même façon, les mécanismes d'identification projective tels que les a décrits Melanie Klein, et dont la dimension subjective doit toujours être présente à l'esprit, s'ils paraissent établir un lien difficilement expugnable entre l'analyste et son patient, ne peuvent relever de la catégorie du transfert même s'ils trouvent dans la prime enfance du patient les modèles de leur manifestation. Le transfert ne peut ici se réduire à la simple répétition de modèles antérieurs ou à un « pattern ».

Ces tentatives ou tentations de substantifier les instances psychiques paraissent trouver meilleure assise lorsqu'on s'élève dans les degrés hiérarchiques qu'introduit nécessairement la métapsychologie.

Ainsi en va-t-il du « déplacement de l'idéal du Moi », du « transfert de l'idéal du Moi ». Si parfois la cure analytique semble se casser selon les lignes de brisure établies par la métapsychologie, ce n'est pas à mon sens pour autant qu'il faille les rapporter au transfert.

Certes, la résistance utilise le transfert et le transfert est, comme nous le verrons, une résistance, et il se peut qu'une des modalités de cette résistance utilise les voies d'une sorte de partage de l'inconscient avec l'apparence d'une nouvelle répartition des forces psychiques telles qu'elles seraient alors supportées par deux subjectivités distinctes.

Cette résistance est en effet de taille et mérite d'être considérée. Mais il est rare alors qu'elle puisse s'interpréter « dans le transfert », sans faire intervenir quelque élément de réalité.

Comme si cette substantification des instances psychiques et ici de l'idéal du Moi se devait nécessairement de s'appuyer sur une réalité. Le piège est double : théorique et technique de s'appuyer ainsi sur une réification, autrement dit, cette réification est à la fois celle du théoricien et celle du patient (d'une façon générale on peut être sûr que toutes les erreurs théoriques sont un jour ou l'autre représentées à l'intérieur d'une cure par une résistance du patient qui reproduit trait pour trait cette vision erronée).

Ainsi, par exemple, le patient mis en présence de son analyste et dès la première seconde de son entrevue « rencontre » son idéal du Moi. Il se produit alors une sorte de pétrification proche du « coup de foudre », mais qui entraîne une résistance quasi invincible sous les traits d'un transfert fortement négatif — en réalité c'est l'excès même de la positivité du transfert qui semble ainsi le figer. Plus qu'une substantification, c'est une « statufication » dont il s'agit ; les éléments érotiques sous-jacents sont difficiles à retrouver tant ils semblent masqués par l'effet d'une réification narcissique : d'une incarnation.

Le même phénomène se produit, mais à un degré moindre, lorsque l'analyste dans la réalité de sa personne physique présente une ressemblance trop frappante avec l'une des figures historiques qui sont à l'origine du transfert. Il se produit alors une sorte de sidération de l'inconscient et comme une interférence qui vient brouiller les deux images, et rend impossible l'appréciation du déplacement.

Ce phénomène n'a d'ailleurs que peu d'importance en soi, mais on peut se demander si les ressemblances invisibles, non plus situées au niveau des réalités tangibles, mais des réalités psychiques, les identités de structures, non seulement inconscientes mais méconnaissables par l'analyste, n'entraînent pas, et de ce fait n'éclairent certaines conduites d'apparence phobique ; comme si, par l'effet de telles ressemblances, une sorte de substantification du transfert avait lieu. Il va sans dire, mais c'est pour en arriver à le dire, que toute attitude contre-transférentielle qui par complaisance narcissique s'efforcerait à soutenir cette ressemblance entraînerait la même sidération, cette fois-ci sans recours.

DEUXIÈME PARTIE

L'histoire du transfert

CHAPITRE PREMIER

L'historique du concept

Si tout homme a l'inévitable pouvoir de reporter sur ce qu'il rencontre les traces de ce qu'il a aimé, on voit mal comment ce privilège pourrait se restreindre à des circonstances aussi particulières que celles d'une analyse.

Le phénomène

C'est pourquoi en tant que phénomène le transfert dépasse et de beaucoup le cadre au sens strict de la pratique psychanalytique.

Non seulement les techniques ou les disciplines qui relèvent, à plus ou moins longue distance, de l'analyse peuvent le mettre en évidence.

Son extension

Mais toutes les relations humaines, qu'elles se constituent spontanément, ou qu'elles aient pour objet l'élucidation de cette relation elle-même, peuvent l'utiliser à leur insu, et finalement en dépendre.

Cependant, c'est d'en avoir dénoncé le concept et d'avoir insisté sur son importance que la psychanalyse tire le pouvoir et peut-être l'obligation d'en élucider le sens.

Extension temporelle

De même que le phénomène du transfert déborde le cadre de l'analyse, de même les origines du concept peuvent être décelées bien avant la date de son invention (1895).

Il paraît cependant inutile à notre propos d'en rechercher trop loin les origines, c'est quasiment toute l'histoire des relations humaines qu'il faudrait entreprendre et même au-delà, puisque la théorie freudienne des schèmes phylogénétiques, qui reporte jusque dans l'actualité de la cure les vestiges d'une histoire de l'espèce, pourrait, à ce titre, s'inscrire elle-même dans une vaste opération de transfert.

Nous nous limiterons à son échéance au XVIIIe siècle, si proche parfois dans sa quête épistémologique de nos préoccupations présentes.

A cette époque, la pensée médicale cherchait dans les phénomènes électriques un fondement plus rationnel des manifestations pathologiques que celui, mystérieux, des influences de l'au-delà.

Mesmer

C'est alors qu'arriva Mesmer ; il venait de Vienne et débarquait à Paris au printemps de 1778.

Antoine Mesmer était un homme instruit, médecin, il représentait assez bien la tendance mystique de son époque. La doctrine des « émanations » était en faveur dans toute l'Europe. Le gnosticisme de Swedenborg à Stockholm traitait « des esprits échappés du Divin ». En Allemagne, Gassner, prêtre des Grisons, avait exorcisé, plusieurs années auparavant, des malades à Ratisbonne et venait tout juste de rentrer dans sa cure, sur l'ordre de François-Joseph. En France même, la folie des Rose-Croix était encore en vigueur après avoir sévi avec une intensité particulière dans la première moitié du XVIIe siècle et le comte de Saint-Germain, qui déclarait vivre en commerce familier avec Jésus-Christ et quelques grands hommes du passé, s'était taillé un beau succès à la cour de Louis XV[1].

1. Ce passage est extrait du dictionnaire de Dechambre : DECHAMBRE, *Dictionnaire encyclopédique des sciences médicales*, t. VII, MDCCLLXXIII, p. 143.

Contexte de Mesmer

Dans ce contexte, Mesmer apparaissait comme un scientifique. N'avait-il pas écrit en 1766 un traité *De Planetarum influxu* où il remettait à la mode la théorie du fluide universel ?

« *La santé ou la maladie dépendent de la quantité de fluide répandue dans le corps ; il faut régler cette quantité par une marée artificielle.* »

La commission royale

Nanti de sa doctrine, il s'installe place Vendôme et fait fortune. On accourt ; une souscription de 340 000 livres lance les « Sociétés de l'harmonie » à Paris, puis dans toute la France. On y dispense le « magnétisme animal ». Quelques adeptes de choix dont d'Elson gagnent la Faculté de Médecine. Si bien que le 12 mars 1784 une commission royale se constitue, chargée d'examiner les 27 propositions de Mesmer sur le fluide magnétique ; le Dr Guillotin, esprit humaniste et rationnel s'il en fût, fait partie de la commission.

Celle-ci condamne pour des raisons de morale, ou plus exactement pour des raisons de police, la pratique de Mesmer. La description des procédés par l'attouchement et le regard rendue par la commission constitue une des premières observations scientifiques des séances de magnétisme.

Protocole du magnétisme

« *Le magnétiseur, le dos tourné au nord, s'assied en face du sujet, les yeux attachés aux yeux. Tantôt on applique les mains sur les hypocondres, les pouces placés vers l'ombilic, tantôt le pouce ou l'index est dirigé vers l'épigastre. Ou bien l'on reste immobile dans cette position, ou bien, le pouce restant en place, on décrit avec les doigts à gauche et à droite un demi-cercle. Enfin on pose les mains sur la région lombaire, principalement quand il s'agit de femmes* »[1].

D'autres moyens étaient cependant employés par Mesmer : les conducteurs magnétiques tels que les baguettes de verre

1. Dechambre, *Dictionnaire médical*, t. XXXII.

ou de fer. Quant aux malades indigents, Mesmer avait en personne magnétisé un arbre boulevard Saint-Martin à leur intention.

Les effets des séances magnétiques s'exprimaient par des bâillements, des pandiculations[1], hoquets, larmes, sanglots, attraction invincible vers le magnétiseur.

Condamné par la commission royale, Mesmer le fut aussi par la postérité qui lui reproche son charlatanisme et sa fortune rapide. C'est mal voir que le cynisme est une chose rare et que pour entreprendre une si étrange carrière il y fallait une foi peu commune.

Les baquets

Nous retracerons ici d'après Dechambre la mise en scène de la pratique des « baquets » car c'est de ces baquets que sont sorties l'hypnose, la suggestion et finalement la méthode cathartique de Breuer.

« *Dans une salle close et silencieuse, où la lumière était tamisée, on disposait une caisse circulaire en bois de chêne de six pieds de diamètre et d'un pied et demi de hauteur... au fond de la cuve des bouteilles remplies d'eau étaient disposées de façon radiée, en sorte qu'un premier lit de bouteilles avait les goulots tournés vers le centre et le second vers la périphérie, etc. Ces bouteilles étaient recouvertes d'eau et reposaient sur un mélange de verre pilé et de limaille de fer. Par les trous du couvercle, sortaient des tiges de fer dont l'extrémité interne plongeait dans le liquide, et dont l'autre, coudée, mobile et terminée en pointe s'appliquait au corps des malades. Ces tiges étaient assez grandes pour atteindre au deuxième ou troisième rang, car il y avait affluence. Les malades, assis autour de la cuve, étaient reliés entre eux par une corde partant du baquet, si la corde n'était pas assez longue, ceux du deuxième rang se tenaient par un ou plusieurs doigts.* Mais l'action ne devient magnétique que lorsque Mesmer lui-même entre dans la chaîne. *Si le magnétiseur est là, la corde n'est plus nécessaire, il suffit de toucher les malades, même seulement de diriger sur eux les doigts ou la baguette, ou même simplement le regard. Ou bien alors c'est la pratique du « grand courant » : le courant animal du magnétiseur se ren-*

1. Mouvement qui consiste à étendre les bras en renversant la tête et le tronc en arrière.

contrant avec celui de la cuve forme dans le corps des enchaînés un véritable torrent : « Les yeux s'égarent, les gorges se sou- « lèvent, les têtes se renversent, on frémit, on pleure, on rit, « on tousse, on crache, on crie, on gémit, on suffoque, on tombe « dans l'extase, on sent des ardeurs secrètes. » »

« Puis viennent les cris, les étranglements, les mouvements convulsifs, les contorsions, les culbutes, les femmes surtout se jettent les unes sur les autres, rouges ou pâles, les traits bouleversés, les cheveux flottants ou collés à la tempe, s'embrassent, se repoussent, se roulent à terre et vont donner de la tête contre les murs (matelassés à cet effet). On entend crier la formule rituelle : « le secours ! le secours ! ». Le maître jette alors son harmonica (car la musique aidait au magnétisme). Il vole vers les frénétiques, les pénètre d'un regard aigu et profond, leur prend les mains ou passe les siennes sur les parties les plus agitées. »

Le mesmérisme

Selon Mesmer le magnétisme animal peut guérir immédiatement les maux de nerfs et médiatement les autres, il perfectionne l'action des médicaments, il provoque et dirige des *crises salutaires*, de manière qu'on peut s'en *rendre maître* ; par son moyen, le médecin connaît l'état de santé de chaque individu, et juge avec certitude l'origine, la nature des maladies les plus compliquées. Il en empêche l'action et parvient à la guérison sans effets dangereux, quels que soient l'âge, le tempérament et le sexe.

Mesmer se faisait d'ailleurs aider en ses pratiques par un « valet toucheur ». Cependant la commission qui s'adresse uniquement à d'Elson, membre de la Faculté de Médecine, fait procéder à des expériences de baquets particuliers : sans résultat. Ayant pris connaissance d'un rapport secret qui insiste sur le danger d'abus sexuels, voire de viols, elle prononce la condamnation. Un seul de ses membres refuse de signer (Laurent de Jussieu), estimant que Mesmer est sur les traces d'une vérité féconde gâtée par l'insuffisance scientifique et qu'il appartiendrait à la vraie science de reprendre et de féconder.

La condamnation par la commission n'eût pas suffi si la noblesse n'avait elle aussi condamné le magnétisme. Henri de Prusse, fier-à-bras et frère du grand Frédéric, ayant fait magnétiser un arbre dans le parc du château de Beaubourg, déclara n'avoir rien ressenti, non plus que la princesse de Lamballe. Mesmer dut s'enfuir.

Interprétation du mesmérisme

Rétrospectivement, Freud donne du sens à Mesmer. L'idée d'une influence directe et matérielle de l'homme sur son semblable n'a pas été retenue, du moins pas sous cette forme[1].

Mais si l'idée d'influence matérielle directe a été abandonnée, les circonstances qui présidaient à l'éclosion de cette influence ont été conservées, encore qu'épurées dans la pratique de l'analyse en dépit ou en raison de leur ambiguïté.

Cette ambiguïté d'ailleurs laisse les héritiers indivis, car la question est toujours ouverte de savoir si les circonstances matérielles dans lesquelles se déroulent une analyse et son protocole (horaire, position allongée, invisibilité de l'analyste, etc.) induisent le transfert ou ne font que lui permettre d'éclore, ou seulement le favorisent, et de quelle manière et en quelle mesure.

Nous retrouverons avec les travaux d'Ida Macalpine et de Winnicott, entre autres, une conception implicite et explicite du transfert qui intègre les circonstances matérielles et morales du transfert (environnement) dans le transfert lui-même.

Le reliquat de cette ambiguïté ouvre ainsi le problème de la « réalité du transfert » auquel nous consacrerons un chapitre particulier.

Mais il fallut l'énorme poids de contrainte du XIXe siècle pour que Freud redécouvrît la charge érotique et agressive insidieusement manipulée par la pratique hypnotique. Les gens du XVIIIe siècle n'étaient pas tellement effrayés par les débordements convulsifs de leurs congénères, et seule une commission royale dut intervenir pour enrayer ce que le rapport secret qualifie purement et simplement de danger de viol. Mais pour Mesmer comme pour l'opinion de son

1. Mais on la retrouve dans les théories de Wilhelm Reich sur l'orgone et l'accumulation d'énergie humaine.

temps, il s'agissait d'une « crise salutaire ». Que cette crise fût l'expression d'une décharge érotique ne faisait aucun doute, mais comme le terme de salutaire l'indique, il fallait bien chasser les démons.

Les convulsionnaires de Mesmer furent l'enjeu d'une interprétation religieuse ou scientifique. Pour l'Eglise, ils relevaient encore de l'exorcisme puisqu'ils étaient habités par les forces du mal. Pour Mesmer c'est l'expression du mal qui est salutaire. Mais il introduit l'élément plus laïque que scientifique d'un fluide et d'une énergie universelle. Cette énergie, à défaut d'être quantifiable, est du moins susceptible d'une déperdition par la rupture d'une relation inter-humaine ou plus exactement inter-animale. L'idée d'énergie universelle, de captation de cette énergie, de sa fixation et de son éventuelle transmission, enfin de sa décharge, introduit à l'idée de catharsis, lors même que le contenu psychique qui accompagne cette énergie n'est pas encore découvert.

A partir de Mesmer, l'interprétation des phénomènes engendrés par le magnétisme va s'orienter vers une subjectivation de plus en plus grande. Au fur et à mesure de l'effroi qu'engendrent les manifestations érotiques du magnétisme, l'opérateur s'éloigne matériellement de son patient. De ce fait il donne la priorité à l'interprétation subjective des phénomènes plutôt qu'à la constatation des manifestations érotiques.

L'Eglise mène le combat de la spiritualité dans ce sens et jusqu'au terme où elle frôle la nature de l'inconscient.

L'Eglise et l'abbé Faria

Déjà l'abbé Faria en 1837, bien que disciple du mesmérisme, s'en détache. C'est un brahmane empreint de théories spiritualistes qui discrédite les thèses physiques du magnétisme pour affirmer que la cause du « somnambulisme » réside dans le sujet lui-même. Il nie qu'il y ait une origine quelconque dans le magnétiseur, contre la volonté duquel le sommeil peut d'ailleurs se produire. L'abbé Faria endormait ses clients *par la parole*, il leur enjoignait de dormir et obtenait un « sommeil lucide ». *Sa découverte est fondamentale dans la mesure qu'elle introduit à la subjectivité des phénomènes magnétiques.* Plus encore, elle introduit le langage comme médiateur du somnambulisme. Mais le langage n'est ici réduit qu'à son degré le plus bas : celui de l'ordre. Compromis entre l'impératif et l'informatif, il n'attend pas une réponse mais une exécution. La parole remplace la corde ou la baguette conductrice d'électricité mais constitue un intermédiaire plutôt qu'un médiateur. Elle s'inscrirait dans nos dessins contemporains comme une bulle. Elle opère alors une coupure entre le langage et l'idée, en sorte que l'idée : « Dormez ! » semble voyager toute seule. C'est l'idée qui est efficiente. C'est elle qui sera transmise. Comme si elle avait oublié son lieu d'émission. Mais dans le même moment qu'il réfute la matérialité des relations entre magnétiseur et magnétisé il réfute du même coup la nature que nous appellerions aujourd'hui libidinale de cette relation. On peut dire qu'il bute directement sur le problème du transfert.

Mais laissons se refermer le cul-de-sac religieux de l'interprétation du magnétisme pour en reprendre le rameau scientifique. Il faut, pour ce faire, retrouver les continuateurs de Mesmer.

Chastenet de Puységur

Nous retiendrons surtout l'admirable Chastenet de Puységur dont l'honnêteté, le goût de savoir, le style si remarquable en font un écrivain scientifique de premier ordre.

Le marquis de Puységur était un ancien officier d'artillerie retiré sur sa terre de Buzancy avec deux de ses frères, le comte de Puységur et leur frère Maxime, tous trois adonnés aux pratiques du mesmérisme. Le marquis guérit la fille de son régisseur en dix minutes d'un mal de dents, un jeune homme d'une fluxion de poitrine. Mais Puységur s'étonne : le patient s'endort paisiblement, mais, tout en dormant, parle, s'occupe de ses affaires, chante des airs qu'on lui indique mentalement (8 mai 1874). Il magnétise alors un orme au milieu du village et provoque un « somnambulisme complet ». Un malade ramené chez lui et démagnétisé ne se souvient de rien.

Au fur et à mesure de sa pratique, la technique s'épure. Du côté du magnétiseur, un regard, un geste suffisent. On peut ainsi diriger les actes, les idées du sujet. Du côté du somnambule, on obtient de très curieux effets : de présensation, de prédiction, de calcul précis du temps, impossibles à l'état de veille.

Les consultations réciproques

De Puységur instaure alors la pratique des « consultations réciproques » qui préfigure sinon dans la pratique du moins dans ses effets les thèses de Melanie Klein : un paysan, Vielet, est mis en présence d'une paysanne : Catherine. Celle-ci, en l'état de somnambulisme c'est-à-dire d'une sorte de sommeil vigile, décrit les parties intérieures de Vielet. Ce qui donne à Vielet *le droit d'en faire autant* des parties intérieures de Catherine.

Peut-être a-t-on oublié, ou feint-on de ne plus s'étonner, devant ces manifestations spectaculaires de l'inconscient. Elles existent pourtant comme on peut s'en rendre compte dans toute analyse. Le calcul précis du temps dans les rêves, l'intuition de la durée, la prémonition, les phénomènes d'interpénétration fantasmatique, la divination stupéfiante des malades psychotiques, etc.

L'idée proprement géniale de Puységur d'appeler « consultation » la mise en présence de deux personnes pour qui la perception des organes intérieurs de l'autre n'a plus de secret éclaire sans doute le fantasme originaire qui constitue le fondement de toute pensée médicale, à savoir :

Interprétation de la pensée médicale

La pénétration du corps maternel et la possibilité d'obtenir une vision claire de ses contenus. La charge agressive ainsi véhiculée par ce fantasme primitif éclaire le sens du « droit » que s'accorde Vielet « d'en faire autant ». Ce « droit d'en faire autant » est celui que nous nommons communément « doctorat en médecine » et qui éclaire de ce fait une partie des rapports litigieux existant entre médecine et psychanalyse. *Son caractère fondamental de rétorsion* explique sans doute le sentiment de culpabilité profond qui affecte ceux qui, n'étant pas médecins, ne s'en sentent pas le droit. Il va sans dire que l'exercice de la psychanalyse par son caractère de pénétration des parties intérieures relève éminemment de cette même démarche de l'esprit et repose sur les mêmes fantasmes inconscients. De la même façon les médecins tiennent-ils à instituer comme un privilège exclusif ce droit de *rétorsion*, puisque le titre dont ils sont porteurs les protège contre ce sentiment de culpabilité.

Cette remarque n'est qu'en apparence une parenthèse, en réalité l'histoire de la découverte du transfert semble constituée par les assauts successifs de ce sentiment de culpabilité qui divisera, par les moyens de défense qu'il suscite, différents styles de recherche et plus ou moins de bonheur dans la découverte.

Maine de Biran

En effet, nous le savons, ce « droit d'en faire autant » n'est pas un brevet de lucidité. Il s'en faut et de beaucoup que les médecins du XIXe siècle aient su tirer au clair les conséquences et surtout les implications du magnétisme. Ils semblaient plus pressés, comme d'habitude, d'en dénoncer la fortune et d'en stigmatiser le charlatanisme au nom de l'objectivité scientifique.

Sans doute les médecins de Paris eussent-ils été mieux inspirés de lire Maine de Biran. Il est vrai qu'ils n'avaient pas la chance d'avoir comme à Bergerac une « société médicale » fondée par un philosophe et de surcroît sous-préfet.

Critique de Biran

Maine de Biran écrivit pourtant en 1809 un ouvrage sur le somnambulisme et le sommeil[1] et, plus tard, dans son œuvre anthropologique[2], quelques considérations sur le magnétisme. Hanté par les rapports du corps et de l'esprit, sa critique fondamentale de Descartes, tout en conservant le primat de la subjectivité, remplace le « je suis » du cogito

1. M. DE BIRAN, *Nouvelles considérations sur le sommeil, les songes et le somnambulisme*, P.U.F., Ed. TISSERAND, 1952, t. V, p. 130-203.
2. M. DE BIRAN, *Nouveaux essais d'anthropologie*, P.U.F., TISSERAND, t. XIV.

par un « je veux » qui ouvre le vrai problème qui sera le sien pendant toute sa vie, de l'activité et de la passivité. N'écrit-il pas en tête de son article sur le magnétisme : « *Le désir est un mode mixte ou composé où l'action et la passion se succèdent l'une à l'autre* »[1].

Dès lors il situe le problème du magnétisme sur son véritable terrain. Celui de la *relation* entre magnétiseur et magnétisé. Les conséquences qu'il en tire, comme nous pourrons le voir dans le passage suivant, sont la très exacte préfiguration de ce que Ferenczi découvrira un siècle plus tard en créant le concept d'introjection. Il est remarquable de constater que la démarche de l'argumentation et le mouvement de la pensée sont les mêmes. Pour Maine de Biran comme pour Ferenczi, c'est par l'analyse des rapports entre le pouvoir d'imaginer et la structure de l'organisation intérieure que peut s'expliquer l'extension de ce pouvoir à une personne étrangère. Pour ce faire, il indique que les organes intérieurs deviennent étrangers au Moi. Cette indication procède de sa conception générale de la connaissance subjective. Car pour lui qui n'avait pas découvert l'existence et le rôle de la censure, il existait néanmoins une démarcation entre le Moi conscient et le Moi inconscient. Pour que l'un puisse prendre conscience du contenu de l'autre, il lui fallait prendre par rapport à ce dernier de la distance, condition *a priori* de toute connaissance.

Qu'on en juge par ce passage extrait des nouveaux essais d'anthropologie sur le magnétisme.

Citation Biran[2]

« *Pour un être humain, un Moi constitué par sa propre force de vouloir et d'agir, il ne peut y avoir aucune puissance du même nom capable de se mettre à sa place pour exécuter les mêmes mouvements qu'il s'attribuerait à lui-même comme étant volontaires, c'est-à-dire accompagnés d'efforts. Mais il n'est pas impossible qu'un désir vif et soutenu, ou une imagination qui vient à se frapper et se préoccuper fortement et avec amour de telles idées propres à produire dans son organisation tels phénomènes organiques, ne parvienne aussi à les exciter dans*

1. *Ibid.*, p. 335.
2. MAINE DE BIRAN, *Œuvre*, P.U.F., t. XIV, p. 340.

une organisation étrangère, si ce n'est directement, du moins par l'intermédiaire de l'imagination. (...)

« *Or dans le désir vif et soutenu qui prend par sa durée le caractère d'une passion, il y a toujours le concours nécessaire de deux sortes de fonctions de natures diverses simultanées ou successives, qui se correspondent selon une véritable harmonie, savoir : les fonctions de l'imagination, soumises en grande partie à la volonté, qui peut d'abord la mettre en jeu et la tenir fixement attachée à une certaine espèce d'idées, et celles de l'organisme intérieur qui s'affecte sympathiquement à la suite de ces idées. Par une association soit naturelle ou primitive, soit accidentelle ou d'habitude, en vertu de ce pouvoir, du moins partiel, de la volonté sur la production des images, tel individu qui réussit une certaine forme d'imagination avec une organisation intérieure assez mobile peut se rendre maître, jusqu'à un certain point, de certains mouvements organiques, étrangers par leur nature à toute influence directe et immédiate de la volonté. Le pouvoir de la volonté se manifeste bien plus en arrêtant ces mouvements qu'en les excitant. Or il me semble qu'il n'est guère plus difficile de concevoir comment un désir, une passion, une tendance forte et soutenue de l'âme, peut avoir une influence sur l'être extérieur, sensible, animé, qui est l'objet de cette tendance, qu'il n'est difficile d'expliquer l'influence des désirs ou de l'imagination même de l'agent sur les affections et les mouvements de ses propres organes intérieurs. Ceux-ci en effet peuvent être considérés comme étant étrangers au Moi, en tant qu'ils sont hors de la sphère du vouloir, ou de l'effort qui les constitue. Si donc il était possible de déterminer précisément les conditions ou les moyens organiques de cette dernière action sympathique, on pourrait très vraisemblablement l'étendre aussi avec quelques modifications aux divers modes plus ou moins mystérieux de cette influence extérieure sympathique, en vertu de laquelle un être animé qui sent et agit avec une certaine force se soumet et attire pour ainsi dire les organisations étrangères dont il semble disposer en certains cas, presque comme de la sienne propre.* »

Ainsi les philosophes écrivent-ils les choses telles qu'on devrait les penser, et les médecins les pensent longtemps après, en croyant les avoir découvertes ; c'est là le triste privilège en même temps que la grandeur de la pratique. Il est vrai de dire à leur décharge qu'il est moins difficile de parler des « organisations étrangères » et de laisser le raisonnement courir à leur sujet, que simplement les affronter.

Pour Maine de Biran, il n'est pas plus difficile de concevoir l'influence d'un sujet sur une personne étrangère qu'il n'est difficile de concevoir cette influence sur ses propres organes internes, puisqu'ils sont étrangers. Etranger pris ici au sens d'inconscient, puisque pour lui la constante du Moi volitionnel est la conscience.

Biran-Ferenczi

Chez Ferenczi le même mouvement de pensée le conduit à fonder le concept d'introjection. Selon lui, le petit enfant cherche à retrouver parmi les objets qui l'entourent la figure même de ses propres organes ou des fonctions qui sont inhérentes à ces organes. L'identification, qui est un premier pas vers le symbolisme, assimile les objets extérieurs selon leur similitude formelle ou fonctionnelle avec les parties intégrantes du sujet :

« *C'est cette union entre les objets aimés et nous-mêmes, cette fusion de ces objets avec notre Moi, que j'ai appelée introjection et, je le répète, j'estime que le mécanisme dynamique de tout amour objectal et de tout transfert sur un objet est une extension du Moi, une introjection* »[1].

Nous reviendrons sur ce concept d'introjection et sur la conception générale du transfert selon Ferenczi. Mais nous avons préféré, plutôt que suivre l'ordre chronologique des idées, celui plus cohérent de leur similitude et de leur développement. Entre Maine de Biran et Ferenczi, l'analogie est frappante. Car tous deux considèrent d'abord l'excès dans l'énergie :

« *Une imagination qui vient à se frapper et se préoccuper fortement et avec amour (...) ; le désir vif et soutenu qui prend par sa durée le caractère d'une passion* », etc.

et pour Ferenczi :

« *L'exagération de leur haine, leur amour ou leur pitié (...), leurs fantasmes inconscients relient des événements et des personnes du moment à des événements psychiques depuis longtemps oubliés, provoquant ainsi le déplacement de l'énergie affective*

1. Ferenczi, *Œuvres complètes*, Paris, Payot, 1968, p. 196, t. I.

des complexes de représentation inconscients sur les idées actuelles, exagérant leur intensité affective. »

Ferenczi s'appuie évidemment sur l'histoire individuelle du petit enfant et par l'investissement auto-érotique de ses organes, se réfère à la sexualité infantile. Cette pensée, bien qu'elle ne statue pas explicitement sur l'auto-érotisme, n'est pas étrangère à Maine de Biran, pour qui c'est *in utero* que s'élabore la première identification entre l'organisme intérieur du nourrisson et celui de la mère.

Biran - Ferenczi - M. Klein

Cette ligne de pensée qui sera celle, explicite, de Melanie Klein, se devra évidemment de se prononcer sur le rapport entre « le complexe de représentation » et l'intensité du désir qui lui fait corps. On sait que pour Melanie Klein un fantasme inconscient n'est autre que la manifestation psychique de la motion pulsionnelle et que, dès la naissance, le Moi met en place ses premières relations objectales parallèlement dans la réalité et dans les fantasmes inconscients. Il y a corrélation, interférence et adéquation entre le monde fantasmatique et le monde réel.

James Braid

Mais il nous faut maintenant revenir doublement en arrière, dans le temps et dans la pensée, et retrouver les successeurs du magnétisme animal.

La doctrine du fluide magnétique est définitivement battue en brèche par James Braid de Manchester qui en 1841 lui substitue celle de la suggestion : aucun fluide magnétique, aucune force mystérieuse venant de l'hypnotiseur. L'état hypnotique et les phénomènes qu'il comporte ont leur source purement subjective qui est dans le système nerveux du sujet lui-même. La fixation d'un objet brillant avec fatigue des releveurs de la paupière supérieure et concentration de l'attention sur une idée unique détermine le sommeil. Pour Braid, dont la pensée est en réalité phréno-hypnotique, l'attitude qu'on donne aux hypnotisés, l'état dans lequel on met les muscles des membres ou de la face peuvent faire naître chez eux les sentiments, les passions, les actes correspondant à ces attitudes anatomiques, de même que la suggestion de certains sentiments.

Liebault

En 1866 Liebault de Nancy publie un livre *Du sommeil et des états analogues considérés surtout au point de vue de l'action du moral sur le physique.* Partisan du braidisme et de la doctrine suggestive qu'il applique à la thérapeutique, il cherche à interpréter par des considérations psychophysiologiques les phénomènes déterminés par la suggestion. Pour Bernheim,

« *la doctrine de Liebault se rapproche de celle de Durand de Gros : la concentration de la pensée sur une idée unique, celle de dormir, facilitée par la fixation du regard, amène l'immobilisation du corps, l'amortissement des sens, leur isolement du monde extérieur, finalement l'arrêt de la pensée et l'invariabilité des états de conscience. La catalepsie des états de conscience est la conséquence de cet arrêt de la pensée ; l'hypnotisé reste,* l'idée fixe en rapport avec la personne qui l'a endormi, *qu'il entend et dont il reçoit les impressions, incapable par lui-même de* passer d'une idée à l'autre[1], *son esprit s'en tient à l'idée qu'on lui suggère finalement et du moment que c'est celle par exemple d'avoir les bras dans l'extension...* », *etc.*

L'idée fixe

Ce principe de l'idée fixe est en opposition parfaite avec celui de l'association libre. Il est remarquable que Freud dans les débuts cherchera lui aussi à « fixer » les idées et les représentations par l'imposition des mains. C'est l'échec de cette fixation qui le conduira sur la voie des associations libres. Le principe de l'idée fixe est la négation du transfert, car le seul lien mental ici considéré entre hypnotiseur et hypnotisé est celui de *l'idée* mais ramenée au statut élémentaire d'un ordre et à une sorte d'équivalence anatomique. Par la réduction à cette seule dimension, aucune manifestation

1. C'est nous qui soulignons.

d'ordre transférentiel ne peut être décelée, car ce n'est pas de l'hypnotiseur ou de sa personne qu'il est question, mais seulement de l'idée qu'il suggère. Ici se dessine une première manière de l'exercice contre-transférentiel. La science est d'ailleurs là pour soutenir l'objectivité. Comme le dit Bernheim :

« *Voici des suggestions, je les choisis bizarres à dessein pour rendre l'expérience plus concluante ; (...) à X, je suggérai un jour de mettre à son réveil mon chapeau sur sa tête, de me l'apporter et de le mettre sur ma tête. C'est ce qu'il fit sans se rendre compte pourquoi !...* » *(p. 46).*

Bernheim ne pouvait savoir à l'époque qu'une « bizarrerie à dessein » est une bonne définition d'un fantasme conscient, ni que le symbolisme du chapeau, découvert par Freud quelques années plus tard, lui confère une signification inconsciente qu'il était sans doute loin d'imaginer, mais qui par contre éclaire un des côtés de l'hypnose, par cette délégation transitoire de la castration.

Bernheim

En 1884 paraît donc la première édition de *De la suggestion* par Bernheim[1] ; il y définit les somnambules qui représentent un sixième des malades hypnotisés, c'est-à-dire ceux qui tombent dans un sommeil profond, sans souvenir au réveil. Aussi provoque-t-il la catalepsie suggestive, la contracture provoquée, les mouvements automatiques.

Freud et Bernheim

Freud, lors de son séjour à Nancy, s'intéressa à l'ouvrage et le traduisit. On peut l'imaginer lors de ce passage :

« *Non le sommeil hypnotique n'est pas un sommeil pathologique ! non... ! l'état hypnotique n'est pas une névrose analogue à l'hystérie. Sans doute on peut créer chez les hypnotisés les manifestations de l'hystérie, on peut développer chez eux une vraie névrose hypnotique, mais ces manifestations ne sont pas dues à l'hypnose, elles sont dues à la suggestion de l'opérateur. Nul ne peut être hypnotisé s'il n'a l'idée qu'il va l'être* » *(préface, p. IV).*

1. Bernheim, *De la suggestion*, 2e éd., Paris, Octave Doin, 1888.

Cette entreprise de traduire Bernheim ne soulevait certainement pas l'enthousiasme de Freud, si l'on en juge par cette lettre à Fliess du 29-8-1888[1] :

« *En ce qui concerne la suggestion, vous savez ce qu'il en est. J'ai commencé ce travail à contrecœur et seulement pour garder le contact avec une chose certainement destinée à influencer beaucoup dans les années à venir la pratique de la neurologie. Je ne partage pas les opinions de Bernheim qui me semblent par trop unilatérales et j'ai cherché dans l'avant-propos à défendre les points de vue de Charcot.* »

Quoi qu'en dise Freud, l'influence de Bernheim sur le développement de sa pensée n'est pas négligeable. La suggestion deviendra pour quelque temps son principal instrument de travail. C'est là, dira-t-il, en parlant de l'hôpital de Nancy[2], que je reçus les plus fortes impressions relatives à la possibilité de puissants processus psychiques demeurés cependant cachés à la conscience des hommes.

L'école de Nancy

Il n'est pas douteux que l'école de Nancy, sans parvenir à fournir une théorie cohérente de ses expériences, trop préoccupée sans doute d'opposer les phénomènes physiologiques et leur localisation cérébrale aux phénomènes proprement mentaux, s'approchait néanmoins, sinon d'une connaissance de l'inconscient, du moins d'une manipulation de forces inconscientes considérables. C'est ce que remarque Ferenczi[3] qui n'est pourtant pas tendre à l'égard de l'école française[4].

Dans l'introduction au volume *De la suggestion* qu'écrivit Freud en 1888, celui-ci ne put se résoudre à admettre une opposition radicale entre processus physiologiques et mentaux non plus qu'à une assignation exclusive des premiers à une localisation sous-corticale : « aucun critère ne nous autorise »[5]

1. N° 5, p. 52, in *La naissance de la psychanalyse*, éd. fr., Paris, P.U.F., 1956.
2. In *Ma vie et la psychanalyse*, trad. Marie BONAPARTE, Gallimard, p. 24.
3. FERENCZI, *Œuvres complètes*, t. II, p. 34, Paris, Payot, 1970.
4. *Ibid.*, p. 209.
5. *La naissance de la psychanalyse*, p. 53, n° 2.

à différencier nettement un processus psychique d'un processus physiologique ni un phénomène affectant le cortex cérébral d'un autre, intéressant la substance sous-corticale.

Des réticences de Freud

Tout se passe comme si Freud, bien que n'ayant pas encore découvert une conception générale de la vie mentale, écartait néanmoins de lui tous les concepts qui risquaient d'enfermer dans un cul-de-sac la future théorie dont il était porteur.

Pourtant l'inconscient montrait le bout du nez chez Bernheim. Liebault ne disait-il pas à propos des maniaques, des épileptiques et des hypocondriaques : qu'un sentiment apparemment immotivé, tel que la peur, « prenait son origine *dans une inconscience de sa cause et dans les rêveries dont ils avaient perdu le souvenir* ».

A d'autres moments il n'est pas loin de découvrir un des sens premiers du transfert, celui d'une résurgence de l'obédience parentale, lorsqu'il écrit :

« *Non seulement les femmes et les enfants, mais les gens du peuple, les cerveaux dociles, les anciens militaires, les sujets habitués à l'obéissance passive m'ont paru, ainsi qu'à M. Liebault, plus aptes à recevoir la suggestion que les cerveaux raffinés.* »

La suggestion et l'hypnose s'exerçaient à cette époque presque entièrement à l'hôpital, la clientèle y était bien pauvre, et la misère courante. La même situation se retrouvait d'ailleurs chez Charcot à la Salpêtrière. Quant à Vienne, la situation en était encore pire. Il n'est pour s'en convaincre que de relire la thèse de médecine de Louis-Ferdinand Céline sur Semmelweiss qui retrace d'une façon péremptoire l'état des hôpitaux dans le Vienne de Freud.

Aux premières résistances...

Ceci aide à comprendre sans doute que le concept de suggestion ait pu se dissoudre dans une acception péjorative : « ce n'est que de la suggestion » qui vise aussi bien les malades que le sens du phénomène en cause. Le concept de dégénérescence si cher à Janet ne peut être dissocié du contexte social dans lequel il est né. Cela donne la mesure sans doute de l'intérêt de Freud à constater chez Charcot la « légalité des phénomènes hystériques ».

Les médecins allemands d'ailleurs ne se font pas faute d'assimiler le concept de la suggestion à celui de simulation[1].

S'il refuse les implications anatomiques du concept de suggestion, Freud en admet cependant la pratique, et la célèbre formule de Charcot, qui a tant frappé Freud : « ça n'empêche pas d'exister », pouvait parfaitement s'appliquer à la suggestion.

La suggestion manipule sans le savoir une masse mentale dont plus tard les éléments seront dissociés par Freud. Quelques points dans la doctrine de Bernheim méritent d'être soulignés, tant ils s'approchent de la découverte de l'inconscient, mais dans la mesure très exacte où les éléments transférentiels sont noyés dans la suggestion et dans son concept, il est loisible de penser que les réponses contre-transférentielles qu'ils déterminent sont celles-là mêmes qui empêchent la découverte de progresser.

Les neuf stades de l'hypnose

Pourtant les neuf degrés qui marquent pour Bernheim la profondeur du sommeil par suggestions s'évaluent selon leur rapport au souvenir. Du premier stade des paupières fermées au neuvième stade caractérisé par la possibilité de réaliser des hallucinations hypnotiques, la certitude de la profondeur est fournie par l'amnésie au réveil. Le second stade d'hypotaxie ou de catalepsie suggestive est aussi appelé « degré de charme », mais c'est celui sur lequel on s'arrête le moins. L'explication de Bernheim consiste à montrer l'identité du sommeil normal et du sommeil hypnotique. Les rêves sont constitués par des *sensations ou images mémoratives*, ces images mémoratives sont réveillées par les nerfs de la sensibilité ou de la vie organique. Les rêves sont donc spontanés, c'est-à-dire suggérés par le dormeur lui-même.

1. Cf. lettre à Fliess, n° 5 in *La naissance de la psychanalyse*, p. 54.

Par contre le dormeur hypnotisé s'endort avec *l'idée immobilisée en rapport avec celui qui l'a endormi.* De là, la possibilité à cette volonté étrangère de lui suggérer des rêves, des idées, des actes.

L'oubli au réveil après l'hypnotisme profond provient de ce que toute la force nerveuse accumulée au cerveau pendant le sommeil se diffuse de nouveau au réveil dans tout l'organisme. Cette force diminuant au cerveau, il est alors impossible, avec une moindre quantité d'elle-même, au sujet revenu à lui, de ressaisir dans sa mémoire ce dont il avait conscience avant.

On voit ici comment la mise en place de l'amnésie infantile, du refoulement, de la censure, le fait d'assigner à « l'appareil de l'âme » un vecteur, c'est-à-dire un sens progrédient et un sens régrédient, va donner un sens nouveau à ces ébauches de théories, qui, en soi, ne sont pas radicalement fausses, mais tributaires surtout de leurs assignations anatomiques.

La suggestion germanique et hongroise

Dans beaucoup d'autres pays d'ailleurs les observations sur l'état hypnotique se multipliaient. Czermak en Allemagne publiait en 1873 une étude sur l'état hypnotique produit chez les animaux ; déjà en 1646, Athanasius Kircher[1] avait montré qu'une poule placée les pattes liées devant une ligne tracée sur le sol restait sans mouvement lors même qu'elle était déliée. Ces expériences sont notables en ceci qu'elles constituent le fond commun sur lequel se développeront les théories pavloviennes du conditionnement et les théories freudiennes de l'inconscient. Elles comportent encore à titre indivis le rôle de l'opérateur et celui du sujet.

En Hongrie, Constantin Balassa avait signalé une méthode pour ferrer les chevaux sans violence :

« *En le fixant carrément, le cheval est amené à reculer, à lever la tête (...) et on peut en imposer à quelques-uns à tel*

1. Ce savant allemand dont l'œuvre est assez étonnante, partant d'une idée erronée selon laquelle le Soleil tournait autour de la Terre, avait néanmoins découvert une méthode géométrique permettant de connaître la répartition précise des zones éclairées sur la Terre.

point qu'ils ne bougent pas, même si un coup de fusil est tiré dans le voisinage »[1].

Les mêmes chevaux hongrois fournirent à Ferenczi, qui ne mentionne pas Balassa, l'occasion d'un article célèbre[2] : « Dressage d'un cheval sauvage » dans lequel, mis en présence du même phénomène et de quelques gendarmes, en conclut que le maréchal-ferrant Ezer faisait appel aux méthodes de douceur et de terreur habilement associées, et qu'il s'agit là d'*hypnose paternelle* et d'*hypnose maternelle.* Il dira plus tard qu'il n'existe que deux sortes de transfert : l'un paternel par l'autorité, l'autre maternel par la tendresse.

Au loin brillait le grand nom de Charcot

Freud semble attribuer à Charcot une énorme importance. *Ma vie et la psychanalyse* lui rend en tout cas un témoignage de haute considération. Il est permis de se demander néanmoins si c'est l'importance des idées ou l'importance du personnage qui l'emporte. Et comme le dit Freud, il est peut-être dangereux de s'éprendre d'une fille (Mlle Charcot) qui ressemble tellement à son grand homme de père. On connaît les recherches capitales de ce dernier : production de catalepsie avec anesthésie par fixation d'une lumière vive, puis obtention du sommeil par cessation de la lumière, enfin, la friction du vertex transformant l'état léthargique en somnambulisme, avec possibilité de marcher, de répondre, etc. Bernheim prétend que Charcot et l'école de Paris étaient incapables de fournir une théorie pour l'interprétation de ces phénomènes.

« *Au fond, dit Freud*[3], *il n'avait aucune prédilection pour une étude psychologique approfondie de la névrose.* »

Mais il n'est pas douteux que la fascination qu'il exerça sur Freud eut les plus heureux effets. Ne démontre-t-il pas

1. Bernheim, *De la suggestion*, p. 166. Extrait de la *Revue générale de l'Hypnotisme*, par Möbius de Leipzig, in *Schnidl's Jahrbücher*, Band 190, n° 1, 1881.
2. Ferenczi, *Œuvres complètes*, t. II, p. 27, Paris, Payot.
3. S. Freud, *Ma vie et la psychanalyse*, Paris, Gallimard, p. 18.

la « légalité » des phénomènes hypnotiques, l'identité des symptômes hystériques et des manifestations obtenus artificiellement par le sommeil hypnotique, l'hystérie chez l'homme. Il est bien difficile de dissocier l'influence des idées de celle des hommes. Mais puisque nous en sommes aux préliminaires de la notion de transfert, un premier exemple nous en est fourni. Entre Freud et Charcot un transfert s'est produit. Les idées et la pratique de Bernheim me paraissent plus proches du développement de la pensée freudienne. Mais nous en retirons l'idée vérifiée tous les jours par la pratique analytique, que l'on transfère plus aisément les vocations de l'inconscient sur les hommes que sur les idées.

Le concept de transfert n'est pas encore né. Nous en avons ici recruté les origines. Cela n'implique nullement l'idée d'un développement continu. Un hiatus masque son avènement. La découverte de Freud ne s'explique pas par le contexte idéologique qui la précède. La découverte de l'inconscient s'explique davantage par la mise à jour des étonnements qu'il a suscités et par la cassure qui le sépare de ce contexte. Les origines montrent entre quoi et quoi s'est produite la rupture. C'est pourquoi, plutôt que d'en colliger les étapes chronologiques, nous avons préféré en dégager les lignes de force.

Le puzzle

Plusieurs éléments du puzzle sont maintenant mis à jour mais leur emboîtement ne se concevra qu'avec le concept de transfert.

Des baquets de Mesmer est sortie l'idée d'une force obscure d'origine animale et susceptible d'exercer une influence directe à partir d'un homme sur d'autres hommes. Explicitement cette force sidérale est captée et emmagasinée par l'homme ; implicitement, elle est de nature à réveiller chez lui une force de même nature, mais incapable de s'exprimer. La similitude entre certaines manifestations pathologiques et les effets de cette force magnétique est patente. Pour cette raison même, cette force est essentiellement celle qui chasse le mal. *Le magnétisme est un exorcisme laïque.*

La pensée religieuse, soucieuse avant tout d'expurger le réel plutôt que d'en rendre compte, casse la croyance dans la force animale et réintroduit l'âme dans la question. Par la même occasion mais sans y insister, elle y réintroduit le langage. Si les crises sont salutaires, le salut s'obtient par l'expression du mal, lequel n'est qu'un avatar lubrique dans l'affrontement des consciences. Tout est dans le sujet, rien ne lui survient qui ne soit déjà en lui-même. Ainsi, d'animal, le magnétisme devient subjectif. C'est bien de l'âme qu'il s'agit, mais pas encore de l'esprit, en tout cas de l'âme seule. Car la relation entre inducteur et subjugué est ici éludée. La confirmation scientifique de cette idée est explicite pour James Braid qui fonde le concept de suggestion. Le braidisme, sous des apparences de conceptualisation rationnelle, est en réalité tributaire d'une pensée religieuse. Il trouvera un écho dans la tradition médicale du XIXe siècle, pour laquelle une confusion s'établit entre la dégénérescence du cerveau et la classe sociale inférieure qui lui fournissait l'objet de son investigation.

Dès lors, deux voies vont se dessiner, toutes deux issues du même fantasme primitif. La première de ces voies, que nous dirons extérieure ou médicale, nous conduira, à partir de Puységur, par Liebault, Bernheim et Charcot, vers une explication phréno-hypnotique de la suggestion. L'autre que nous appellerons intérieure ou réflexive s'attachera aux problèmes théoriques et pratiques de l'imaginaire. Partant elle aussi de la constatation de Puységur, elle nous mènera par le détour de Maine de Biran vers Ferenczi et Melanie Klein. Il ne s'agit ici, comme on le voit, nullement d'un déterminisme historique. Maine de Biran n'a certainement exercé aucune influence directe sur Ferenczi, ni d'ailleurs sur beaucoup d'esprits de son époque. Mais une parenté de pensée se retrouve à l'intérieur de ces points de vue pourtant différents. Cela tient sans doute au fantasme primitif dont ils sont tous issus. Celui d'une investigation sadique du corps maternel, des problèmes qu'il suscite et des défenses qu'il engendre. Parmi ces problèmes, celui de l'intérieur et de l'extérieur. Qu'est-ce que l'intérieur par rapport à soi-même ? Qu'en est-il de l'extérieur, s'il n'est autre que l'intérieur du corps maternel ? Qu'en est-il de la partie et du tout ? Que deviennent ces problèmes lorsqu'ils sont transposés au niveau idéal de leur pure représentation psychique ? Existe-t-il une pure représentation psychique ? En tout cas dès lors qu'un extérieur est à l'intérieur de soi, le concept d'inconscient n'est plus bien éloigné, ceux d'introjection, de projection et d'incorporation, tout proches.

L'autre voie, que nous appelions extérieure, manipule plutôt qu'elle ne conceptualise l'inconscient, mais s'approche d'un de ses éléments les plus énigmatiques : la mémoire. Si le sujet ne se souvient plus lors de son réveil des idées suggérées pendant le sommeil, que sont devenues ces idées ? S'il peut exécuter les ordres, lors même qu'il ne se souvient plus les avoir reçus, qu'en est-il du souvenir ? Pourquoi les rêves sont-ils faits d'images mémoratives ? Et mémoratives de quoi ?

Toutes ces questions, qui devaient trouver par Freud sinon une réponse, du moins la façon de les poser de manière plus cohérente, semblent circonvenir le transfert. Est-ce la charge érotique interne qu'il contient ou celle qualifiée par lui de diabolique de l'instinct de mort qui empêchèrent si longtemps de le regarder en face ? Toujours est-il que c'est à la suite d'une ère particulièrement répressive, victorienne, celle du XIXe siècle, et peut-être en raison même des refoulements qu'elle a engendrés, que Freud put mettre un nom sur ce qu'avant lui tout le monde connaissait si bien.

CHAPITRE II

De la misère hystérique au malheur banal

Le concept de transfert au sens psychanalytique du terme est un concept freudien. Sa première mention en 1895 relève d'une époque où la méthode et la théorie psychanalytiques cherchaient encore leurs voies, mais trouvaient dans l'étude des rapports intersubjectifs leur premier champ d'exercice.

Ces rapports intersubjectifs étaient représentés, au moins dans la pensée médicale, par la méthode cathartique de Breuer.

Bien que cette méthode ait été rapidement abandonnée par Freud, il faut remarquer que son champ d'exercice témoignait d'une conception très originale de la médecine. Il s'agissait d'une relation entre le médecin et son malade, et rien d'autre ; donc d'une « situation » limitée et bien particulière, sans autre médiation technique que celle de la « présence » de deux protagonistes.

La méthode était simple en son principe encore que Freud l'eût rapidement compliquée, ou simplifiée, comme on voudra, par la pression des mains sur le front du patient. Elle consistait essentiellement dans la reviviscence d'émois traumatiques à la requête du thérapeute ; reviviscence qui, sans jamais être confondue avec l'actualité des affects, suffisait à supprimer les symptômes.

Freud en effet, dès cette époque (1895), concevait une scission dans les phénomènes de conscience. Les uns demeuraient à la disposition de l'intéressé ; les autres se cristallisaient autour d'un noyau traumatique, isolés par un réseau d'associations qui leur était propre. Il existait donc un double destin psychique : l'un procédant du réseau associatif tissé autour d'un noyau traumatique ; l'autre étant représenté par le réseau associatif général.

A cette époque, une telle scission prenait encore le nom de dissociation du conscient, voire de double conscience, comme en témoignent les premières considérations sur l'hystérie par Freud et Breuer :

« *La dissociation du conscient, appelée* « *double conscience* » *dans les observations classiques, existe rudimentairement dans toutes les hystéries. La tendance à cette dissociation, et par là l'apparition des états de conscience anormaux que nous rassemblons sous le nom* « *d'états hypnoïdes* », *serait dans cette névrose un phénomène fondamental.* »

De ce tronc princeps, d'un double destin psychique, naîtront plusieurs rameaux :

— celui du *refoulement* : force qui isole du réseau associatif les émois pénibles ;
— celui de la *résistance* : force qui s'oppose à la réminiscence des émois pénibles ;
— celui enfin de *transfert*, qui nous intéresse ici plus particulièrement, et qui représente l'insertion du thérapeute lui-même sur ces chaînes associatives.

Il est important de comprendre que le transfert procède comme la résistance et le refoulement d'une cristallisation autour de l'émoi traumatique d'un réseau d'associations qui en même temps le connote et en même temps l'isole du reste du psychisme.

Cependant l'interprétation des phénomènes de double conscience est encore tributaire d'un point de vue strictement énergétique :

« *On peut dire que si les représentations devenues pathogènes se maintiennent ainsi dans toute leur fraîcheur et toujours aussi chargées d'émotion, c'est parce que l'usure normale due à une abréaction et à une reproduction dans des états où les associations ne seraient pas gênées, leur est interdite* »[1].

Peu à peu cependant Freud améliore la méthode et se

1. S. Freud et J. Breuer, Préliminaires aux *Etudes sur l'hystérie*, trad. fr., P.U.F., p. 8.

dégage de la pratique proprement hypnotique. Dans un travail qu'il signe cette fois-ci sans Breuer : *Psychothérapie de l'hystérie*, 1895, il élabore une théorie de la dynamique de la cure, où les forces en présence commencent à prendre forme.

« *Il (notre procédé psychothérapeutique) supprime l'action de la représentation primitive, non abréagie, en permettant la liquidation, par* « *expression verbale* », *de l'affect concomitant. En ramenant la représentation dans le conscient normal (par le moyen d'une hypnose légère) nous lui faisons subir une correction associative ou encore nous la supprimons par suggestion médicale, de la même façon que pour l'amnésie dans le somnambulisme* »[1].

Mais si la méthode permet de supprimer le symptôme et d'échafauder une première théorie de la dissociation de l'affect et de la représentation comme du rôle cathartique de l'expression verbale, elle reste néanmoins soumise à bien des difficultés. Le remarquable est que chacune de ces difficultés, loin d'arrêter Freud dans son élan, sera le point de départ d'un nouveau concept théorique et d'un nouveau mouvement technique. Toutes les butées, les impasses de la cure cathartique ou hypnotique s'appelleront résistance, refoulement, transfert. De l'état d'aporie théorique, elles passeront à celui de moteur même de la cure.

Pour le moment Freud s'emploie à justifier son atout technique principal : la pression des mains.

Si l'association ne surgit pas, si le malade se tait, s'il feint de ne pouvoir rien remémorer, on lui annonce qu'il aura droit à la pression des mains. Si cela ne suffit pas, la pression réelle s'exerce. Alors le patient, isolé de toutes distractions, se concentre sur l'idée pathogène et la livre... Ou à défaut quelques points éloignés, mais qui marquent le début d'une chaîne d'associations à partir de laquelle une reconstitution sera possible.

D'après les exemples qu'il nous fournit, Freud montre qu'il cheminait lui-même sur le terrain cahotant de la voie associative en même temps sinon plus que son patient et qu'ils arrivaient ensemble au point d'origine.

1. S. FREUD, Psychothérapie de l'hystérie, in *Etudes sur l'hystérie*, P.U.F., p. 205.

Tout ceci, évidemment, n'allait pas sans quelques difficultés, d'où procéda le concept de transfert.

Avant de parvenir à une première théorisation de ce concept, quelques remarques, tant soit peu amères à propos de la psychothérapie des hystériques, nous mettront sur la voie.

« *Je ne saurais m'imaginer, étudiant dans le détail le mécanisme psychique d'une hystérie chez un sujet qui me semblerait méprisable et répugnant et qui, une fois mieux connu, s'avérerait incapable d'inspirer quelques sympathies humaines... L'adhésion totale des patients, leur entière attention, mais surtout leur confiance sont indispensables puisque l'analyse nous entraîne vers les faits les plus secrets, les plus intimes. Bien des malades parmi lesquels le traitement se prêterait le mieux échappent au médecin dès qu'ils ont le moindre soupçon de la voie où va les entraîner cette investigation. Pour ceux-là le médecin reste un étranger. D'autres se décident à se livrer au médecin, à lui témoigner une confiance que l'on n'accorde généralement que par choix libre et sans qu'elle soit jamais exigible. Pour ces patients-là il est presque inévitable que les rapports personnels avec leur médecin prennent tout au moins pendant un certain temps une importance capitale, il semble même que cette influence exercée par le médecin soit la condition même de la solution du problème* »[1].

Cette « influence du médecin » dont parle Freud n'est évidemment pas encore dégagée du fait même de la suggestion hypnotique directe. Mais il est évident que l'expression : « l'ensemble des rapports personnels », désignait plus et autre chose que la simple suggestion et que la pression morale, aussi bien que celle des mains, est déjà envisagée autrement que comme une entreprise délibérée.

Freud, très rapidement, cerne le véritable problème :

« *A côté des facteurs intellectuels, auxquels on fait appel pour vaincre la résistance, un* facteur affectif *dont on peut rarement se passer joue son rôle : je veux parler de la personnalité du médecin et, dans de nombreux cas, c'est elle seulement qui sera capable de supprimer la résistance* »[2].

De ce rôle du médecin et de sa personnalité Freud va maintenant parler explicitement à la fin de son chapitre sur la

1. *Ibid.*, p. 213-214.
2. *Ibid.*, p. 229.

psychothérapie des hystériques et le mot de transfert apparaîtra pour la première fois sous sa plume.

Mais avant de relater ce qu'il en dit et les trois catégories de circonstances qui favorisent la survenue de ce transfert, il est préférable de nous reporter à celle des observations qui lui fournirent le terme de « fausse association », terme qu'il va utiliser pour définir le transfert.

Il s'agit de Mme Emmy von N... Cette femme de quarante ans, fort séduisante et veuve d'un riche industriel, habite un château sur les bords de la Baltique et de villégiatures en villégiatures aboutit à Vienne. De médecins en médecins et de traitements en traitements elle tente en vain d'améliorer des symptômes divers que Freud rassemble sous le terme d'hystérie : troubles spasmodiques de la parole allant jusqu'au bégaiement ; agitation spasmodique des doigts, mouvements convulsifs de la face et ce fameux claquement de la langue que les confrères de Freud, amateurs de chasse, n'hésitent pas à comparer au « son final qu'émet le coq de bruyère lors de l'accouplement ».

La patiente est hypnotisable et le traitement se poursuit pendant sept semaines d'une année et huit de la suivante ; il consiste essentiellement en séances d'hypnose alternant avec les conversations et la poursuite d'un traitement médical, assuré par Freud, qui comporte des massages de tout le corps et des conseils d'hygiène et d'alimentation. C'est à propos de l'un de ces conseils que naîtra le terme de « fausse association ».

Freud, dans une longue note, explique l'incident et les conséquences techniques et théoriques qui en découlent[1] ; il propose un beau jour à Mme von N... de prendre un bain de siège froid au lieu du bain tiède qu'elle prenait d'ordinaire. La patiente objecte que cela la rend mélancolique. Freud alors, au cours de la séance hypnotique suivante, s'arrange pour lui suggérer de proposer elle-même des bains froids.

A l'issue de la séance, c'est en effet la patiente elle-même qui propose le bain froid, mais s'en déclare mécontente et se montre d'une grande mauvaise humeur.

Au cours de la séance d'hypnose suivante, Freud lui

1. *Etudes sur l'hystérie*, p. 52.

demande si le bain froid est bien la cause de cette méchante humeur, à quoi Mme von N... répond qu'il n'en est rien mais qu'une révolution vient d'éclater à Saint-Domingue et qu'elle craint pour son frère car les Blancs y sont toujours victimes.

Entre le bain de siège froid et Saint-Domingue il y a une « fausse association », la prescription médicale, la dernière en date, est prise comme bouc émissaire de l'angoisse créée par l'annonce de la révolution. Et Freud de conclure :

« *C'est ainsi que la question se trouva réglée entre nous.* »

Cet « entre nous » marque un glissement important dans sa conception de la fausse association. Car sa personne, ici, intervient comme médiateur dans la chaîne associative.

Dans la théorie qui précède de peu l'observation, Freud note en effet, à propos d'un cas de Bernheim, que celui-ci, ayant suggéré à son patient d'introduire à son réveil ses deux pouces dans sa bouche, le malade exécuta cet ordre en effet, mais le justifia en expliquant que s'étant mordu la langue le jour précédent il ressentait quelques douleurs. C'est donc cette nécessité au réveil de rattacher à quelque raison raisonnable un ordre suggéré pendant l'état d'hypnose qui établit, entre l'exécution de cet acte et une rationalisation, une sorte de fausse association.

Le patient, de quelque manière, suture les deux bords de la brèche au fond de laquelle l'état d'hypnose a introduit quelque suggestion qui demeurera inconsciente.

Nous voyons qu'à l'étape suivante, celle de Mme Emmy von N..., c'est Freud lui-même qui par sa prescription et sa présence devient le fil de cette suture.

Voyons maintenant à la lumière de cette observation quelles sont les conséquences théoriques qu'il en extrait.

Il note trois cas de résistance dont le troisième est proprement d'ordre transférentiel :

« *C'est ce qui se produit quand les relations du malade avec son médecin sont troublées. Alors ce dernier se trouve devant le plus grand des obstacles à vaincre. Dans toute analyse importante, on peut cependant s'attendre à le rencontrer* »[1].

1. *Ibid.*, p. 244.

Comment conçoit-il le rôle du médecin ? Essentiellement comme un succédané d'amour. En effet, les résistances déjà difficiles à vaincre en elles-mêmes s'accroissent surtout chez les femmes et quand le contenu érotique des associations entre en jeu. La révélation de ce contenu est si pénible en soi qu'elle exige de gros sacrifices, lesquels ne peuvent être compensés que par l'attitude bienveillante du thérapeute.

Mais si la relation entre le médecin vient à être « troublée », la prise de conscience devient impossible :

« *Car la prise de conscience qu'ils ont accumulée contre le médecin s'oppose à leurs révélations.* »

Cette résistance se manifeste dans trois cas.

1° Ou bien le malade se croit négligé, humilié ou offensé, ou bien il a entendu médire de lui (du médecin).

2° Cas plus grave : la peur d'être sexuellement asservi à la personne du médecin et ceci « non seulement à propos d'une réminiscence mais lors de chacune des tentatives thérapeutiques, par exemple la pression des mains sur le front entraîne une céphalée, c'est-à-dire un nouveau symptôme hystérique ».

3° Enfin, « quand le malade craint de reporter sur la personne du médecin les représentations pénibles nées du contenu de l'analyse ».

C'est à ce propos que Freud reprend le terme de « fausse association » avec un glissement de sens. Puisque l'explication qu'il en donne maintenant est la suivante : la patiente présente un symptôme hystérique qui s'attache à un désir ancien d'être embrassée par l'homme avec qui elle conversait. Ce désir est refoulé mais surgit *à propos* de la personne même de Freud et de *façon consciente.*

Dès lors le procédé hypnotique devient inopérant ; la patiente refuse de se laisser traiter ; c'est que, explique Freud, les circonstances accessoires susceptibles de situer ce désir dans le passé ne sont pas devenues conscientes.

« *Le désir* actuel *se trouve rattaché par une* compulsion associative *à ma personne, évidemment passée au premier plan des préoccupations de ma malade. Il s'agit alors d'une* mésalliance, *d'un* faux rapport. »

On voit que le sens de ce faux rapport est double : puisqu'il relie un affect présent, identique à un affect passé, à l'analyste présent.

C'est-à-dire faux rapport temporel et faux rapport de personne.

Il y a donc *déplacement (Übertragung)* au sens que ce terme aura plus tard dans la science des rêves pour définir le déplacement de l'accent psychique et qui est le mot même de transfert.

D'un point de vue technique, Freud considère que le transfert ainsi défini est un obstacle mais que, s'il est perçu suffisamment tôt et dénoncé comme tel, la difficulté peut être rapidement tournée et le traitement reprendre son cours.

Donc au terme des études sur l'hystérie le concept de transfert est déjà mis en place :

Son champ d'application relève de la relation qui s'établit entre le médecin et son malade et réciproquement ; même si la méthode est encore cathartique ou hypnotique, il ne relève de rien d'autre que de ce champ.

Sa définition est celle d'un faux rapport, ou mésalliance, notion qui trouve ses fondements dans le terme de fausse association, laquelle fausse association désignait initialement la suture qu'établissait le patient à son réveil, suture entre les phénomènes devenus inconscients qui lui avaient été suggérés pendant la veille et quelques rationalisations qui tendaient à le justifier d'agir ainsi sans motif apparent.

Le transfert est donc un faux rapport qui opère un double déplacement : déplacement de temps et déplacement de personne.

Déplacement de temps car un affect passé et refoulé resurgit en quelque sorte à contretemps, dans la pleine actualité de la cure.

Et déplacement de personne, car c'est vers le thérapeute que s'oriente cet affect.

Les circonstances qui permettraient de situer ce mouvement à son véritable destinataire et à son époque propre ont été refoulées ; elles constituent le chaînon manquant d'une chaîne associative qui permettrait de remonter le temps. Mais la résistance est d'autant plus forte que ce sont précisément ces « circonstances » qui touchent de plus près le noyau pathogène.

La conséquence technique en est qu'il faut replacer dans son contexte conscient la représentation perdue, qui, isolée de son affect, se répète.

L'important, dans cette première théorisation du transfert, est que c'est sur le fond d'une « dissociation du conscient » que vont apparaître toutes les manifestations de la résistance.

Autour du noyau traumatogène, s'établit concentriquement la chaîne des associations inconscientes qui, par leurs refoulements, isolent ce noyau des autres représentations et de son propre affect.

C'est donc au niveau de la chaîne associative refoulée qu'intervient en quelque sorte un nouveau maillon. Ce maillon qui n'est que le support illusoire de l'affect et son faux objet peut, par le seul fait de son existence, réveiller des émois si pénibles qu'ils entravent définitivement le cours de la cure.

En particulier l'agressivité jusqu'ici refoulée quant à la personne du médecin resurgit à propos pour renforcer le mouvement défensif et sert de prétexte à un arrêt du processus efficace, voire à une rupture.

Cette place du mouvement transférentiel sur la chaîne associative est donc fondamentale. A ce stade de l'élaboration conceptuelle de Freud qui correspond aux études sur l'hystérie on pourrait la résumer en une formule.

Le transfert est un quiproquo à contretemps.

Son dépassement consiste à le renvoyer à qui de droit et à sa place.

Le très important travail de D. Lagache à la 14e Conférence des Psychanalystes de Langue française, en 1951, conclut à propos du transfert dans les *Etudes sur l'hystérie* :

« *Le transfert est une* défense *contre un affect pénible en rapport avec une pulsion reprochable.* »

Cette définition met en effet sur la voie d'une théorie future de la pulsion et des systèmes de défense du Moi.

La conceptualisation du transfert, encore modeste chez Freud, lui permettrait seulement d'affirmer à cette patiente, qui lui reprochait de ne pas pouvoir modifier le destin, que d'une misère hystérique on pouvait tout de même parvenir à un « malheur banal ».

CHAPITRE III

Le transfert de Dora

Les *Etudes sur l'hystérie*, essentiellement fondées sur la voie associative, mettent particulièrement en lumière et en pratique le concept de déplacement *(verschiebung)*. Entre ce concept de déplacement et celui de transfert *(Übertragung)* existent des liens très étroits, et, si l'on peut dire : un déplacement.

Depuis l'esquisse d'une psychologie scientifique en 1895, le concept de déplacement concerne plus particulièrement les quantités d'énergie qui constituent la charge d'une représentation. En ce sens ce ne sont pas tant les représentations qui se succèdent ou se substituent les unes aux autres que la lumière qui se déplace plus volontiers de l'une à l'autre, ou, comme Freud le dira dans *La science des rêves* : c'est l'accent psychique qui se déplace.

Cette problématique de l'accent se retrouve dans toute l'œuvre et en particulier dans la *Métapsychologie* au niveau du problème de la double inscription. Les quantités d'énergie comme les affects semblent emprunter par rapport aux représentations une sorte de voie parallèle.

Du déplacement de ces quantités dépendront le sort de la représentation, et finalement son assignation topique.

Ce sens du déplacement est très proche de celui de transfert *(Übertragung)*, employé dans *La science des rêves*, qui, insensiblement, s'y substitue et désigne expressément le trajet de l'énergie d'une représentation à une autre. A ce niveau les deux termes sont pratiquement équivalents.

Les *Etudes sur l'hystérie* fournissent par les constats de

fausse liaison, de faux rapport, de fausse association, des exemples de déplacements qui confirment cette acception en mettant en lumière le déplacement de l'angoisse liée à une représentation : la révolution à Saint-Domingue par exemple et une autre représentation : la prescription d'hygiène médicale émanant de Freud (cf. chapitre précédent).

Mais on peut se demander pourquoi ces rapports, ces liaisons et ces associations sont si faux ?

Car, du point de vue de la stricte énergétique, on pourrait aussi bien les qualifier de vrais.

En réalité, il est impossible d'écarter ici ce qui précisément revient à un déplacement : savoir le sens « scabreux » voire grivois d'une « fausse liaison » dans la Vienne de Freud. Ne dit-on pas d'ailleurs d'une expression un peu osée qu'elle est déplacée ?

La véritable différence entre le déplacement pris dans son sens général et le transfert tient précisément au déplacement d'éléments scabreux d'une représentation sur une autre.

Cette différence ne prend corps que par l'instauration d'une situation de type analytique. Tant qu'il s'agit de l'esquisse ou de la science des rêves, les résistances à la conceptualisation ou à la découverte peuvent être d'une autre nature. Mais dès que la confrontation entre en jeu, les phénomènes de contre-transfert jouent le rôle qui a été celui et qui reste celui de la censure : ils déplacent ou plutôt ils transfèrent la charge libidinale d'une première représentation : la « fausse liaison » prise dans son sens bourgeois de mariage de la main gauche sur une deuxième représentation : « fausse liaison » prise dans le sens scientifique du passage d'une représentation à une autre par contiguïté.

Le terme de déplacement est donc lui-même le meilleur exemple de déplacement qu'on puisse imaginer.

Il est à remarquer que malgré, ou plutôt grâce, au déplacement, l'expression « fausse association » maintient l'équivoque, et de ce fait la possibilité d'un retour du refoulé.

On aurait d'ailleurs bien tort de penser que cette équivoque a cessé d'exister : le mot de transfert garde même pour les esprits les plus avertis un parfum de scandale ; ce qui après tout est parfaitement justifié puisque, à l'origine du transfert, nous retrouverons maints éléments érotiques refoulés.

La transposition rhétorique du déplacement l'apparente alors à la métonymie ; on sait les développements qu'a pu trouver cet emploi dans l'œuvre de Lacan, et qui supposent eux aussi un net déplacement des énergies dévolues aux quantités sur celles des représentations seules propres à soutenir leur expression articulée.

Dora va donner au transfert son véritable sens ; celui-ci reste lié évidemment au déplacement.

Le transfert est un déplacement.

Mais l'immanence de la situation analytique, le brusque éclat de l'actuel, l'épreuve de la confrontation entre Freud et Dora achèveront de donner au transfert un sens spécifique que nous allons maintenant essayer de cerner.

Dora

Ainsi avec l'analyse de Dora commence véritablement pour Freud l'élaboration d'une théorie de transfert.

Il est cependant remarquable qu'au cours de l'exposé de la cure aucune mention ne soit faite de ce transfert. C'est seulement dans un moment réflexif et « après coup » que les « considérations théoriques » le mettront en évidence. Ce fait à lui seul mérite réflexion.

L'analyse de Dora fut une analyse interrompue en 1889 après trois mois de traitement.

Cette interruption était en réalité une « rupture ».

Et c'est de cette rupture que Freud parvint à rendre compte, en découvrant le transfert.

Une lecture naïve de *Dora* est une chose bien malaisée de nos jours tant il est difficile de ne point faire état de ce que précisément l'analyse de Dora nous a apporté.

Il nous faudra néanmoins reprendre cette lecture naïve en son début, pour saisir ensuite la nature exacte du transfert dont elle fait état.

Mais s'il existe à la rigueur une lecture naïve, existe-t-il un exposé naïf de la cure ?

Freud le prétend en tout cas ; en 1923, revenant à Dora, il s'exprime ainsi :

« *Il fallait bien s'attendre que plus de vingt années de travail ultérieur, suivi, viennent modifier la conception et l'exposé d'un pareil cas... Il serait évidemment absurde de vouloir, au moyen de correction et d'amplification, mettre à jour,* up to date, *cette observation et de chercher à l'adapter à l'état actuel de nos connaissances.* »

L'exposé de Dora nous est donc soumis « tel quel », mais que veut dire : « tel quel » ? Puisque vingt années de travail ultérieur pourraient en modifier *l'exposé.* L'exposé est donc tributaire des idées, des réflexions, des progrès qu'a pu faire l'analyste, à propos de ce cas et de quelques autres. Dans ces conditions, quel est donc le principe de l'exposé en psychanalyse ? On pourrait s'attendre que cet exposé se limitât au compte rendu exhaustif des *paroles échangées*, au texte.

Mais, outre l'impossibilité matérielle d'une telle recension, que pourrait bien signifier : « l'ensemble des paroles échangées », sans les référer au contexte contre-transférentiel qui les soutient ou, comme dira Freud plus tard, à la « situation psychologique » qui relie les deux protagonistes.

Il faudra donc adjoindre à l'exposé un commentaire : le contexte subjectif exige, pour être rendu sensible, un point de vue, une prise de position à propos du texte échangé, un éclairage du contexte historique de la névrose, une perspective théorique de l'exposé ; à la limite même, et comme c'était le cas pour Freud : un effort de « propagande » et en fin de compte la nécessité, pour l'analyste, d'établir un lien entre ses propres associations et celles de son patient.

Un tel commentaire existe dans l'exposé du cas de Dora, mais en quelque sorte *extra muros* :

« *Précisément, la partie la plus difficile du travail technique n'a pu être abordée chez cette malade, le facteur du* « *transfert* » *dont il est question à la fin de l'observation n'ayant pas été effleuré pendant ce court traitement* »[1].

Car, bien plus que les éléments explicites, ne sont vraiment décelables que les arrêts, les butées, les impasses, les apories du mouvement transférentiel.

Le transfert est ici mis en évidence parce qu'il y a eu *rupture*, échec, arrêt du traitement. Ce n'est pas par hasard que le

1. *Ibid.*, p. 6.

seul texte clinique de Freud ayant trait au transfert ne puisse en parler qu'en dehors du texte lui-même. Cela ne tient nullement, à mon sens, aux circonstances historiques de sa découverte, mais à l'essence même du transfert dont les menées invisibles n'éclatent qu'en ses arrêts, ses achoppements, ses ancrages aveugles au réel.

Il est clair, à une lecture cette fois-ci moins naïve, que ces arrêts du transfert ne sont point le seul fait de Dora, mais aussi bien celui de Freud, du heurt de ce qu'elle dit et de ce qu'il entend... de ce qu'il peut entendre... de ce qu'il dit aussi.

Cette confrontation, par ses heurts, ses oppositions, ses obéissances, ses soumissions, ses révoltes, marque autant d'arrêts, par où, brusquement, le transfert se saisit. Parler du transfert sans parler du contre-transfert reviendrait à peu près à utiliser les cartes marines de Lewis Carroll dans la chasse au snark, et qui ne comportaient, on le sait, aucune côte terrestre.

Il est clair que dessiner le transfert de Dora c'est dessiner par là même la réponse que lui fait Freud. Cette réponse est multiple : tantôt contrepartie, tantôt repartie, tantôt invigoration, reproches, sollicitations, provocations, déductions, informations, séductions. Bref, tous ces moments qui font du contre-transfert autre chose que le triste remugle affectif à quoi l'on a voulu le réduire, mais autre chose aussi qu'un lucide et pur renversement dialectique.

Le fait est, et le fait est essentiel, que Dora, parlant de M. K..., parle d'autres choses et qu'en lui répondant Freud répond à autre chose, que leur inconscient connaît.

La démarche est limpide : derrière M. K... il y a le père de Dora ; Freud le démasque en peu de temps ; derrière le père, il y a la gouvernante ; derrière la gouvernante, il y a Mme K... et derrière tout le monde il y a Freud.

Le ressort du mouvement est que, par l'effet du transfert, parler de l'un quelconque d'entre ces personnages est *aussi* parler de Freud et qu'au moment précis où, tous étant épuisés, il lui faudrait directement aborder le dernier, c'est-à-dire Freud lui-même, Dora s'en va.

En saisissant ce mouvement nous entrevoyons alors le rôle du premier rêve de Dora qui surgit comme un récif dans le mouvement transférentiel et, par là, en marque *l'arrêt* ; par là même aussi, *l'émergence* : le rêve vient à point nommé casser le processus analytique[1].

« *Alors que nous allions justement parvenir, grâce au matériel fourni par l'analyse, à éclaircir un point obscur de l'analyse de Dora, celle-ci me déclara avoir fait, durant l'une de ces dernières nuits, un rêve, lequel n'était que la répétition d'autres exactement semblables qu'elle avait déjà eus plusieurs fois.* »

On est en droit de se demander pourquoi précisément ce jour-là un tel rêve à répétition est mis dans la balance. Freud s'attarde peu, lui, qui pourtant avait tant insisté sur le rôle des restes diurnes de la journée précédente, sur les éléments déclenchants les plus proches.

Freud d'ailleurs s'en aperçoit mais renvoie ce qui, dans l'énoncé, se rattache à sa personne, au degré d'une ultime surdétermination, une de plus et la dernière.

Soucieux avant tout de confirmer les racines infantiles du rêve il part à la recherche de son origine au bord du lac, puis de l'énurésie infantile, puis de la masturbation, *via* la leucorrhée.

En supplément et comme en surimpression, il note les références directes à sa personne mais paraît oublier l'aphorisme, pourtant solide, qu'il a formulé concernant les rêves :

« *Un rêve régulier se tient pour ainsi dire sur deux jambes dont l'une s'appuie sur le fait récent essentiel et l'autre sur un événement important de l'enfance* »[2].

En fait d'événement essentiel et récent, il se contentera d'un incident vieux de quelques jours : « Papa a eu une dispute ces jours-ci avec maman »[3], pour isoler comme surdéterminant accessoire les faits pourtant récents et le concernant. Savoir : les tentatives de séduction inconsciente qu'il a accumulées pendant les dernières séances et qui ont, semble-t-il, justifié le long pathos d'indignation vertueuse (p. 34) où il dénonce les tartufferies de ses confrères.

Il revendique alors d'appeler un chat un chat, de jouir

1. *Dora*, éd. fr., p. 46.
2. *Ibid.*, p. 52.
3. *Ibid.*, p. 46-47.

des droits accordés aux gynécologues, etc., et pour finir se livre à la petite expérience que l'on sait :

« *J'engageai la discussion à ce sujet par une expérience qui réussit cette fois-là comme à l'ordinaire. Il y avait par hasard sur la table une grande boîte d'allumettes. Je priai Dora de regarder si elle pouvait apercevoir un objet sur la table qui n'y fût pas d'habitude. Elle ne vit rien. Alors je lui demandai si elle savait pourquoi on défendait aux enfants de jouer avec les allumettes.* »

Malgré la part de séduction inconsciente qu'il a exercée à l'endroit de Dora, Freud repère parfaitement l'impact transférentiel ; comme en témoigne sa remarque sur les fumeurs :

« *La fumée allait certainement bien avec le feu, elle indique* aussi *que le rêve avait un rapport particulier avec ma personne, car il m'arrivait souvent de répondre, quand la jeune fille prétendait que telle ou telle chose ne dissimulait rien : il n'y a pas de fumée sans feu.* »

Mais tout le problème est celui de la signification du « aussi » :

« *Etant donné que je suis aussi fumeur... Elle (la fumée) indiquait* aussi *que le rêve avait un rapport particulier avec ma personne.* »

Pour Freud, le fait qu'il soit aussi fumeur et qu'il ait effectivement prononcé les paroles : « il n'y a pas de fumée sans feu » apparaît comme un accident de hasard, une coïncidence, sur lesquels le rêve va s'appuyer : « il y avait par hasard sur la table une grande boîte d'allumettes ».

Dès lors l'affaire est claire : le désir infantile de voir son père à la place de l'étranger est la *puissance* formatrice du rêve.

La pensée diurne, c'est-à-dire d'obtenir un baiser de Freud, est *l'entrepreneur du rêve.*

En réalité, le véritable entrepreneur du rêve est le transfert. Un analyste rompu à la pratique analytique aurait tendance à dire que « ce rêve témoignait *aussi* d'un désir infantile de substituer son père à M. K... », c'est-à-dire à saisir d'emblée le rêve comme se référant à sa personne et secondairement comme témoin d'un désir infantile.

Cette attitude relèverait d'une *régulation inconsciente et automatique du niveau de tension d'une séance.* De telle sorte que, par une mesure de protection inconsciente, l'analyste mis en présence d'une sollicitation pulsionnelle directe, ici le baiser, tenterait d'interpréter cette démarche comme relevant exclusivement des désirs infantiles.

Bien que la raison théorique soit inversée par rapport à celle de Freud, la résistance du contre-transfert demeurerait donc identique.

Mis en présence, au contraire, d'une énigme inconsciente, d'un matériel quelconque, qui semble l'exclure, l'analyste peut « tirer la couverture à lui », s'ingérer dans le rébus d'un rêve, la trame d'un fantasme ou l'évolution d'un souvenir, comme agent de ces manifestations psychiques, ce qui caractérise une forme de résistance inverse.

Bien que Freud ait ici fait boiter le rêve en le faisant davantage porter sur la jambe infantile que sur l'actuelle, sa rigueur de conception concernant le système associatif lui fait cependant dire :

> « *Le rêve comportait parmi ses idées latentes une allusion à mon traitement.* » *(P. 69) :* « *Elle avait habilement intercalé mes paroles :* « *il n'y a pas de fumée sans feu,* » *dans le rêve déjà formé, à un endroit où ces paroles semblaient être employées à surdéterminer le dernier élément.* »

Freud reste donc fidèle à la conception de la chaîne associative sur laquelle vient s'insérer la représentation de l'analyste. Nous en sommes encore au moment de Dora, à une conception strictement associative du transfert. Freud découvrira, mais bien plus tard, que ces éléments d'actualité ne sont point choisis au hasard mais dans la mesure où, précisément, ils servent le mieux la résistance.

Il estime que le texte manifeste du rêve n'a pas été modifié par ses interventions et par le transfert, et que le transfert n'apparaît ici qu'habilement *inséré* dans l'élaboration associative.

Ces remarques introduisent à concevoir le transfert comme évoluant entre deux pôles : un pôle infantile et un pôle actuel, renouvelant ainsi le champ de ce mouvement progrédient et régrédient décrit à propos de l'appareil de l'âme.

Ainsi, par le seul jeu des désirs infantiles et de leur butée sur l'actuel s'établit un jeu de force.

L'actuel réactive le désir infantile. Le désir infantile relance la réalité. La régression éclairée par le transfert n'est plus seulement un état antérieur de l'âme ou du conflit, elle s'inscrit comme un moment dynamique, une oscillation entre le présent et le passé.

« Un danger grave me menace *ici* », dit Dora. Elle décide donc dans le rêve de partir avec son père.

Le commentaire de Freud est alors le suivant :

« *A cette résolution correspond le fait qu'elle appelle au secours l'amour infantile pour son père, comme protection contre la tentation actuelle.* »

Ce qu'il considère comme la tentation actuelle n'est *ici* que l'amour pour M. K... et *ici* est encore le lac. Mais la suite, c'est-à-dire la rupture de l'analyse, montre qu'*ici* était *aussi* le cabinet de Freud et la tentation actuelle celle d'être embrassée.

Mais le mouvement régrédient, la régression, relève du même processus, ici seulement décalé d'un cran. Pour échapper aux tentations actuelles, elle pense à M. K... ; pour échapper à M. K..., elle pense à son père, pour échapper à son père, à la gouvernante, etc., et finalement à Mme K...

Le mouvement est ici l'inverse de celui que nous décrivions tout à l'heure et qui épuisait tous les personnages avant d'arriver au dernier, c'est-à-dire Freud. Mouvement que nous pourrions qualifier de progrédient.

Le transfert a pour effet de poster l'analyste à l'un des pôles diachroniques de ce mouvement.

La rupture vient essentiellement du fait qu'à l'époque Freud n'était pas en mesure de supporter l'idée d'être l'aboutissement, la dernière image d'un tel transfert homosexuel féminin, et plus difficilement encore d'en être le point de départ. Plusieurs années plus tard, il estimera que c'est faute de n'avoir pu interpréter la tendance fondamentale de Dora vers l'homosexualité que le traitement en vint à s'interrompre.

Il est par trop évident qu'une telle interprétation n'eût été possible que si Freud avait eu la possibilité préalable de se reconnaître en cet objet homosexuel féminin, reconnaissance qui implique une identification.

Cependant on ne peut écarter l'idée, lorsqu'on veut expliquer l'interruption du traitement, que Dora était une adolescente. Age par excellence où les actes sont les passages à l'acte, c'est-à-dire ne peuvent être accomplis sans un certain degré de méconnaissance.

Le transfert est en même temps ce qui permet aux vieux messieurs d'espérer longtemps, et en même temps leur interdit d'espérer trop... Pour la raison que c'est la même force qui conduit les adolescentes à transférer sur eux leurs désirs incestueux et par conséquent à y rencontrer les interdits qui inévitablement s'y rattachent.

C'est peut-être vouloir introduire ici trop de réalité... mais c'est le fait même de l'adolescence que d'attendre des réalités partout, en sorte que, contrairement aux allégations de Freud : qu'on peut impunément parler des choses sexuelles à une jeune fille, que le charme de sa personne n'y entrait pour rien, etc., la séduction qu'il exerce est une réalité au sens de réalité psychique.

Parler de sujets sexuels est une réalité, cette réalité est une séduction, parler de la séduction est une séduction, et parler de la comète ou du jugement dernier peut aussi être une séduction, et ne pas parler, de même. Le piège de la « situation psychologique » est ici refermé — ou la parole, quoi qu'elle dise, est une séduction. En sorte que si par l'effet du transfert cette situation peut être dépassée, ce n'est que dans la mesure d'un transfert positif, c'est-à-dire encore par amour.

Mais ici la parole de Freud ne s'en tient pas à ne rien dire ; elle se fait pressante et traque le désir de Dora en ses retranchements.

De surcroît, le rôle qu'il avait à tenir comme promoteur d'une théorie nouvelle en face des meilleurs esprits de son temps, comme aussi bien aux préjugés les plus enracinés de la morale bourgeoise, l'obligeait à convaincre sa patiente, le monde entier et lui-même du bien-fondé de sa méthode. En l'occurrence, il se trouve dans la nécessité de prouver à qui veut bien l'entendre que l'on peut impunément parler à une jeune fille de choses sexuelles : ce qui est parfaitement exact quand on se place d'un point de vue prophylactique envers la pudeur viennoise, mais ce qui l'est moins quand on se place en situation analytique.

Cette nécessité pour le pionnier qu'était Freud de faire interférer une théorisation en marche, et disons le mot bien qu'il soit trop puissant : d'une propagande, avec l'exposé même de son traitement, rend compte d'un aspect de sa pensée, donc du contre-transfert, mais ne saurait évidemment suffire à en dévoiler les véritables fondements.

Un autre aspect de l'analyse de Dora tient au fait qu'à l'époque de son entreprise et même de sa publication (1905) Freud est sous le coup de la découverte de l'interprétation des rêves. Une de ses notations avant l'analyse de Dora nous l'indique : c'est la constatation qu'on ne saurait se fier au discours des hystériques ; car il y a des blancs, des trous, des inexactitude, des vacances.

Heureusement que l'entourage est là pour combler les lacunes, voire pour les dénouer.

Freud tient pour vrais au moins dans les débuts les mensonges du père de Dora qui valent bien ceux de sa fille, mais qui merveilleusement se complètent ; c'est que pour Freud, comme dans *La science des rêves*, la nécessité fait loi de rétablir la totalité d'un texte tronqué à la manière du rêve, dont l'interprétation viendra combler par un discours cohérent les failles du texte manifeste.

L'analyse avant *Dora* est encore conçue comme le strict rétablissement de la vérité. On se rappellera à ce propos que Freud ayant à trancher entre un diagnostic d'hystérie et celui d'une étiologie organique fait un diagnostic de tabès, sur le seul indice que le discours de son patient est cohérent et sans faille.

La vérité reste donc et restera pour Freud le but de toute recherche. Mais, sur le chemin de cette recherche, surgira le transfert qui précisément obligera à ne plus seulement s'en tenir au texte, et à interpréter la relation du patient et de son médecin au-delà de la stricte nécessité d'une révélation à court terme de la vérité.

A la fin de *Dora*, quelles sont donc les considérations sur le transfert que Freud a pu retirer de la cure ? Il les expose dans un chapitre spécial de sa conclusion.

Tout d'abord, il affirme que la sexualité est la clef du problème des psychonévroses et des névroses en général. A ce propos, il opère une distinction assez riche d'enseignement entre la technique et la théorie psychanalytiques : car la première ne saurait procéder que de facteurs purement psychologiques, tandis que la théorie se devra d'incorporer à ses conceptions la part d'organicité qui échoit nécessairement à la composante sexuelle.

Mais il remarque surtout que si la production de nouveaux symptômes cesse pendant la cure, la *productivité* n'est pas éteinte pour autant : « *Elle s'exerce en créant des états psychiques particuliers pour la plupart inconscients, auxquels on peut donner le nom de transferts* »[1].

Ces transferts (au pluriel) sont de

« nouvelles éditions des copies des tendances et des fantasmes qui doivent être éveillés et rendus conscients par les progrès de l'analyse, *et dont le trait caractéristique est de remplacer une personne antérieurement connue par la personne du médecin ; autrement dit, poursuit-il, un nombre considérable d'états psychiques antérieurs* revivent non pas comme états passés mais comme rapports actuels *avec la personne du médecin* »[2].

A partir de là, Freud opère une distinction très importante : il y a deux sortes de transferts : les uns sont de simples rééditions stéréotypées des réimpressions, d'autres ont subi une altération de leur contenu, une *sublimation*, et sont susceptibles de devenir conscients en s'étayant sur une particularité réelle, habilement utilisée, de la personne du médecin ou des circonstances qui l'entourent. Tout le procès et le progrès de la cure sont donc subordonnés, pour le transfert, à être en même temps une répétition et autre chose que la pure répétition.

La notion de sublimation n'a évidemment pas encore le sens qu'elle atteindra à des niveaux ultérieurs ; mais elle implique déjà l'idée d'un effort, d'une retenue, d'une déviation du but sexuel initial, voire d'un art qui n'est pas seulement le fait du refoulement et qui comporte essentiellement la nécessité d'abandonner les intérêts immédiats que suscite le transfert, et, en particulier, les satisfactions sexuelles aux-

1. *Cinq psychanalyses*, P.U.F. ; *Dora*, p. 86.
2. C'est nous qui soulignons.

quelles il vise, au profit de l'idée même de l'élaboration, du travail, de la prise de conscience, du progrès de la cure... il y a dans cette première idée de la sublimation dans le transfert quelque chose qui l'arrache à la pure et simple répétition, en même temps qu'elle s'y déploie.

Notons cependant que cette appétence au progrès, voire à la guérison, reste soumise au désir manifeste de satisfaire le médecin.

L'inverse de cette idée se retrouve à la fin du traitement de Dora, où celle-ci, pour exprimer envers Freud sa vengeance transposée, interrompt son traitement et cherche ainsi à l'atteindre dans sa dignité professionnelle et son sentiment d'efficacité.

De cette première difficulté du transfert, naîtra bientôt cette loi si difficile à soutenir pour l'analyste : de ne rien vouloir, pas même la guérison.

La notion de sublimation chez Freud a toujours pour point de départ celle de pulsion partielle non intégrée à l'ensemble de la génitalité :

« *Les forces utilisables pour le travail culturel proviennent ainsi en grande partie de la régression de ce qu'on appelle les éléments pervers de l'excitation sexuelle* »[1].

L'introduction de la sublimation comme élément composant du transfert explique en partie le caractère pluriel desdits transferts, dans la mesure où c'est à partir de chacun des moments partiels de l'expression pulsionnelle que pourra se constituer, à la faveur même de leur répétition, la possibilité d'un renoncement à leur but sexuel primitif ; à condition toutefois, étant donné leur caractère éminemment inconscient, que l'interprétation vienne déjouer, et la vertu de répétition, et le déplacement qui fonde le quiproquo.

Cette participation de la sublimation dans le transfert pose évidemment tout le problème de l'efficacité d'une cure et notamment de savoir si une analyse est susceptible de modifier un destin pulsionnel aveugle et particulier, au profit d'une sublimation : c'est-à-dire de créer, à la faveur du transfert, la possibilité d'un changement de but de la pulsion ;

1. S. Freud, *Standard Edition*, t. 9, p. 187.

ou si, au contraire, cette pulsion partielle, jusqu'ici incertaine quant à son but, possédait néanmoins, par le fait de ses tribulations antérieures, cette capacité de se sublimer, que le transfert ne ferait que remettre à jour.

Il semble bien que dans l'esprit de Freud, tout au moins à cette époque, le transfert ne puisse jouer qu'un rôle révélateur, ne fournissant que l'*occasion* pour la pulsion considérée de manifester ses capacités de sublimation au profit de la cure.

S'il y a donc un versant transfert-sublimation, il y a nécessairement un problème transfert-perversion qui, sans trouver encore de développement théorique, est tout de même évoqué en cette conclusion de *Dora.*

Ce versant transfert-perversion pose le problème de savoir selon quel découpage a pu s'effectuer sur la personne du médecin la géographie des pulsions partielles.

Quand il s'agit d'une personne totale, d'une substitution entière d'une personne à une autre, Freud dit : « le transfert » au singulier : par exemple à propos de la séquence suivante :

« *Il apparaissait clairement que je remplaçais dans son imagination, son père, ce qui se conçoit aisément vu la différence d'âge entre elle et moi.* »

Par contre, les transferts sont au pluriel dans l'exemple suivant :

« *Avez-vous remarqué* quoi que ce soit *vous faisant penser* de ma part *à* de *mauvaises intentions analogues à celles de M. K... de façon directe ou de façon sublimée, ou bien avez-vous été frappée par* quelque chose en moi, *ou encore avez-vous entendu* de moi des choses *qui forcent votre inclination comme jadis pour M. K... Son attention se serait alors portée sur* quelques détails *de nos relations de* ma personne, *ou de* ma situation[1] [2] ».

Cette abondance de locutions partitives représente un véritable découpage de la personne de Freud.

Celui-ci, pris dans un mouvement contre-transférentiel qu'il ne peut contrôler, provoque par une séduction inconsciente un grand nombre de mouvements partiels de la part

1. C'est nous qui soulignons.
2. *Cinq psychanalyses*, P.U.F., 1966, trad. fr., p. 89.

de Dora « la suçoteuse » dont évidemment ni l'un ni l'autre ne peuvent se rendre maîtres.

La pluralité des transferts joue donc un rôle très important, dans l'impossibilité pour Freud d'en dénoncer la signification, puisque c'est sur lui-même en définitive que s'élabore le découpage des moments pulsionnels de sa patiente.

Ceci explique l'importance de la note qu'il rajoute en 1899 quand, revenant sur les déboires techniques de la cure, il rétablit la vérité.

Cette vérité, pense-t-il, est qu'il aurait dû communiquer à sa patiente que son amour homosexuel pour Mme K... était la tendance psychique inconsciente la plus forte.

C'est qu'entre-temps l'élaboration du complexe d'Œdipe et l'auto-analyse de Freud ont fait quelques pas : l'homosexualité chez les hystériques dont il dit qu'en 1899 elle le plongeait dans le plus « grand désarroi » trouve ici son champ d'exercice rétrospectif.

L'identification au « séduisant » M. K... a brouillé pour Freud les cartes de l'homosexualité ; c'est que le contre-transfert, loin d'être réductible à la seule relation qui unit le médecin à son patient, déborde sur des situations plus complexes et atteint même à l'universel pour autant que c'est au complexe d'Œdipe lui-même que le thérapeute doit se mesurer.

Un point demeure en tout cas formel pour Freud, et qu'il ne démentira point : c'est que le *transfert ne peut être évité.*

Il découle, dit-il, nécessairement de la théorie de la technique psychanalytique, il faut combattre cette nouvelle *création* de la maladie comme toutes les précédentes.

Mais ici s'établit une différence essentielle avec sa position quant à l'interprétation des rêves. Cette interprétation, l'extraction des idées, l'émergence des souvenirs inconscients, les associations, etc., et tous autres procédés de traduction sont faciles à apprendre : « C'est le malade lui-même qui en donne toujours le texte » ; tandis que le transfert doit être « deviné sans le concours du malade, d'après de légers signes et sans pécher par arbitraire ».

Ici s'opère un démarquage important entre ce qui peut être un décodage, une traduction, l'écoute d'un document, ou toute reconstruction rétablissant la continuité d'un texte et l'interprétation du transfert.

Celui-ci doit être *deviné* sans le concours du malade ; le dernier membre de la phrase « et sans pécher par arbitraire » peut contribuer lui aussi à une première définition technique du contre-transfert. Celui-ci devient à la fois l'obstacle, mais en même temps le moyen de la divination, car les légers signes en question ne sont pas seulement ceux que les écarts de comportements pourraient révéler chez les patients, mais aussi bien et plutôt ceux qui dans l'enclenchement de l'attitude contre-transférentielle préviennent le médecin que quelque chose a changé dans la relation qui l'unit à son patient.

Un dernier point encore et d'importance traduit la distance qui sépare le Freud de Dora de celui de 1895 : à propos de la distinction qui s'établit entre les phénomènes de transfert dans la cure psychanalytique ou dans n'importe quelle maison de santé.

On pourrait s'attendre que la distinction établie fût celle d'une faculté d'élucidation : possible dans l'analyse, impossible en dehors ; il n'en est rien. La véritable différence, écrit Freud, est celle-ci :

« La cure psychanalytique ne crée pas le transfert, *elle ne fait que le démasquer comme les autres phénomènes cachés. Ce qui différencie les autres cures de la psychanalyse ne se manifeste qu'en ceci : le malade au cours des traitements ne fait spontanément appel qu'à des transferts affectueux et amicaux en faveur de sa guérison ; là où c'est impossible, il se détache aussi vite que possible du médecin qui ne lui est pas « sympathique », et sans s'être laissé influencer par lui. Dans le traitement psychanalytique par contre, et ceci en rapport avec une autre motivation, toutes les tendances, même les tendances hostiles, doivent être réveillées, utilisées pour l'analyse en étant rendues conscientes. Ainsi se détruit sans cesse à nouveau le transfert. Le transfert destiné à être le plus grand obstacle à la psychanalyse devient son plus puissant auxiliaire, si l'on réussit à le deviner chaque fois et à en traduire le sens au malade.* »

En dehors donc de la sublimation qui pourrait être un débouché en même temps qu'une limitation à l'amour de transfert, la reviviscence des émois hostiles contribue au maintien du processus analytique sous la condition expresse d'être interprété.

A ce compte, il conviendrait d'ailleurs de distinguer ce qui dans ces émois hostiles revient à l'expression d'une frustration, et ne ressortit en définitive qu'à une demande d'amour ou une demande d'amour déçue, et ce qui, plus primitivement, serait l'émanation d'une force agressive d'emblée, réveillée dans le transfert.

On voit comment l'assertion de Freud statuant sur la différence entre le transfert comme phénomène général et le transfert en analyse, et faisant intervenir la reviviscence d'émois agressifs, pose en fait le problème de la rupture du lien analytique car il est sous-entendu que si le patient ne rompt point avec son analyste, ce n'est pas parce qu'il n'a pu exprimer ou faire revivre ses émois hostiles, mais bien au contraire parce qu'ils sont parvenus à être réactualisés, qu'ainsi remis en lumière ils peuvent faire l'objet d'une interprétation.

La réactualisation, l'expression et l'interprétation de l'émoi hostile s'inscrivent donc, tout comme le premier mouvement d'amour, dans le cycle de la répétition. Mais c'est ce mouvement hostile qui par sa révélation maintiendrait la possibilité du lien analytique.

Au stade où nous sommes maintenant de cette recherche historique sur le transfert, en particulier au moment de *Dora*, il nous faut retracer quelques-uns des débats polémiques qui eurent lieu à ce propos ; en particulier en 1951, lors de la 14e Conférence des Psychanalystes de Langue française. Il va sans dire que l'ampleur de cette confrontation dépasse et de beaucoup le « stade de Dora » auquel nous nous trouvons ; mais que les références explicites à ce texte permettront d'éclairer la véritable portée historique de *Dora* en même temps que d'introduire quelques-uns des problèmes qui naîtront nécessairement de l'évolution du concept de transfert dans les œuvres ultérieures de Freud.

Le rapport de D. Lagache en 1951, rapport très complet, tant du point de vue historique que par l'éventail des références contemporaines, en particulier de toute la littérature anglo-saxonne, développe une confrontation, en rien moins que 103 articles, entre plusieurs concepts d'ordre psychologique et celui proprement de transfert psychanalytique.

L'un de ces concepts psychologiques : le fameux effet Zeigarnick, fut le point de départ au moins apparent d'une communication du Dr J. Lacan, qui assez spécifiquement comportait une interprétation du transfert dans *Dora*.

La pensée de J. Lacan ne se résume pas. Tout au plus pouvons-nous, « dans un temps, comme il dit, où la psychanalyse semblait à court d'alibis », saisir le mouvement polémique qui l'opposait à une conception psychologisante de la psychanalyse.

Son souci de restituer à l'analyse son champ propre qui est celui du langage, et d'introduire le sujet au langage de son désir, lui permet de dénoncer une interprétation par trop objectivante et comportementale du transfert[1].

Pour Lacan, la psychanalyse est un fait de parole et l'attention portée sur les « traits muets du comportement risque de transformer le sujet en objet ».

Selon lui, l'exposé de Dora par Freud s'exprime sous la forme d'une série de renversements dialectiques ; sur les mensonges invoqués par Dora, un premier renversement dialectique est introduit par Freud qui montre à Dora quelle est sa part dans le désordre. Un second développement de la vérité surgit alors, révélateur de la constellation œdipienne. Freud, par un second renversement dialectique, dénonce la prévalence de la jalousie de Dora à l'égard de la relation amoureuse de son père, prévalence dont le pôle véritable est celui du sujet rival.

Le développement suivant de la vérité fait donc entrer en ligne de jeu pour Dora Mme K... initiatrice sexuelle de Dora. Lacan, par une extrapolation de ce qui aurait pu être un troisième renversement dialectique, démontre quelle aurait été la valeur réelle de l'objet qu'est Mme K... pour Dora. C'est poser à travers le transfert la question même de la féminité de Dora. Féminité dont la condition est ici invoquée de s'accepter comme objet du désir de l'homme. Cette acceptation, nécessitant la reconnaissance et l'élucidation de ce que représente pour elle la femme : « l'objet impossible à détacher d'un primitif désir oral », l'identification de Dora

1. J. Lacan, *Ecrits*, Le Seuil, 1966, p. 215 : intervention sur le transfert.

à M. K... et à Freud lui-même, masque presque totalement la nature de son lien à l'égard de Mme K... Mais Freud prisonnier du contre-transfert et se substituant à M. K... élude toute écoute proprement homosexuelle pour privilégier l'amour que Dora porte à M. K...

Ceci revient à faire directement dépendre le transfert du contre-transfert et aboutit à cette définition assez fondamentale que :

« *Le transfert n'est rien de réel dans le Sujet, sinon l'apparition dans un moment de stagnation de la dialectique analytique, des modes permanents selon lesquels il constitue ses objets.* »

Rien de réel replace en effet dans l'imaginaire du désir le lieu du transfert et l'écarte des objectivations tendancieuses du comportement en même temps qu'il dissocie à tout jamais la psychanalyse de toute pratique faisant utilisation d'autre chose que de la parole.

Nous avons, à propos du contre-transfert et de la métapsychologie, souligné le caractère dialectique de la situation analytique avec quelques réserves sur l'exacte portée de ce terme.

Il nous paraît difficile de ne devoir rapporter le transfert qu'au pur système du renversement d'assertions dialectiques. Non que ce système ne garde toujours sa valeur dans l'appréciation à distance de « l'exposé » de la cure : comme on peut « sur le côté » commenter une partie d'échecs et ne s'en tenir de ce fait qu'aux coups réellement joués. De ce point de vue, les renversements sont patents et la dialectique l'essence même du jeu. Visant cela, on vise bien quelque chose et justement essentiel. Le problème est de savoir si par là même on y repère tout le transfert ou bien seulement son « exposé ».

Certes à quoi d'autre s'en tenir qu'à ce qui est dit, ou plus exactement écrit, ce qui est déjà autre chose. Mais même à s'en tenir au texte, il paraît difficile de rapporter ce qui s'y exprime sous la seule égide des oppositions dialectiques strictes. Ce serait faire peu de cas de ce qui apparaît comme contrecarre, voire aparté, commentaire, remise en place du réel : l'interprétation directe du réel par Freud soucieux de rétablir la chronologie et la totalité du souvenir nous apparaît terriblement rugueuse. Elle est pourtant infiniment moins grave que celle qui, s'interdisant toute appréciation du réel, s'emploie néanmoins à infléchir le fantasme pour le faire comparaître devant la réalité.

Mais tout ceci s'apparente davantage au contrepoint qu'à la dialectique. Avec précisément ce jeu des affects et des quantités qui caractérise le contrepoint, ce qui ne l'empêche pas d'être une réponse.

C'est dans les « impuretés », les imperfections d'un texte qui ne cesse pour autant d'être parfaitement lucide, que peut se repérer la nature exacte du contre-transfert sans laquelle d'ailleurs nous ne serions même pas en mesure de comprendre le transfert.

Comment comprendre dans le transfert que Dora est une suçoteuse si Freud ne disait pas qu'il est fumeur ? S'il a laissé le texte « tel quel », c'est bien en raison des scories, des imperfections dialectiques, qui sont les seules par lesquelles nous pouvons deviner les fantasmes inconscients qui sont ici aux prises. A cet égard, la série de renversements qui s'y fait jour s'apparente davantage à ce qui, idéalement, devrait s'y trouver qu'à ce qui s'y manifeste.

Le contrepoint tient par son appartenance musicale à la répartition des quanta, particulièrement de la durée, en ce sens que les notes qui sont elles-mêmes des quantités étaient autrefois figurées par des points. On leur opposait des notes d'égale valeur : point, contrepoint, d'où l'opposition de deux chants dont l'un valait la moitié ou le quart du premier.

Quelques excentricités du contrepoint paraissent tout à fait pertinentes à décrire les oppositions transfert - contre-transfert qui se manifestent dans *Dora*.

Si l'on songe au contrepoint rétrograde, ou allant à reculons, au contrepoint par mouvement contraire dans lesquels les chants partent dans des directions opposées ou le rétrograde contraire qu'il était possible de lire tel quel ou en retournant la partition à l'envers, et que dire des contrepoints liés, sautés ou obstinés.

Il y aurait beau jeu d'ailleurs à poursuivre la métaphore, en parlant de la fugue dont les éléments constitutifs sont, comme on sait, *le sujet*, *la réponse* et *le contresujet*, sans oublier la strette où le sujet et la réponse se rapprochent l'un de l'autre aussi près que possible, ni les divertissements qui partent du sujet ou du contresujet, servent de transition ; enfin de la pédale de dominante dont le résultat est d'affermir et d'affirmer la tonalité lors de la conclusion.

Cette métaphore en vaut bien une autre, mais n'a d'autre but que de montrer que précisément on ne peut rendre compte du mouvement général des oppositions transférentielles que par métaphore. La référence dialectique en est une autre et celle qui, par l'énoncé du troc des signifiants, sein, phallus, fèces, s'essaie à en rendre compte, en est une troisième. A moins que « l'énoncé » du contre-transfert ne soit articulé en première personne, c'est un genre qui fait florès chez les « coucou le voilà » de la psychanalyse, très pressés de montrer enfin à qui de droit, c'est-à-dire à tout le monde, ce qui s'était passé dans leur tête pendant la cure. La monade ici reprend ses droits, finie la dialectique.

Car la métapsychologie est là ou devrait l'être pour leur rappeler l'origine narcissique du terme regarder et qu'à tout prendre elle aurait quelque chose de dialectique à voir avec l'exhibitionnisme.

Ainsi, au terme de l'exposé du cas de Dora, Freud est à la fois le protagoniste de Dora personnage réel et l'auteur de Dora personnage légendaire : les deux ne font qu'un (mais par un certain travail) en quoi nous avons reconnu que la pensée psychanalytique (cf. chap. Ier) ne pouvait se scinder, et qu'elle se devait d'appartenir au contre-transfert et le contre-transfert d'en dépendre.

Si le contre-transfert est nécessaire à l'entendement du transfert, il n'y suffit cependant pas. Il faut, pour qu'il y soit rendu compte, un tiers au jugement de qui l'opposition apparaîtra comme dialectique ou contrapuntique, ou toute autre métaphore qu'on voudra, ou bien encore le psychanalyste raconte sa vie, toujours à un tiers. Tout le problème pour l'analyste est d'être à la fois ce tiers et lui-même, non qu'il soit étranger, mais qu'il assume alors cette fonction de l'Autre avec un grand A, tel qu'alors il demeure le lieu où s'exerce la parole, comme le pense J. Lacan.

Le point faible de cette conception métaphorique est toujours le même et tel que nous l'avons abordé au chapitre Ier (de la deuxième partie) par le canal de Maine de Biran : savoir le passage de l'un à l'autre par le pont de l'introjection.

On pourrait concevoir que l'élucidation tardive de Freud en 1923 et portant sur le cas Dora témoigne de l'accomplissement d'un deuil, où, par l'introjection de l'objet perdu, il aurait alors reconnu cette part de revendication homosexuelle incarnée par Dora. Inversement d'ailleurs, le retour de Dora pourrait s'interpréter de la même façon.

La pensée de Freud ne peut sans doute se réduire à cette optique, pour la simple raison que d'autres deuils sont survenus entre-temps. Mais le lien dialectique est ici coupé. Le cadavre (fût-il exquis comme le disent N. Abraham et M. Torok, cf. pages suivantes) est ici bien embarrassant, pour ce qu'il recèle de mutité et de sollicitations orales si primitives qu'elles précèdent tout langage — à moins de reconnaître comme symbolique ce qui dans cette introjection est introjecté, et ce sur quoi, il est vrai, Ferenczi n'a guère insisté.

L'interruption qui par un côté est une rupture, par un autre aussi est la mort, soit : le plus absolu des arrêts, le dernier des achoppements et par lequel, plus que par tous les autres, le transfert et le contre-transfert apparaissent. De ce point de vue, la mutité de l'analyste s'y *apparente* (au sens étymologique et plein du terme) et se montre en effet plus sûrement propice à l'apparition du transfert que toute réponse piégée, qui elle ressortit au contre-transfert dans le mauvais sens du terme.

Il nous faut donc examiner maintenant le sens de l'introjection dans le transfert par le canal de celui qui en fut l'inventeur : Sandor Ferenczi.

CHAPITRE IV

Ferenczi ou le transfert comme introjection

Un homme-cheval vêtu d'une chemise de nuit

Tel apparaît Ferenczi dans le rêve d'une de ses patientes. Toute l'histoire de l'introjection et du transfert semble portée par cette figure onirique... Hybride en un sens mais tellement proche de l'inconscient.

On peut suivre ou ne pas suivre la théorie ferenczienne du transfert, donner crédit ou non aux conséquences techniques qu'il en infère, mais on ne peut s'empêcher d'admirer la précision avec laquelle il lance un pavé au milieu de la mare.

Cette mare est celle où tout le monde à un moment s'enlise ; celle qui dessine le champ de l'introjection, de la projection, de l'identification, du symbole et du transfert.

Il faut, pour bien poser les termes de ce problème, rappeler qu'ils procèdent de l'hypnose et que Ferenczi tantôt explique les phénomènes de l'hypnose par les résultats d'une technique analytique, tantôt éclaire les processus décelés dans la cure analytique par les phénomènes constatés lors de l'hypnose.

En effet, bien que les techniques de l'hypnose aient été abandonnées et si l'on veut dépassées, il n'en reste pas moins que les phénomènes qu'elle met en évidence existent ; et il n'est pas certain que, malgré l'abandon des « procédés » de la séance hypnotique, quelque chose ne persiste dans la séance analytique qui relève d'une situation hypnotique et s'exprime ou plutôt s'exerce dans le transfert.

Le problème reste de savoir si c'est par un défaut ou une carence de rigueur analytique qu'on en vient à déceler son « soubassement » hypnotique, ou si ce soubassement étant commun aux deux situations s'éclaire d'une façon différente dans l'une ou dans l'autre.

D'une façon générale, on peut avancer que les phénomènes qui relèvent de l'hypnose sont manipulés plutôt que conceptualisés dans la situation hypnotique et que de ce seul point de vue nous pourrons être amenés à distinguer un transfert en général d'un transfert analytique au sens strict.

Pour Ferenczi en tout cas, il ne fait pas de doute que le fondement de ces situations se trouve dans l'opposition entre l'adulte et l'enfant : l'incompréhension, la contrainte, le mensonge ont présidé à l'éducation de ce dernier, en sorte que le caractère lui-même ne sera que le résultat ou le résidu de ce malentendu premier. Ce qui dans la prime enfance était éprouvé de façon sincère comme allant de soi devient mensonge intégré au caractère par suite des contraintes qui ont obligé l'enfant à nier ses aspirations les plus spontanées : si peu qu'il retrouve par la suite les signes de cette contrainte, qu'aussitôt il replongera dans une situation infantile et n'aura de cesse que de reproduire les moments de docilité ou de passivité qui la caractérisent, voire à les nier par une attitude d'arrogance et de rejet.

Pour Ferenczi la suggestion dérive d'une sujétion, et la séance hypnotique, comme la séance analytique, prétend, sinon à produire, du moins à induire une telle sujétion.

Ainsi concevra-t-il le traitement hypnotique comme gouverné par deux principes : le premier relevant de la « persuasion », c'est-à-dire des sentiments tendres propres à l'hypnose maternelle, le second relevant de l'intimidation, c'est-à-dire du respect propre au complexe paternel inconscient.

Pour autant que le respect ressortisse au complexe paternel et la tendresse au complexe maternel, on voit néanmoins que ce schéma privilégie l'interprétation du transfert dans le sens de situations concrètes déplacées comme telles, voire sédimentées sur place, et permettant l'interprétation directe des circonstances éducatives comme d'un conditionnement.

Cette conception paraît plus apte à fonder ce que certains appelleront plus tard le transfert surmoïque, qu'à réellement concevoir dans sa complexité la genèse du « Surmoi », c'est-à-dire son statut d'héritier du complexe d'Œdipe.

Si l'on peut admettre que la prégnance des situations concrètes joue un rôle aussi bien dans la séance analytique qu'hypnotique, il est néanmoins dangereux d'en faire dépendre exclusivement le transfert, d'ailleurs Ferenczi ne s'arrête nullement à cette constatation. Sans aller jusqu'aux réifications théoriques de W. Reich, sa référence au caractère ne sera pas gratuite, puisque ce caractère, un jour, il faudra le briser et pour ce faire intervenir de façon active, prendre des témoins, donner le pas à la réalité de l'analyste et de la situation analytique plutôt qu'à la fantasmatisation.

Bien avant d'accéder aux techniques analytiques, Ferenczi s'employait à hypnotiser les commis de la librairie paternelle avec succès et ajoute avec cet humour qui lui est si particulier qu'il possédait alors « cette confiance absolue en lui-même que seule l'ignorance peut dispenser ».

Peut-on en conclure que cette confiance avait baissé !, si l'on en croit l'anecdote rapportée par Jones (sur un ton parfaitement froid) et selon laquelle Freud, à la veille d'entreprendre un périlleux voyage dans le Tyrol, aurait contracté une assurance-vie de vingt mille marks, tandis que Ferenczi s'assurait pour dix mille[1] ?

Doit-on de même accorder crédit aux qualificatifs d'enfant terrible de la psychanalyse appliqués à Ferenczi et interpréter dans ce sens le « sentiment paternel » qu'attribue Jones à Freud à propos de Ferenczi ?

Je laisse aux biographes le soin de démêler le sens exact de ces rapports ayant trop peu confiance dans l'histoire pour la prendre telle quelle. Mais un fait demeure : Ferenczi est séduisant. La lecture de ses œuvres, même si elle aborde les sujets les plus difficiles, est toujours attrayante, primesautière. Les textes de Ferenczi n'ennuient jamais, et les positions passionnelles que suscitent ses théories témoignent assez de la séduction qu'il exerce.

Ce fait revêt son importance, dans la mesure où c'est précisément d'une séduction qu'il parle et que, ce faisant, il

1. E. Jones, *La vie et l'œuvre de S. Freud*, trad. Anne Berman, Paris, P.U.F., t. II, p. 57.

médite sur le rôle réel de l'analyste voire sur son action directe. Le fait est qu'il s'enlisera dans la technique active mais qu'ayant ainsi plongé dans les difficultés de la cure il en éclaire le pôle contre-transférentiel.

Il posera ouvertement le problème des patients impossibles, mal élevés, provocants, caractériels ; des enfants insupportables, menteurs.

Il se débat dans la résistance du caractère, mais il est possible qu'il y réponde également par caractère.

L'interprétation du transfert selon Ferenczi est fondée sur le concept d'introjection dont il est l'inventeur.

Dans son article *Transfert et introjection* datant de 1909, il accepte la découverte de Freud dans *Dora* et admet la définition fondamentale selon laquelle :

« *Les transferts sont des rééditions, des reproductions de tendances et de fantasmes que la progression de l'analyse réveille et doit rmener à la conscience et qui se caractérisent par la substitution de la personne du médecin à des personnes autrefois importantes* »[1].

Dans un premier temps, il montre que le transfert n'est pas spécifique de la situation analytique, mais représente un mécanisme psychique de la névrose en général.

Dès lors, il donne à ce transfert une interprétation économique, quantitative, de masse pourrait-on dire en termes de déplacement d'énergies.

Les névrosés sont des personnages « excessifs », manifestant une exagération de leurs sentiments, qu'ils soient de haine ou d'amour. Ils donnent une impression de trop-plein, ils paraissent encombrés de sentiments tapageurs. Cette description concerne plus spécialement les hystériques qui paraissent vouloir accaparer le monde qui les entoure, l'annexer, l'imiter, le dévorer, se l'approprier.

Ainsi les tendances à l'imitation, à la contagion psychique sont en réalité des revendications psychiques nées de désirs inconscients inavouables et refoulés qui conduisent le malade à s'approprier les symptômes d'autrui, voire leur caractère

1. Sandor FERENCZI, *Œuvres complètes*, trad. fr., Paris, Payot, 1968, t. I, p. 93.

auquel ils s'identifient « sur la base d'une explication causale identique », comme le dit Freud.

De la même façon, s'expliquent l'hypersensibilité des névrosés, leur faculté de ressentir intensément ce qui arrive aux autres, de se mettre à leur place.

Par un mécanisme de déplacement global, les tendances égoïstes, agressives, érotiques, refoulées, se transportent en des lieux où ces tendances peuvent trouver à s'exprimer sans culpabilité, si bien qu'on trouve :

« *Un grand nombre de névrosés qui pullulent dans les sectes religieuses à visées humanitaires ou réformistes, les propagateurs de l'abstinence... les complots contre l'ordre religieux, moral ou politique* », *etc.*

Quant à la « vie bourgeoise », elle offre elle aussi la possibilité d'un déplacement licite des énergies, mais ramenée au corps propre.

Ainsi pour Ferenczi, l'identification inconsciente des fonctions de nutrition et de sécrétion avec les fonctions génitales procède d'un déplacement du bas vers le haut. La raison de ce déplacement est parfaitement repérable, c'est le refus des adultes de donner aux enfants des explications suffisantes sur les fonctions des organes génitaux qui entraîne un déplacement du sens de ces fonctions sur d'autres zones : d'où la naissance de théories sexuelles selon lesquelles la fécondation succède à une absorption alimentaire et l'accouchement à une défécation.

De la même façon s'expliquent par déplacement les dégoûts, les vomissements des hystériques, leur gourmandise, leur tendance à absorber des produits indigestes ou nocifs, etc. Tous ces symptômes procédant du déplacement de tendances érotiques, refoulées, génitales ou coprophiliques.

Transfert et déplacement sont pour lui synonymes et indifféremment employés.

On pourrait les catégorier sous deux rubriques ; celle des transferts extrinsèques qui déplacent les énergies refoulées vers l'extérieur : soit vers un milieu social déterminé qui se prête à l'expression non culpabilisée de ces tendances ; soit vers quelqu'un d'autre : une personne étrangère en qui l'on a perçu les mêmes tendances — faute de pouvoir exprimer directement ces tendances, l'hystérique par exemple s'identifiera à cette personne et tentera d'accaparer ses caractères et ses symptômes.

En deuxième lieu : des *transferts intrinsèques* où le déplacement s'effectue dans l'espace du corps propre — la bouche s'assimilant à l'anus, le nez au pénis, la chevelure à la toison pubienne, etc., apanage, semble-t-il, de la vie bourgeoise.

On pourrait à ces deux catégories en ajouter une troisième qui n'apparaît pas encore en 1909, mais se manifestera dans *Thalassa* où les expériences traumatiques de l'espèce humaine se sont à la fois déplacées et sédimentées de telle sorte qu'un immense transfert des cataclysmes de l'espèce se retrouve dans l'âme humaine qui reproduit par les accidents biologiques de son développement les catastrophes planétaires, la période de latence entre la fin de l'Œdipe et la puberté représentant par exemple la période glaciaire.

La problématique du transfert est alors territoriale. La situation analytique devient elle-même un terrain où s'opèrent des annexions, des gains. L'avidité, l'appétit du Moi sont en cause. Une métaphore politique dérivée de l'espace vital pourrait aisément en rendre compte : assimilation des éléments étrangers mais désirables par naturalisation, expulsion des fauteurs de troubles.

Mais sur quels critères fonder cette discrimination ? Discrimination inconsciente, rappelons-le, ou plutôt sur quels signes de reconnaissance ? Puisque aussi bien cette discrimination ne s'appuiera que sur des repères déjà connus de l'enfance.

Sur peu de chose, le moindre des prétextes.

Ferenczi retrouve ici la *Darstellung durch ein Kleinstes* de Freud, la représentation par le détail. On pourrait mieux traduire, semble-t-il, par « le plus petit », soit : l'élément propre à supporter le transfert des affects inconscients.

Mais ce *Kleinstes* semble plutôt se rapprocher pour Ferenczi d'un détail, d'un fragment, d'une petite réalité que d'un élément qui n'est petit que de se référer à un plus grand et partant d'en être non seulement le morceau mais éventuellement le symbole.

Une légère déviation mais lourde de sens lui fait donner le pas dans son interprétation du transfert sur le déplacement de l'affect plutôt que sur celui de la représentation.

Freud réservait dans sa définition la possibilité d'un déplacement de représentation : « déplacement de tendances, de fantasmes ».

Pour Ferenczi, la représentation reste fixée aux complexes refoulés, seuls les affects en surnombre et comme des gaz sous pression cherchent à se fixer sur d'autres représentations. Dans ces conditions l'analyste ou plutôt un détail infime de sa personne *devient* la nouvelle représentation : *est* la nouvelle représentation.

« *Les affects refoulés jusqu'alors s'éveillent progressivement à la conscience, se heurtent à l'état naissant, à la personne du médecin et tentent d'y rapporter leurs valences chimiques non saturées.* »

Le psychanalyste est alors un catalyseur.

Le même souci « réistique » se retrouve chez Ferenczi dans son appréciation des signes du transfert. Selon lui, le fait pour le médecin d'apparaître dans un rêve est un signe certain de ce transfert.

Il en donne plusieurs exemples dont celui-ci :

« *Une malade hystérique qui refoulait et niait très fortement sa sexualité trahit pour la première fois son transfert sur le médecin dans un rêve ; j'effectue (en ma qualité de médecin) une opération sur le nez de ma patiente qui porte une coiffure à la Cléo de Mérode ; quiconque a déjà analysé des rêves admettra sans autres preuves que j'occupais dans le rêve, comme probablement aussi dans les fantasmes diurnes inconscients de la malade, la place d'un otorhinologiste qui lui avait fait un jour des avances sexuelles, la coiffure de la célèbre demi-mondaine est une allusion assez claire.* »

Poursuivant par d'autres exemples, il montre l'importance des sensations sexuelles autrefois ressenties pendant les examens médicaux puis refoulés (déshabillage, palpation, etc.) et conclut : « Pour susciter le transfert, il suffit que l'analyste lui-même soit médecin. »

La présence « telle quelle » du thérapeute dans un rêve peut en effet passer pour un signe certain du transfert, sous l'expresse réserve que les déplacements propres au processus primaire l'ont peut-être « défiguré » et qu'à la limite c'est aussi bien par son absence qu'il pourrait briller.

Plutôt que de chercher à reconnaître un signe objectif du transfert, conviendrait-il de replacer ce signe dans le champ d'opposition transfert - contre-transfert, et concevoir alors que le problème pour le « médecin » est de *s'y* reconnaître.

L'interprétation réaliste du transfert telle que la préconise Ferenczi statue sur deux réalités : l'otorhinologiste est une réalité ; le fait pour Ferenczi d'être médecin en est une autre et c'est la même. Il s'agit d'une double séduction.

La première est active du côté de l'otorhinologiste, la seconde est passive du côté médical de Ferenczi. Mais la patiente dans son rêve lui confère le même rôle actif. Cléo de Mérode est séduisante dans tous les cas. Elle déplace le souvenir d'un événement sur un scénario onirique, elle n'est que l'élément neutre du déplacement, la censure ici joue à confondre passivité et neutralité et ceci trois fois.

Une fois dans le rêve en son texte manifeste.

Une fois dans le contre-transfert où le fait d'être médecin serait un élément neutre accidentel.

Une fois dans le mythe social selon lequel la séduction est un fait actif soutenu dans son activité d'être seulement masculin.

Ce rêve peut nous servir à distinguer deux plans ici confondus. Le premier analytique, le second spécifiquement transférentiel. Le premier, analytique, s'appuie sur le décryptage du rêve, c'est-à-dire sur une technique découverte dans *La science des rêves* qui repère les éléments déplacés, condensés, voire symboliques (encore que dans ce texte l'opération sur le nez soit davantage interprétée dans le sens d'un rappel de la réalité que dans celui d'une atteinte symbolique à un appendice).

Cette technique peut éventuellement, une fois la théorie du transfert comprise, repérer la place occupée par l'analyste ici clairement dessinée et même nommément désignée. En ce sens, le plan analytique intègre le transfert. Un transfert clinique, pourrait-on dire, dont les signes objectifs seraient repérables.

Le second plan, proprement transférentiel, demande ici à être dégagé. Il exige un niveau de réflexion qui n'est plus ici exclusivement technique, mais demande selon l'expression de Freud à être deviné.

Ce plan n'est repérable qu'à considérer l'adresse, c'est-à-dire ce qui est adressé à Ferenczi ; ce qui est proprement sollicité ; ce qu'il répond et ce qu'il ne répond pas (indépendamment de toute réponse articulée) étant entendu que la réponse peut précéder la question. Ce qui est proprement le régime contre-transférentiel.

C'est considérer ici toute la politique de l'inconscient, politique qui trouve à s'exercer dans la situation analytique comme terrain de conquête (ou de retraite). A ce titre, on doit admettre que tout doit être entendu de ce qui est manifesté et que le texte manifeste du rêve tout autant que sa signification latente doit être pesé. Parler de Cléo de Mérode à un Monsieur en bonne santé puisque ici on s'en tient aux « réalités » est autre chose que d'évoquer la Sainte-Chapelle.

Non que celle-ci ne soit susceptible d'induire chez le thérapeute quelque émoi érotique à la mesure de ses fantasmes, mais parce qu'il s'agit là d'une sollicitation directe, d'une allusion plutôt que d'un symbole.

Si l'on en reste au plan analytique strictement technique, une telle allusion peut se jauger au degré d'une censure assez faible, d'un déplacement minime ou de quelque autre critère énergétique. Mais comment interpréter son caractère d'évidence, l'aspect trop clair de ce rêve ?

Nous savons par la technique que les rêves trop clairs, trop évidents sont de nouveaux déguisements, une nouvelle déformation inventée par la censure pour caviarder le texte. Mais on remarquera qu'ici l'appréciation de cette déformation a changé de plan. L'évidence n'apparaît si claire, l'allusion si transparente, le travail d'élaboration si ténu qu'en regard de celui à qui est annoncé et adressé ce texte manifeste. Nous passons ici sur un plan transférentiel, où, nécessairement, l'appréciation (sinon l'interprétation) d'un élément du rêve ne peut être comprise que dans le cadre d'une politique qui dépasse les limites monadiques imposées par la censure, pour accéder au temps dialectique de son efficience.

Rêver d'être Cléo de Mérode traduit le désir d'être une femme séduisante. Mais rêver d'être Cléo de Mérode et le dire, et le dire sur un divan analytique, est une séduction.

Cette séduction est immédiate, directe, transférentielle, elle ne s'apprécie que pour être entendue comme telle. Le clin d'œil que nous adresse Ferenczi (« Quiconque a déjà analysé des rêves admettra sans autre preuve que... »), se situe dans une perspective contre-transférentielle qui est de complicité.

Cette complicité n'est pas seulement le fait d'une expérience technique commune, mais d'un désir commun de pouvoir apprécier une allusion érotique aussi claire.

L'impact du transfert s'apprécie donc ici à plusieurs niveaux, aussi bien à considérer le rêve en son contenu que comme contenant. *L'analyse du transfert ne peut s'en tenir au décryptage technique d'un matériel, mais considérer également comme « matériel » tout ce qui dans la séance analytique est signifié.*

Tel rêve peut être interprété comme cadeau à l'analyste, mais cette interprétation « en extériorité » par rapport au contenu latent du rêve se déploie dans un autre champ. Ce champ est transférentiel.

Il convient de remarquer que le champ spécifique du transfert dépend, tout aussi étroitement que le premier, des exigences imposées par les processus primaires : qu'il est lui-même soumis aux déplacements, aux condensations, aux déguisements propres à toute expression inconsciente.

Deux conséquences de cette distinction entre un champ proprement transférentiel et un champ analytique doivent être soulignées.

La première est que les sens latents dégagés dans l'un ou l'autre de ces niveaux ne sont pas nécessairement homogènes et peuvent même être contradictoires. Tel « matériel » qualifié de génital par la teneur des éléments qui le structurent peut très bien, si l'on se réfère au plan transférentiel, être tenu pour tout autre chose. Nous reviendrons sur cette adéquation ou cette inadéquation au chapitre clinique du transfert direct et indirect.

La seconde concerne les éléments symboliques exprimés dans le champ analytique. On verra qu'ils possèdent la particularité de transcender les deux plans ci-dessus distingués, si bien qu'un élément tenu pour symbolique (ici par exemple

« l'intervention sur le nez ») en appelle aussi bien au régime monadique de sa signifiance pour le sujet qu'au régime dialectique de sa signification transférentielle.

La suite de son interprétation du transfert ne laisse plus guère de place au doute quant au rôle déterminant de la réalité de l'objet.

Passant par association apparemment « libre » du « détail », de la *Darstellung durch ein Kleinstes*, au sexe de l'analyste, association qui pour toute oreille analytique suffirait à démentir que le détail en question n'a pas d'importance, il déclare qu'il suffit qu'une patiente perçoive chez son analyste homme quelque chose de féminin pour déclencher un transfert homosexuel, ou qu'un patient perçoive ce même élément féminin pour déclencher un transfert hétérosexuel.

L'action de l'objet est ici déterminante et réelle. Certes elle ne fait que « déclencher » quelque chose qui sans doute existe déjà.

Mais nous sommes loin de Dora et d'un aspect de thérapeute « habilement inséré dans le texte d'un rêve ».

L'accent chez Ferenczi est nettement déplacé sur l'objet plutôt que sur l'origine de la pulsion.

La pulsion est hétérosexuelle parce qu'elle *tombe* sur un aspect de l'objet hétérosexuel, ou homosexuelle parce qu'elle *tombe* sur un aspect de l'objet homosexuel.

De plus, homo- et hétéro- sont ici dénommés par référence au sexe réel du patient, et de l'analyste, nous sommes ici entre réalités.

Il serait d'ailleurs trop simple de dire que cette réalité n'existe pas, ou qu'elle n'a pas d'importance, ou que le transfert ne s'appuie sur rien de réel. Mais il faut alors entendre que tout ce qui se passe dans la séance analytique ne relève pas nécessairement du transfert. Tout ce qui s'y dessine de sollicitations pulsionnelles immédiates pourrait bien tout au contraire constituer une résistance au transfert.

Deux conceptions se dessinent ici, l'une qui considère le transfert comme les auberges espagnoles, savoir que l'on n'y trouve que ce qu'on y apporte et qu'alors peu importent le sexe de l'analyste, la profondeur du divan et l'épaisseur des murs, l'autre que c'est précisément le décor qui fait le client.

Cette métaphore ne peut se poursuivre plus avant pour la raison qu'un autre élément intervient dans le champ analytique, au-delà des signes muets : savoir le contre-transfert.

Il est bien évident qu'en dépit, avec ou sans l'appui de repères « réels », si le contre-transfert témoigne d'une quelconque manifestation susceptible d'accréditer une tendance ou un fantasme prêté à l'analyste, cette manifestation n'a besoin d'aucun support matériel pour devenir une réalité psychique : tout au contraire, au lieu d'être aléatoire ou sujette à caution, elle devient pour le patient une certitude plus réelle que la réalité.

Par une subtile interprétation de la définition freudienne du transfert, Ferenczi déplace le sens de cette définition. Le thérapeute est une réalité définie, sexuée, indexée. Les affects en surnombre et insatisfaits se fixent sur cette réalité perçue. Le trajet du transfert est celui d'un affect qui, partant d'une représentation, tombe sur un perceptum. Ce perceptum est en soi une sorte de suggestion.

Il est évident que ce perceptum joue un rôle et que ce rôle est de suggestion et qu'il est inévitable. Mais il me paraît contestable d'affirmer que c'est là l'essence du transfert pour la raison que le perceptum est aussi une représentation, qu'à ce titre il ne peut prétendre à une valeur objective, qu'il ne tient sa signification que d'être choisi parmi mille autres signes qui ne sont que prétextes ; qu'à la limite il peut relever d'une projection ; qu'il n'a aucun besoin d'être cautionné par une réalité pour exister, qu'enfin et surtout sa significance est dérisoire en regard d'une réalité psychique manifestée par le contre-transfert.

D'autre part, le choix que fait le patient d'exprimer le transfert par le moyen d'une « réalité » proposée comme un perceptum ne doit jamais faire perdre de vue le plan tactique, j'entends par plan tactique, celui qu'organise la résistance de l'inconscient et qui prolonge les effets de la censure intérieure.

Ce plan tactique ne fait pas qu'utiliser au hasard de ses exigences telle particularité du thérapeute, mais *désigne* cette particularité. Par cette désignation, il déplace dans le champ transfert - contre-transfert ce qui originairement ne relevait que d'exigences inassouvies. Cette désignation peut très bien par déplacement, par renversement, voire par élision, solliciter dans le contre-transfert tout autre chose que ce qu'elle prétend désigner. Le procédé de l'élision est exemplaire à cet égard, telle ou telle « caractéristique » du thérapeute peut briller par son absence, elle ne peut ainsi briller qu'aux yeux du thérapeute lui-même dans la mesure où inconsciemment ou consciemment il en attend un effet.

C'est le cas de Freud en tant que fumeur, et insistant jusqu'à ce que cette caractéristique soit reconnue. Cet effet est de suggestion, mais cette suggestion appartient aussi bien à Freud qu'à Dora. C'est bien Dora qui par le moyen de sa résistance évite de mentionner cette particularité. Pour la désigner « en creux » elle ne la désigne pas moins.

Dans *Le rôle du transfert dans l'hypnose et la suggestion*[1] Ferenczi semble revenir sur un rôle moins déterminant de la réalité du thérapeute ; s'appuyant sur les découvertes de Jung et d'Abraham il assigne au transfert une origine précise dans le complexe parental, c'est-à-dire dans le complexe de représentation lié aux personnes des parents.

En l'occurrence, c'est donc le « médium » qui, tributaire de ce complexe de représentation, joue un rôle déterminant :

> « *Le rôle de l'hypnotiseur que l'on croyait tout-puissant se rétrécit à celui d'objet que le médium apparemment impuissant utilise ou rejette selon les besoins du moment.* »

Par ce moyen Ferenczi donne une solution satisfaisante et spécifiquement psychanalytique au problème qu'avait formulé Maine de Biran.

Nous avons évoqué dans le chapitre historique cette similitude entre les deux mouvements de pensée. Rappelons que pour Maine de Biran il n'était pas plus difficile de se représenter l'influence d'une personne sur une autre que d'imaginer cette influence sur soi-même, pour la raison que la partie de soi-même ainsi modifiable était inconsciente.

La réponse de Ferenczi est en somme la suivante : ce qui à l'intérieur d'un sujet lui échappe complètement, ce sur quoi il a tant de mal à agir n'est autre que sa propre enfance,

1. Sandor FERENCZI, *Œuvres complètes*, Paris, Payot, t. I, p. 107.

et si par les moyens de la suggestion il en impose suffisamment à quelqu'un d'autre pour mobiliser en lui les forces de l'inconscient, c'est sur l'enfance de ce quelqu'un d'autre qu'il agira : ce qui est hypnotisé c'est l'enfant dans l'homme. Dès lors, c'est dans la mesure où cet enfant qui persiste dans chaque homme rencontre le moindre signe d'autorité, signe qui peut être aussi bien représenté par des sourcils broussailleux, qu'un regard pénétrant, une haute taille, etc., qu'il transfère sur le personnage porteur de ces signes les affects réprimés lors de la prime enfance... Ces affects et les représentations qui leur sont conjointes composent les complexes parentaux dont le déplacement constitue le transfert.

Plus on va dans l'analyse, plus les composantes érotiques et agressives qui autrefois étaient attachées à ces complexes parentaux se dévoilent en se fixant transitoirement sur la personne du thérapeute.

Mais qu'en est-il du processus général et commun de toutes ces manifestations ?

C'est là qu'intervient pour Ferenczi le concept d'introjection dont il donne cette définition en 1912[1] :

« *J'ai décrit l'introjection comme l'extension au monde extérieur de l'intérêt, à l'origine auto-érotique, par l'introduction des objets extérieurs dans la sphère du moi... Pour souligner que je considère tout amour objectal ou tout transfert comme une extension du moi ou introjection...* »

« *En dernière analyse, l'homme ne peut aimer que lui-même et lui seul, aimer un autre équivaut à intégrer cet autre dans son moi.* »

Ainsi pour Ferenczi, le transfert est une introjection, c'est un phénomène de l'ordre de l'extension, de l'annexion, de l'*Anschluss*. L'homme puise dans le monde les objets, étend sa sphère d'influence, accapare et introjecte. L'homme, c'est-à-dire l'homme normal ou le névrosé par opposition au dément ou au paranoïaque.

« *Le dément retire totalement son intérêt au monde extérieur, devient infantile et auto-érotique, le paranoïaque essaie d'en faire autant sans y parvenir entièrement. Il est incapable de retirer son intérêt du monde extérieur, aussi se contente-t-il*

1. *Ibid.*, p. 196 : le concept d'introjection.

de rejeter cet intérêt hors de son « Moi », de projeter dans le monde extérieur ces désirs et ces tendances (Freud) et croit reconnaître tout l'amour, toute la haine qu'il porte en lui-même. Au lieu d'admettre qu'il aime ou qu'il hait, il a le sentiment que tout le monde se préoccupe exclusivement de lui pour le persécuter ou l'aimer. »

« *Dans la névrose nous observons un processus diamétralement opposé ; car alors que le paranoïaque projette à l'extérieur les émotions devenues pénibles, le névrosé cherche à inclure dans sa sphère d'intérêt une part aussi grande que possible du monde extérieur pour faire l'objet de fantasmes conscients ou inconscients. Ce processus qui se traduit à l'extérieur par la* Süchtigkeit *des névrosés est considéré comme un processus de dilution par lequel le névrosé tente d'atténuer la tonalité pénible de ces aspirations « librement flottantes », insatisfaites et impossibles à satisfaire. Je propose d'appeler ce processus inverse de la projection : introjection.* »

Finalement pour Ferenczi identification, transfert, déplacement sont des phénomènes subsumés dans la notion d'introjection. Il finit par dire dans le chapitre sur le concept d'introjection que le déplacement n'est qu'un cas particulier (p. 198) du mécanisme d'introjection.

Notre point de vue dans cet ouvrage n'est pas de nier, bien au contraire, la valeur du concept d'introjection, ni d'en méconnaître l'importance dans la cure analytique, mais seulement de refuser d'admettre que le transfert *soit* une introjection.

De même que nous avons défendu le point de vue selon lequel le transfert ne pouvait être assimilé aux excitations pulsionnelles pures et simples, de même prétendons-nous qu'il ne peut être assimilé à un mécanisme général décelé dans une perspective purement économique de la psyché.

Le transfert selon nous apparaît comme un processus oscillant entre les identifications, des introjections, des projections voire des états que l'on qualifie de fusionnels, sans jamais pouvoir s'assimiler à l'un d'entre eux.

Bien au contraire, l'identification, la projection peuvent constituer des résistances au transfert. L'introjection ne peut s'analyser comme s'analyse le transfert. Rappelons que l'effet principal de l'analyse du transfert est de le détruire, de démasquer sa fausse assignation.

Il semble peu probable ou peu souhaitable que l'analyse d'une introjection ait pour but de la détruire ou de l'anéantir. Le problème n'est d'ailleurs pas le même lorsqu'il s'agit d'une projection ou d'une introjection.

L'analyse d'une projection peut aboutir à un effacement, une annihilation de cette projection, il n'en est pas de même d'une introjection qui, par son caractère définitif, fondateur, et si l'on veut nourricier, ne saurait être impunément détruite. C'est le transfert qui peut être dénoncé et détruit dans la mesure très exacte où *il maintient la possibilité d'un champ dialectique dont le contre-transfert marque le contrepoint et dont l'avènement du Sujet autorise le dépassement.*

Les phénomènes d'introjection, d'identification, de fusion permettent sans doute l'apparition du transfert dans la mesure où ils réinsèrent dans une visée fantasmatique quelque chose qui alors et alors seulement peut se manifester sous la forme d'un transfert, mais ils n'évoluent pas sur un même plan.

Le nerf de l'introjection est la fantasmatisation et c'est là le point critique ; Ferenczi l'indique en une phrase : « Inclure la plus grande part du monde extérieur pour faire l'objet de fantasmes conscients ou inconscients. »

Il s'agit donc d'une « nourriture psychique » qui n'est nourriture que d'être conceptualisée sur le modèle de l'incorporation orale. En suivant cette idée, on pourrait parler de mourir d'inanition psychique.

Nicolas Abraham et Maria Torok dans leur article : « Introjecter-incorporer »[1] sont formels sur ce point : l'introjection n'est pas un fantasme.

Selon ces auteurs, le sens du fantasme doit être limité à sa portée narcissique, comme un moyen de transformer le monde. Au fantasme, s'oppose la réalité au sens métapsychologique du terme, c'est-à-dire tout ce qui peut imposer au psychisme une modification topique. La perte réelle de l'objet étant à mettre au compte de cette réalité, le fantasme tendrait à nier la réalité de la perte en maintenant secrètement le *statu quo* des oppositions topiques antérieures.

Cette théorie s'oppose au panfantastisme où l'ensemble

1. In *Nouvelle Revue de Psychanalyse*, n° 6, Gallimard, 1971, p. 110.

de la psyché serait constitué originairement par des fantasmes.

L'incorporation serait alors un fantasme magique destiné à éviter les remaniements intérieurs qu'imposerait la réalité d'une perte psychique. Il interviendrait au moment précis d'une non-introjection, le sujet voulant préserver son intégrité et refusant le travail d'un deuil nécessaire refuserait alors de reprendre en lui cette part de lui-même qu'il avait placée dans l'objet.

Les procédés de cette magie seraient alors de deux ordres conjugués : la démétaphorisation et l'objectivation.

La démétaphorisation revient à prendre au pied de la lettre ce qui ne ressortit en fait qu'à un effet de métaphore : on imagine et surtout l'on proclame que l'on avale, que l'on annexe quelque chose pour ne pas avoir à « avaler » au sens métaphorique la perte psychique, et l'objectivation conduirait à nier la perte comme blessure du sujet pour l'affirmer comme perte d'un quelque chose, d'un objet.

Nous ne pouvons d'ailleurs que renvoyer à la suite de cet article remarquable, mais nous en indiquons ici le schéma pour ce qui nous intéresse en regard du transfert.

Il nous importe en effet de souscrire à cette distinction entre le fantasme d'incorporer et le processus d'introjecter. Bien que nous n'admettions pas la théorie générale selon laquelle le fantasme serait toujours second, ou n'aurait d'autre fonction que boucher magiquement des trous, il nous faut admettre qu'en ce qui concerne le transfert dans ses moments repérables, c'est à des fantasmes que nous avons affaire et non à des processus.

Si introjecter c'est faire sien quelque chose dans le sens où « le mien » devient par exemple un prolongement du Moi, ce n'est pas cette démarche d'annexion en tant que telle qui sera repérable dans le transfert mais bien plutôt un fantasme conscient ou inconscient dans lequel l'analyste se verra assigner une place ou une fonction déterminée ou plus exactement à déterminer. Il se peut qu'alors cette place soit celle du Mort, celle de l'objet perdu, celle de l'objet à perdre, de l'objet retrouvé, de l'objet à garder, de l'objet à atteindre, de l'objet à convaincre, etc., ces objectifs ne sont décelables que de s'inscrire en des fantasmes, voire des réalisations de fantasmes, des comportements mêmes, parce que le fantasme est le milieu du déplacement, le milieu de l'imaginaire, c'est-à-dire de la figuration, voire de la transfiguration.

Il n'y a pas de transfert sans déplacement, le déplacement ne peut se concevoir que dans une mise en scène où une erreur sera commise. Rappelons qu'il est une fausse liaison, une fausse assignation. Le sujet du transfert croit que l'objet à garder est l'analyste, croit que l'objet retrouvé est l'analyste, croit que l'analyste est l'objet perdu, et pour s'en convaincre, il le retrouve, le perd, le garde, l'atteint, le convainc.

Parfois seulement, le sujet montre à l'analyste qu'il perd, qu'il retrouve, qu'il garde, qu'il rejette quelque chose.

Nous appelons transfert le moment où le sujet montre à son analyste quelque chose, comme il l'a montré autrefois à quelqu'un d'autre qui peut être l'idéal du Moi par exemple, et non pas transfert, le fait qu'il ait autrefois perdu, trouvé, retrouvé, gardé, etc., quelque chose.

L'introjection en viager

Le problème en ce qui concerne le transfert et l'introjection n'est pas tant celui de faire sien, c'est-à-dire d'introjecter quelque chose après la Mort, que d'introjecter *en viager*.

L'analyse a une fin et cette fin survient lorsque l'analyste et son patient se séparent. Telle est la « définition » de Freud. Ce réalisme abrupt revêt toute son importance en ce qu'il fonde sur une perte réelle, sur un événement contingent, sur une réalité propre à modifier le rapport topique des forces intrapsychiques, la fin de l'analyse. Cet événement est un fait, à la limite, une épreuve de force, quelque chose en tout cas avec quoi il faudra compter. Cette fin ressemble à la réalité de la Mort, par opposition à tout fantasme de perte psychique, de fin psychique, de deuil psychique, etc., elle est à la fois une métaphore de la Mort et une fin réelle, elle dessine arbitrairement les limites de la situation analytique et surtout assigne au processus analytique une direction, un mouvement, une dynamique temporelle propre, c'est-à-dire une vie analytique avec une mort analytique qui sont des parenthèses dans une vraie vie et une vraie mort.

Cette situation ainsi délimitée par des réalités trouve une valeur efficace dans la mesure où les fantasmes de perte, de fin, de Mort, de séparation, comme ceux de présence, de liens, de coexistence, sont les mêmes dans la vie et la mort tout court.

La situation analytique cependant, par le seul fait de son caractère artificiel, infléchit le sens de ces fantasmes dans la direction de la réalité psychique, plutôt qu'en celui de réalité tout court, mais n'échappe pas au fait de s'inscrire dans une réalité.

Les processus de projection, d'introjection sont alors repérables sous deux angles. Soit qu'on les conçoive comme actuels et s'exerçant dans cette parenthèse que sont la vie analytique et la mort analytique, soit qu'on les repère dans la vie et la mort « réelles » comme processus fondateurs de la vie psychique, on les déterminera alors avec un certain indice d'objectivation « scientifique », comme ayant joué un rôle dans la genèse de la vie mentale. On parlera de l'enfant, de son développement, on invoquera le processus d'introjection comme facteur de ce développement, on se demandera s'ils ont fait partie de l'édification du Moi ou si le Moi était déjà là, etc.

Mais, à considérer le transfert seul, c'est seulement dans la parenthèse analytique, c'est-à-dire dans l'actualité de la situation analytique, que l'introjection peut être envisagée.

On verra alors que dans cette parenthèse analytique, à l'intérieur même du processus analytique, s'ouvre une autre parenthèse transférentielle. Dans cette nouvelle parenthèse surgit un procès spécifique, celui qui oppose la répétition des conflits infantiles aux obstacles présents, actuels de la situation analytique. Telle est la force de cette répétition, la foi de son illusion, qu'elle tente de nier cette première parenthèse et même la seconde, pour dire alors que tout est réalité, non seulement de la situation analytique, mais de l'existence proprement dite.

Pour que de tels déplacements soient sensibles, il faut en effet que des introjections aient eu lieu, que des fantasmes aient pris la place de leurs échecs, *mais l'essence même du déplacement, c'est-à-dire du transfert, ne saurait être assimilée aux processus par lesquels les déplacements peuvent avoir lieu.*

Il se peut très bien qu'au cours de l'analyse quelque chose de l'ordre de l'introjection survienne : que des qualités de l'analyste-objet soient annexées par le patient et qu'il les fasse siennes.

Il faut alors considérer la vie et la mort analytiques comme des réalités comparables à celles de la vie et de la mort tout court, admettre que cette vie et cette mort analytiques fonctionnent non plus comme métaphore de la vie mais comme réalité. Il y aura une naissance analytique, une existence analytique, une survie analytique. Au cours de cette « existence » analytique, s'opéreront des processus néo-génétiques, parmi lesquels des introjections, des identifications, des adoptions, des deuils.

Pour pouvoir parler de ces processus, pour les penser, pour les concevoir il faudra nécessairement les référer aux mêmes concepts envisagés d'un point de vue génétique, les concevoir sur le modèle que l'on se donne du développement de l'enfant, de l'édification du Moi, de l'assomption du sujet, ou bien croire alors que cette nouvelle naissance, cette nouvelle vie psychique, cette nouvelle mort n'ont rien à voir avec la vie psychique antérieure ; ou à la limite prétendre que ces nouvelles expériences sont purement complémentaires de celles qui ont contribué à la formation de la vie psychique, en sorte qu'à la place de tel manque surviendrait telle plénitude (et à ce compte d'ailleurs, pourquoi pas l'inverse ?).

Le concept qui fait éclater une telle opposition est celui de transfert. *C'est lui qui fonde la situation analytique actuelle comme métaphorique, et en même temps dévoile* son actualité.

C'est parce que le transfert existe que la vie analytique devient métaphore de la vie psychique, et parce que le transfert répète que la fin analytique fonctionne comme métaphore de la mort, de la rupture, de la fin, de la castration.

Le transfert est pour une part répétition, réédition, reproduction et ceci de la façon la plus aveugle. Ces répétitions ne sont pas lettre morte, elles sont répétitions de conflits formellement clos, mais dont le contenu est vivant.

Le transfert est comme un paquet d'enveloppes closes et qu'un aveugle distribue aux passants. L'analyste n'est pas un passant comme un autre, à la cinquantième enveloppe, il demande qu'on ouvre la lettre et parie que le contenu en était connu et que ce n'est pas un hasard si la lettre lui est adressée.

Ou bien certains processus psychiques sont définitivement clos, ou bien ils conservent en eux une possibilité de transfert. Cette capacité de transfert ne caractérise pas seulement un individu ou une catégorie nosographique (comme on dit que « les psychotiques » sont ou ne sont pas capables de transfert), mais doit être envisagée au niveau des processus psychiques eux-mêmes, dont on voit que certains n'ont plus cette capacité d'être transférés. Ils se rapprochent alors singulièrement du concept de « forclusion » formulé par Lacan, en ce qu'ils représentent de dialectique gelée, ferrée à glace ; perte consommée d'un psychème primordial.

On voit que ces processus psychiques, s'ils gardent la possibilité d'être transférés, possèdent virtuellement la capacité de percevoir cette transposition. *Parce qu'ils ne véhiculent pas une lettre morte mais une adresse illisible, ils peuvent un jour rencontrer un destinataire*, lequel se prêtera avec plus ou moins de constance à remplir le rôle qu'on lui assigne ; il y a peu de chance alors que le contenu se dévoile vraiment.

Si le destinataire est un analyste, le contenu se dévoilera peut-être, mais ce dévoilement ne pourra se faire que *si la conscience d'un déplacement est corrélative de celle du contenu du déplacement*, cela suppose l'accès à une valeur symbolique de ce déplacement. Certains processus psychiques gardent en eux la capacité d'être transférés tels quels, mais il leur faut encore, s'ils veulent un jour devenir conscients, détenir la capacité d'être tenus pour symboliquement déplaçables, il faut que le contenu psychique soit conçu comme contenu psychique. Pour ce faire, le langage est indispensable, mais cette aperception symbolique dépasse le degré des mots pour se constituer comme pensée.

On peut concevoir alors une opposition entre la pensée psychotique et la pensée névrotique, en ceci que chacune peut avoir un contenu, mais que seule la pensée névrotique maintient, en plus de la possibilité de transférer ses contenus, celle de concevoir symboliquement ce transfert comme réalité psychique.

Dans la pensée psychotique au contraire, on peut très bien concevoir que le contenu se dévoile ou si l'on veut même s'analyse, admettre aussi que ces contenus se transfèrent, mais ces transferts et ces dévoilements se feront à l'abri de la possibilité d'être conçus symboliquement comme réalités psychiques, ils seront alors conçus directement comme réalité.

Si l'on considère la situation analytique, c'est-à-dire la vie et la mort analytiques comme des réalités, on peut fort bien admettre qu'aient lieu des introjections *hic et nunc.* On peut l'admettre plutôt que le constater. On peut même considérer ces introjections comme un lot de consolation, mais il est bien difficile alors d'en parler, sauf à induire ces introjections d'une théorie génétique.

Si l'on considère par contre la valeur métaphorique de la situation analytique à côté et en même temps que sa valeur réelle, on pourra concevoir que des introjections aient lieu par un effet de reviviscence qui est presque de résurrection. Cet effet de résurrection n'a pas d'autre agent que le transfert. L'illusion alors le sert pleinement. C'est le transfert qui, reportant sur les réalités de l'analyste les émois ou les fantasmes de sa prime enfance, permet aux fantômes de renaître un moment. Cette existence est une existence psychique, une réalité psychique, une vie et une mort psychiques.

Au cours de cette nouvelle existence et grâce au transfert, des introjections peuvent avoir lieu, introjections dont les objets peuvent être morts de mort réelle depuis longtemps, mais dont l'existence psychique réintroduit une nouvelle possibilité d'introjection.

Ces nouvelles introjections sont rendues possibles de deux façons, soit qu'elles existassent auparavant mais isolées du complexe associatif général, ou que par l'effet du refoulement et du contre-investissement elles demeurent inaccessibles à la conscience, soit qu'elles n'existassent pas auparavant, et que par l'effet du transfert positif, du fléchissement surmoïque, elles deviennent maintenant possibles sans qu'on puisse départager ce qui revient à la réalité psychique de l'analyste et ce qui revient aux qualités des objets antérieurs.

Il est bien hasardeux de conclure pour l'une ou l'autre hypothèse, tout le sens du travail analytique, de l'analyse des résistances fait pencher la balance vers la première hypothèse. Le transfert ne ferait alors que mettre à jour des processus inconscients tels que des introjections, celles-ci étant déjà réalisées auraient été par suite du refoulement isolées du système associatif et par conséquent irrécupérables par la conscience.

Une troisième hypothèse sera développée plus avant dans le chapitre « Réalité et transfert » où, considérant l'analyse comme « second événement », nous verrons que la réalité psychique ne se tient ni dans un premier, ni dans un second événement traumatique, mais dans le rapport transférentiel qui les unit (cf. Proton-Pseudos).

Quelle que soit l'hypothèse retenue, on voit quelle différence sépare le concept de transfert de celui d'introjection, par la même occasion on voit qu'ils sont inséparables, mais que ce serait une simplification abusive de vouloir les confondre.

De cette dialectique entre le transfert et l'introjection, résulte ce que l'on pourrait appeler les « avatars » de l'introjection et plus spécialement de l'introjection « en viager ».

Considérer l'introjection comme consécutive à la perte de l'objet, voire à sa mort réelle, et la considérer « en viager » revient à distinguer le vol et l'héritage.

L'héritage consiste à faire sien ce qui autrefois appartenait à quelqu'un d'autre, le vol ou l'appropriation est une tout autre affaire.

L'introjection en viager nous paraît un compromis entre ces deux extrêmes et caractériser les conditions de la situation analytique.

Le viager signifie que la mort est en suspens et que l'on verse une dîme dans l'attente de cet heureux événement. Quelle analyse peut se prévaloir d'échapper à un tel fantasme ?

L'introjection c'est le triomphe de l'acquis sur l'inné. Ce triomphe est une vue de l'esprit dans le bon sens du terme, mais sans plus ; en attendant cette acquisition connaît quelques tribulations.

Comment faire le deuil d'objets autrefois perdus mais auxquels on n'a pas renoncé, et comment acquérir les qualités de ces objets sans que du même coup la mort de l'analyste, le deuil qu'on veut en faire ne soient en question ? Faute de se résoudre dans l'immédiat par un véritable deuil ou une véritable acquisition, ces démarches trouvent des compromis.

Ces compromis s'expriment par des fantasmes, voire par des agissements, ils concernent spécifiquement le vol, l'appropriation, l'accaparement, et trouvent, selon les zones érogènes intéressées par ces échanges, à s'exprimer de façon originale.

La captation selon tous ces modes peut être considérée comme un avatar de l'introjection, de même que le fantasme d'incorporation trouve à s'inscrire au lieu et place de l'introjection, de même la captation s'exprime en des fantasmes d'appropriation qui dénoncent l'échec ou la tentative avortée d'introjection.

Remarquons que les avatars de l'introjection constituent l'objet privilégié des lois.

Mais l'important est que ces fantasmes de captation ne s'organisent pas nécessairement sur le mode oral. Si l'on a pensé et conçu le mécanisme de l'introjection sur le modèle de l'organisation orale du développement, c'est par une sorte de télescopage entre la théorie et la réalité qu'on a ainsi décidé de la nature de l'introjection.

Les fantasmes de captation (le terme de captation est ici employé en raison de son emploi dans l'expression captation d'héritage en ce qu'il implique la mort de l'objet dans son dessein) s'organisent il est vrai plus souvent selon le modèle oral de l'incorporation, mais trouvent aussi dans l'érotisme anal comme dans la problématique phallique des modèles et des sources d'expression.

Les rêves d'acquisition témoignent assez fidèlement de ces différents modes : récupération sous toutes ses formes, tel déterre des statuettes qu'il emporte dans son manteau, tel autre pille en rêve les greniers, récupère quelques faïences, quelques meubles vermoulus, autant de cadavres dira-t-on qui renvoient comme chacun sait au fantasme anthropophagique de l'absorption, on pourrait aussi bien y lire l'échec de l'introjection. La reconstitution du magot la plupart du temps, sale, émietté, toujours caché, relégué à la cave ou au grenier, s'accumule avec le temps, témoigne d'une gloire obscure qui pourrait resservir.

Les échecs de l'introjection sont le marché aux puces des rêves.

Des générations entières y déposent le bric-à-brac de leurs déjections prestigieuses, des objets autrefois convoités s'y cachent sans doute, des trésors que l'on peut accumuler, des collections complètes. Tous les mystères de l'organisme y sont représentés, les trombones en forme d'intestin, les pots chinois d'où sortent des poupées aux yeux de faïence, des sabres d'abordage, les objets qui vont par paire et ceux qui vont tout seuls.

Le domaine de l'appropriation n'est pas seulement le privilège d'une organisation orale de la personnalité. Le mien, le tien, le leur, tous prolongements fantasmatiques du Moi dessinent les limites de la concupiscence et tentent par tous les moyens d'élargir les limites du domaine. C'est plutôt par l'échec d'un de ses modes de captation qu'on y repère alors la prévalence d'un système oral archaïque immédiat.

Dans cette perspective, que veut dire alors *mon* analyste ?

Si l'on adopte la théorie du transfert comme introjection, ce « Mon » traduirait la tendance fondamentale à l'annexion, à l'expansion, à l'absorption. Ce « Mon » serait le transfert.

Outre que l'absorption orale n'est pas le seul modèle selon lequel une telle appropriation peut se concevoir, le transfert ne peut être assimilé à une appropriation, que cette appropriation soit un leurre ou qu'elle soit une réalité psychique, pour la raison qu'il témoigne autant d'une force d'extension que d'une force de répétition. Ces deux forces s'unissent pour créer l'illusion de la réalité, mais s'opposent en ce que la force de répétition réédite le dessein des conflits antérieurs et met un frein à la possibilité de nouvelles acquisitions.

En ce sens : « Mon analyste » est bien en effet une tentative d'appropriation, de captation et d'annexion, mais qui s'inscrit dans le contexte de la nostalgie, il n'est si bien « Mon » que parce qu'à quelque endroit du passé une véritable appropriation n'a pu avoir lieu.

Il existe en tout transfert un pôle nostalgique. La situation analytique s'instaure nécessairement sur le fond d'un déficit narcissique et dans le bilan de ce déficit se repèrent aussi bien les échecs de l'identification que de l'introjection, que des deuils en voie d'accomplissement.

La nostalgie est un deuil qui n'est ni fait ni à faire[1]. Elle

1. Cf. Michel NEYRAUT, De la nostalgie, in *L'Inconscient*, n° 1, Paris, P.U.F., 1966.

témoigne selon nous d'une alternance de morts et de résurrections successives d'un objet psychique qui tel un ludion remonte à la surface ou plonge au fond de l'eau. Maintes fois enterré, maintes fois resurgi, maintenu en survie, puis déclaré absent. Chacune de ces plongées et chacune de ces émergences s'accommodent d'une organisation topique qui correspond à une alternance maniaco-dépressive sur le mode mineur, elle signe les phases de dépressions légères ou de triomphe discret qui s'enlèvent sur un fond dépressif permanent.

Sur ce fond dépressif permanent s'insère le transfert comme une nouvelle possibilité de reprendre le travail de deuil, travail non pas interrompu mais indéfini. La puissance de la répétition dessine alors de nouveau l'analyste comme objet : à la fois retrouvé et pourtant à perdre. Retrouvant dans la situation analytique une nouvelle situation de viager, le transfert renouvelle la possibilité d'une fin, il réinstalle pour un objet perdu la mort à l'horizon du devenir, plutôt que dans l'absolu d'un monde objectal révolu. Il offre une ultime possibilité de maîtriser non pas l'objet, mais le procès qui intéresse l'objet : procès de deuil suspendu, ou bien il se perdra dans cette répétition et ne fera que prolonger la nostalgie, ou bien il trouvera, par le moyen de nouvelles introjections rendues maintenant possibles, le moyen d'en finir avec cet objet.

La force de cet attachement tient selon nous à la rémanence de satisfactions partielles réellement obtenues et contemporaines d'une organisation antérieure de la personnalité. A défaut d'avoir pu renoncer à ces satisfactions même partielles, surtout partielles, l'identification qui est le filet de secours du renoncement objectal ne peut avoir lieu, le transfert relance cette possibilité.

Le texte de la *Gradiva* de Jensen commenté par Freud[1] est exemplaire de la confusion qui s'établit entre le transfert, l'introjection et l'identification, exemplaire d'une confusion pour une raison simple, c'est qu'ici le thérapeute et l'objet d'amour sont une seule et même personne. Zoé Bertgang, le

1. S. Freud, *Délire et rêves dans la Gradiva de Jensen*, trad. fr. Marie Bonaparte, Gallimard, 1949, « Les Essais », XXXII.

premier amour d'enfance de Norbert Hanold, devient son psychanalyste. Elle peut lui dire en toute tranquillité : « Il me semble qu'il y a deux mille ans nous avons déjà de la sorte partagé notre pain », ou bien encore l'appeler par son nom : « Tu es évidemment fou Norbert Hanold », alors que depuis son séjour à Pompéi il n'avait communiqué son nom à quiconque.

Les interprétations de Gradiva sont toutes transférentielles par définition. Par nécessité les mots à double sens qu'elle emploie concernent aussi bien et à coup sûr le passé que le présent : Gradiva ne fait que rappeler les souvenirs de Norbert.

Entre-temps, sa mort fantasmatique a eu lieu, elle est pour Norbert Hanold cette jeune fille à la démarche incomparable mais morte ensevelie sous les cendres de Pompéi. Cette mort fantasmatique se confond avec l'oubli, elle est une mort psychique, commémorative de l'oubli intrapsychique.

On saisit chez Gradiva la démarche d'une pensée contre-transférentielle entièrement *intéressée*, délibérément passionnelle, elle connaît les réponses bien avant que les questions ne soient posées. L'amour de transfert est ici l'amour dans sa totalité.

Il s'agit d'un transfert parce qu'il y a deux époques et qu'entre ces deux époques s'est écoulée plus qu'une phase de latence mais s'est accompli un refoulement qu'on aurait pu croire définitif.

Un seul sentiment persiste pour Norbert : la nostalgie. C'est ce rêve nostalgique qui le porte à entreprendre le voyage et par conséquent la cure. Cette nostalgie porte en elle toutes les traces, tous les chaînons qui relient l'enfance de Zoé et sa très actuelle présence, il s'agit d'une résurrection, d'une réincarnation, d'un objet perdu qui n'était perdu que d'avoir été enfoui dans l'oubli. Cette résurrection porte sur une mort fantasmatique.

Alors et alors seulement, le transfert *est* une introjection et les introjections des transferts. Alors et alors seulement le transfert peut être assimilé à de purs élans pulsionnels. Alors le transfert est une annexion parce qu'il est une réannexion, une reconquête.

Si la tendance à l'annexion, à l'expansion, à l'intégration est si repérable chez les hystériques, ce n'est pas tant parce que le Moi est capable d'élargir ses limites et de trouver de nouveaux domaines, que parce qu'il a déjà connu cette extension, ce pouvoir, ces limites. La nostalgie témoigne tout autant de la tristesse d'avoir perdu l'objet que d'avoir perdu des limites territoriales autrefois beaucoup plus larges.

Ces limites peut-être n'avaient que peu de choses à voir avec un pouvoir réel sur le monde, mais la toute-puissance infantile des idées était là pour donner à ce monde l'apparence d'être à la mesure de son appétit.

La *Gradiva* de Jensen fournit une preuve par l'absurde de ce qu'est et n'est pas le transfert analytique.

TROISIÈME PARTIE

Transfert et réalité

CHAPITRE PREMIER

La réalité dans le transfert

Le concept de réalité, tel qu'il apparaît dans la pensée psychanalytique, voire tel qu'il est « manipulé », défie toute option de rigueur.

La diversité de ses acceptions, la variété des points de vue qui, à l'intérieur même de la pensée freudienne, le considèrent, les contradictions qui éclatent aux yeux de tout esprit rigoureux ont de quoi dérouter.

Ces contradictions témoignent de perspectives elles-mêmes difficilement superposables.

Pour ramener le problème de la réalité dans le champ dialectique du transfert, il nous faudra utiliser ces oppositions, voire ces contradictions aux lieux mêmes où elles culminent : savoir dans le problème de la séduction.

Séduction s'entend ici dans son sens le plus large ; soit : l'asservissement du sujet à son désir ; aliénation qui, pour ne connaître que le pied de la lettre, ne s'en réfère pas moins à l'esprit, c'est-à-dire au sujet d'une pensée qu'elle berce d'illusion.

D'autre part, la réalité si diverse et si multiple paraît dans l'œuvre freudienne se « précipiter » dans le concept « d'événement », événement traumatique en particulier, qui semble conférer à la réalité une intensité temporelle, et prend alors l'allure d'un « contretemps ».

Pour intégrer ce concept d'événement, nous concevrons alors le champ transférentiel comme confronté à un « second événement », nous appuyant, pour ce faire, sur le πρῶτον ψευδος ou premier mensonge hystérique, dans lequel le statut de la réalité, de plus en plus précaire, se voit tendu comme un fil entre deux événements.

Rappelons que pour Freud, dont le scepticisme peut être rapporté à une étape définie de sa quête sexuelle infantile, la « Réalité » de la séduction a connu plus d'un revirement.

Jusqu'en 1897, son premier mouvement est un mouvement de créance. Il croit à ce que les patients lui disent : qu'ils ont été séduits lorsqu'ils étaient enfants par un adulte. De cette séduction un grand effroi est né, qui entraîne avec lui dans un refoulement massif toute la chaîne associative, puis brusquement le doute surgit, et s'il n'en était rien ? Lentement la théorie de la sexualité infantile s'ébauche ; s'il n'en est rien, c'est que le patient croit avoir été séduit. La réalité paraît se déplacer, car ce n'est plus l'événement réel qui est traumatisant mais le souvenir et, à la limite, ce souvenir n'est pas la remémoration d'un événement réel, mais un pur fantasme, un projet.

C'est la grande révélation de la lettre à Fliess du 21-9-1897. Les scènes de séduction rapportées par les patients ne sont que des reconstructions fantasmatiques créées lors de la cure par la reconnaissance progressive d'éléments demeurés jusqu'alors inconscients. Mais si Freud ne veut pas être dupe de la réalité de la séduction telle qu'elle est avancée par ses patients, il ne renonce pas pour autant au réel, il le déplace d'un cran, car les soins de la mère prodigués au petit enfant constituent bien une réalité. Il s'ensuit une excitation qui constituera *le modèle* des fantaisies sexuelles ultérieures. En réalité, le patient ne ment pas, mais déplace lui aussi d'un cran en avant la réalité de son souvenir, et attribue la séduction à une personne étrangère. On peut dire que, dès la lettre à Fliess en 1897, le problème du transfert est visé dans un de ses aspects essentiels, celui de la séduction, de la réalité et du déplacement. On sait comment par la suite, et notamment dans l'analyse de l'homme aux loups, Freud ne renonçant jamais à la réalité de l'événement non plus qu'à la subjectivité fondée sur cet événement poursuit par une ultime reconduction la réalité de la scène primitive, aussi loin qu'il est possible ; puisque l'hérédité porteuse des traces mnésiques transmet par le fantasme originaire le schème dynamique de l'Œdipe. A cet ultime point d'horizon, le principe de matérialité absolue et celui de subjectivité absolue se succèdent, sans qu'on puisse jamais statuer sur l'antériorité de l'un par rapport à l'autre. Il reste que le problème de la réalité et de la sexualité trouve son point d'analyse dans ce carrefour inéluctable du transfert qu'est la séduction.

La séduction

La séduction dans le transfert est inévitable, mais qui séduit qui ?

Le mot séduire reflète d'ailleurs cette ambiguïté, car bien qu'il soit un verbe actif, on sait très bien à quel but passif il peut prétendre. Il paraît au premier abord exclure une réciprocité, Freud d'ailleurs l'entend le plus souvent dans un sens quasi judiciaire, celui d'un attentat (cf. plus loin l'événement).

La séduction se répartit alors de façon assez inégale entre l'homme, la femme et l'enfant. L'homme y figure le plus souvent sous les traits de ce que les journaux appellent volontiers un « odieux individu », qu'il s'agisse du boutiquier et de la petite fille, de M. K. toujours dans une boutique.

La séduction des femmes semble aller de soi comme celle de la « belle bouchère » toujours dans sa boutique, encore qu'elle déplace beaucoup d'air, et de la femme de cet autre boucher qui ne voulait pas engraisser sa rivale trop appétissante.

C'est à croire que la séduction ne concerne que le petit commerce.

Quant à l'enfant, c'est évidemment de sa première séduction inconsciente qu'il s'agit. Celle de se montrer nu sans complexes et qui si curieusement se retrouve dans les rêves qui portent ce nom.

Le point commun est ici flagrant, qui est l'exhibition directe des organes génitaux, et s'indexe plus volontiers chez l'homme d'un but « actif », chez la femme « passif ». Cette conception tient évidemment son origine des études sur l'hystérie où la séduction était alléguée par des femmes séduisantes, si bien que dans les écrits techniques les conseils aux débutants s'appuient exclusivement sur l'image d'une femme séduisante en traitement chez un homme averti.

Cette situation est si l'on veut traditionnelle et s'appuie sur des renoncements que la morale bourgeoise connaît bien pour les enfreindre assez souvent. Il reste que cette situation dès qu'on lâche les apparences est tout à fait aussi complexe qu'une autre qui, pour être mieux dessinée, ferait apparaître l'homosexualité au premier plan.

Il y a bien là un problème de réalité, qui, si l'on veut, est réalité de l'apparence mais qu'on a trop vite fait à mon sens de régler en disant que, de toute façon, l'analyse sera la même quel que soit le sexe de l'analyste, puisqu'il ne s'agit après tout que de fantasme et que, de toute façon, la bisexualité psychique est là pour parer à toute éventualité. Soit, mais les difficultés commencent précisément à cet endroit où la résistance ne veut pas suivre une si belle théorie. La situation analytique serait alors transcendante, elle rejetterait le réel comme quincaillerie, mais précisément la résistance s'accroche au mobilier, mais, dira-t-on, c'est pour l'interpréter au gré de ses fantasmes :

— Voilà de bien jolies fleurs dans votre cabinet, dira l'un, c'est bien là le signe que vous êtes un poète.

— Voilà de bien jolies fleurs, dira l'autre, et c'est encore votre salope de femme qui les a mises là pour m'humilier, etc., à s'en tenir même aux apparences, à quel autre critère que celui de la vérité pourrait bien s'accrocher le contre-transfert.

Il est bien naïf de croire que si dans son interprétation du concret le patient tombe juste ou à côté, ne modifie pas la tension du contre-transfert, et n'est pas fait en définitive pour la modifier.

Mais d'en rester à ce degré en effet ne change rien au fait que l'apparence sur laquelle le patient s'appuie pourrait en être une autre et que son fantasme trouverait bien le moyen de lui donner le même sens. Jusqu'ici il s'agit bien en effet de quincaillerie.

Mais la quincaillerie n'est pas neutre pour la raison que tout ce mobilier est un langage de signes, et que dire du vêtement de la maison, etc. Le catalogue est infini et dans lequel les indices d'appartenance sexuelle sont évidents. Tout ceci est trop connu pour qu'on s'y arrête, à cette réserve près que ce n'est pas tant parce que les choses ont valeur de signes qu'elles ont de l'importance que par l'intention qu'on a eue de leur donner cette signification. Si bien que le contre-transfert déborde et précède largement le transfert. Les choses parlent avant que l'analyste parle, il pourrait bien même ne jamais parler, que ce qui l'entoure aurait déjà parlé pour lui ; à moins de croire à l'analyse zombique dont les fervents de la neutralité mal comprise se satisfont. Que le patient interprète à côté ou dans le mille ne change pas le fait qu'il entre dans un monde de signes, dont éventuellement il fait des signifiants. Cette précession fait du contexte contre-transférentiel à proprement parler un prétexte.

Il ne resterait plus alors qu'à le soutenir ou le démentir ou penser à autre chose, c'est ce à quoi s'emploie d'ordinaire le patient et tout pourrait s'arrêter là, compte tenu du fait que l'homme averti ne dirait mot.

Là-dessus survient le transfert.

On objectera qu'il était déjà là, ce qui est vrai, on peut même avancer qu'il était là avant l'analyse. Pourquoi l'appelle-t-on alors seulement maintenant transfert ?

La réponse est claire : « parce qu'il est un obstacle ».

Mais un obstacle à quoi ?

Au contre-transfert.

Il faut donc lui reconnaître une part spontanée et une part qui ne se dessine que d'être opposée au contre-transfert. L'obstacle est d'une certaine façon le même qui est de faire obstacle au processus analytique, mais ledit processus n'est pas soutenu que d'un côté. Il ferait beau voir que la résistance ne déçoive pas l'analyste. C'est même la base d'une interprétation qui n'est d'ailleurs pas toujours suffisante : qu'il résiste précisément pour décevoir.

Qu'est-ce donc alors qui l'a déçu ?

Si nous lui faisons crédit de croire que ce n'est pas d'avoir été pris pour quelqu'un d'autre, ni d'être resté pantelant devant son désir inassouvi, il faut bien admettre qu'il désire au moins l'élucidation de ce qui se passe en lui comme de ce qu'on lui raconte.

Prenant les choses par leur versant positif, on pourrait aussi bien dire — qu'est-ce donc qui l'a séduit ? On peut lui faire le même crédit que tout à l'heure. Mais puisque c'est un homme averti, il verra que si cette séduction le satisfait, elle est par là même une résistance, en sorte que s'il est content d'un côté, il n'est pas content de l'autre.

On objectera toujours qu'il n'a pas à être content, ni déçu, ce qui est parfaitement exact. Mais où puiserait-il l'interprétation selon laquelle on pourrait le séduire ou le décevoir ?

On s'en apercevra par une résistance encore bien pire, qui est celle de n'être ni déçu, ni séduit, c'est dire que la séduction est l'envers de l'ennui, c'est dire aussi qu'elle procède, avant même d'être clairement dessinée, d'un effet de masse comme un coron bien aligné s'oppose à une rue pleine de vitrines. Nous revoilà dans les boutiques si attrayantes de Vienne.

Un autre critère cependant permettra d'appeler transfert ce qui jusqu'ici pouvait se confondre avec la pure et simple séduction. Ce critère consiste à repérer ce qui est proprement déplacement, c'est-à-dire à reconnaître nommément à qui s'adresse le discours, et éventuellement en fonction de qui le mobilier a pris telle ou telle valeur de signe. Il est trop simple de croire qu'ici les choses ne sont pas emmêlées.

Certes on a décrit, et cela existe, un côté quasi délirant du transfert appelé ainsi, parce qu'il n'aurait rien à voir avec la « réalité ». Le patient, totalement victime de son mirage et perdant tout jugement de vraisemblance, attribuerait à l'analyste la panoplie complète des « qualités » qui appartiennent à quelque figure du passé. Nous verrons à propos de la névrose de transfert comment et quand s'organise la mise en scène de ce déplacement. Il est exact que le quasi-délire est perceptible.

Mais par rapport à quoi ?

Que veut dire alors vraisemblable ? Il faut bien alors que l'analyste compare cette invraisemblance à quelque image, soit qu'il s'agisse de celle qu'il se fait, soit au mieux celle qu'il estime que le patient se fait de lui.

Les grands puristes de la neutralité diront que ne s'étant manifesté en aucune manière, ayant gardé une complète neutralité, n'ayant cédé à aucune tentation narcissique de se faire reconnaître d'une quelconque façon, tout ce qu'on lui attribue appartient au transfert et qu'il y a là une mine d'or pur.

Voilà notre homme rassuré : puisqu'il ne s'agit pas de lui c'est donc qu'il s'agit de quelqu'un d'autre.

Ainsi écoutant le récit d'un rêve et voyant un évêque égorger un poulet il aura le choix de se reconnaître en évêque ou en poulet si l'analyse du transfert l'y incite.

Accordons-lui le droit de ne pas ressembler à l'un plutôt qu'à l'autre ; il faudra bien retrouver le chemin d'une si grande différence.

Plusieurs voies sont possibles, et parfois inattendues. On voit bien qu'ici sa place dans la chaîne est fondamentale ; peut-être verra-t-il alors que de se faire tordre le cou a pour effet de le faire taire à jamais, mais que l'autre dans l'affaire a dû reposer sa crosse. Retournant alors les choses, il se demandera si ce n'est pas du côté mitre qu'on l'aurait placé, d'autant plus qu'il voit maintenant que sur la tête de l'autre se dresse une crête. Le patient, qui fait bien son travail, associe alors pour dire :

« *qu'en sortant la dernière fois il a vu sur la main qu'on lui tendait une bague, et que le poulet bizarrement en porte une à la patte et traîne un fil* ».

Notre homme alors voyant une ouverture se croit en devoir d'interpréter (vers) le transfert et dit que les évêques en ont aussi ; faisant allusion à la bague évidemment.

Le piège est alors refermé, chacun sachant à quoi s'en tenir ; l'un d'être poulet, l'autre évêque, et le fil sans doute pour chacun. C'est là un bel effet de contre-transfert au sens péjoratif du mot.

Remarquons tout de suite que cet effet n'est pas vain, car le patient reconnaît alors que ce baiser vers la main de l'évêque est un désir demeuré en suspens lors de l'exposition de la bague qui est un reste diurne. Partant de là il retrouve deux voies : l'une par Kasantzakis, l'autre par Salvador Dali.

La première a trait au fait que l'enfant lorsqu'il avait reçu de son père une taloche lui baisait ensuite la main pour le remercier de lui avoir ainsi montré le droit chemin.

La deuxième concerne un étrange animal, poulet à l'œil contrit et dont le titre est celui du grand masturbateur. Ces deux voies convergent et peut-être une troisième par l'image du cou tordu.

Il reste que par trop de hâte l'analyste s'est ici situé dans la mise en scène d'une relation complexe, qu'il aurait mieux fait de laisser telle quelle, soit en se taisant, soit en faisant seulement remarquer ce qu'elle comportait dans le rêve de réciprocité en suspens, il se console alors en remarquant qu'un effet du transfert s'est révélé, puisque, par le chemin de la bague, c'est le père qui porte le chapeau ou la mitre comme on voudra.

Deux réalités sont ici à prendre en considération, celle de la bague qui a très peu d'importance en soi, mais qui en prend beaucoup par sa valeur de reste diurne, soit : son signe d'obédience et le baiser de reconnaissance.

Mais, bien plus encore et c'est là le plus important, par le choix qu'a cru devoir faire l'analyste de se situer dans le rêve à l'endroit de l'évêque.

Le contre-transfert se manifeste et cette manifestation est une réalité ; réalité relative mais qui, par l'effet de régression que produit la séance, prend valeur pour le patient d'une réalité quasi tangible.

Remarquons bien qu'ici ce n'est pas par l'effet du transfert que ce choix prend valeur de réalité, mais en raison de la régression au stade infantile où toute manifestation des instances parentales devenait pierre angulaire avec quoi il fallait compter.

Qu'à ce jeu, l'évêque y ait perdu sa crosse n'est pas pour surprendre, mais dira-t-on où donc dans cette affaire est la séduction ? *Précisément au point exact où l'analyste a cru qu'on lui demandait de prendre parti dans cette autre scène qui, pour être cocasse, n'en est pas moins sadomasochiste.*

Notre homme alors voyant son erreur en parle à un confrère qui lui dit qu'il n'y a pas lieu de s'affoler puisque, de toute façon, ce poulet est un bon objet que ce patient veut à toutes fins introjecter, mais qu'il lui faut pour cela témoigner sa gratitude en châtrant l'évêque. Personne n'étant plus concerné par cette affaire, chacun rentre chez soi.

Si donc la séduction s'appuie sur un réel, c'est autant sur celui des manifestations du contre-transfert et sur cet autre que sont les objets concrets pour leur valeur de signe ; les deux évidemment subsumés dans la chaîne associative à devenir des signifiants.

Mais on voit que le débat, que ce soit celui de Freud changeant son fusil d'épaule ou de l'évêque, passe nécessairement par un échange qui est celui de la culpabilité.

La question de la séduction pourrait aussi bien se formuler : à qui est-ce la faute ?

C'est poser là par le même coup le problème de la réalité de la faute.

On peut voir que dans le rêve cette faute a été échangée. De l'angoisse de castration et de la faute (masturbatoire) qui est mise en scène, le patient a tissé un piège où l'autre s'est doublement entaché, d'abord d'un point de vue qu'on pourrait appeler technique, et que nous avons dénoncé ; ensuite (et c'est le même, vu d'un autre côté) d'avoir choisi le rôle d'égorgeur de poulet.

Le sentiment de culpabilité conscient de l'analyste, pour autant qu'il soit conscient, peut trouver comme on le voit un moyen kleinien d'être absous, le second inconscient, pour autant qu'il soit inconscient, a quelque chance de modifier la tension de la séance, et pourrait bien retentir sur la façon de tendre la main à la sortie de ladite séance.

Le sentiment de culpabilité en règle générale est étudié dans la monade, on traite de ses rapports intrinsèques avec la réalité, mais quand il s'agit de la séduction il devient difficile d'en rester là, puisqu'il faut au moins être deux et quand il s'agit de la séduction dans le transfert, il devient impossible de ne pas voir que le premier effet du sentiment de culpabilité est de devoir s'échanger. La faute est un cadavre sur les bras, dont on ne sait sur qui le décharger, on se contente le plus souvent de le « confier ».

Cette confession diffère du transfert en ce qu'elle est par définition explicite. Dans le transfert, le sentiment de culpabilité, qu'il soit inconscient ou conscient, cherche à s'échanger quitte à donner à cette faute le plus de réalité possible par les moyens les plus irréels.

Tel patient arrive en avance pour prétendre être pris en séance en retard. La faute prend de la réalité par ce faux semblant, mais elle n'en perdrait pas beaucoup à être dénoncée. Ce piège est grossier. Il en est de plus subtils comme celui d'être coupable de tout, ou coupable de rien. C. Stein a parfaitement démontré d'ailleurs que le désir inconscient pouvait consister à vouloir être reconnu coupable.

Cette possibilité d'échange sollicite le contre-transfert de façon sévère. Deux échappatoires semblent s'offrir : la première est de considérer que depuis Freud *via* Kant on sait que le sentiment de culpabilité n'a rien à voir avec la réalité de la faute et que l'intention ou le fantasme inconscient y suffisent. On sait, d'autre part, que la toute-puissance de la pensée infantile reprenant le dessus assume alors ce fantasme comme s'il était une réalité. Mais nous voilà bien avancés d'avoir voulu nous échapper par là, puisque aussi bien si la faute est virtuelle, le sentiment est bien réel et des deux côtés.

La seconde échappatoire consisterait à dire qu'en face d'un tel danger la meilleure solution serait toujours de se taire.

Hélas, le silence est parfois la pire des séductions. En particulier celui qui, faute de dénoncer à temps le transfert comme transfert, aurait pour effet d'accréditer sa réalité qui n'est ici que prétexte.

Ainsi la réalité, que ce soit celle de la faute ou celle de la séduction, échoue à se reconnaître virtuelle, du fait même d'être accréditée par le contre-transfert. C'est dire que d'une part elle possède un certain degré d'actualité, de l'autre un contentieux.

Les deux se fondent en ce que nous allons spécifier comme l'événement.

L'événement

Jusqu'ici, la réalité nous est apparue comme multiple et relative, et le sort en être débattu dans le carrefour inéluctable de la séduction. Par là, elle montrait son effet de contrainte.

Mais parmi les aspects multiples de la contrainte exercée par la réalité, l'un d'entre eux va jouer un rôle prédominant : celui de la différence anatomique des sexes.

Il s'agit d'une forme particulière de la réalité, puisque d'une part elle est inéluctable et que, d'autre part, elle est inscrite directement dans le corps. Si jusqu'ici la réalité était conçue comme opposition, comme contingence, rien ne semblait entraîner dans le psychisme une organisation particulière ou une limitation de sa structure. Mais seulement une direction : il n'en est pas de même de l'anatomie ou plus précisément de la différence anatomique entre les sexes. Car Freud transforme très rapidement la réalité en un événement, celui *de la constatation de cette différence.* L'événement, lui, est traumatique. *La réalité anatomique en soi ne saurait être traumatique.*

Il ne s'agit là nullement d'une loi de la nature, mais d'une réalité. La loi ne viendra qu'après, elle viendra précisément de la constatation des différences, elle est ce par quoi le psychisme sera contraint de s'organiser, défilé inéluctable par lequel le développement psychosexuel devra passer.

La scissure dont nous avions parlé à propos du Moi-plaisir et du Moi-réalité trouve ici un prolongement, car ce n'est plus seulement à une réalité contingente ou nécessaire que le Moi autoconservateur aura affaire, mais à une réalité que l'on peut qualifier de sexuelle et de traumatique.

Pour autant qu'il se heurte à l'événement de la constatation d'une différence, l'événement a donc plus d'importance que la réalité dans la mesure où, d'une part, il est soutenu par le fantasme de castration, d'autre part, il implique comme « partie prenante » le narcissisme dans un procès qu'il n'a pas choisi, et dont l'issue peut s'avérer interminable précisément d'en prendre son parti.

Selon Freud, l'événement est inéluctablement traumatique. Il faudra attendre les derniers temps de la pensée freudienne pour concevoir alors que la sexualité en soi, la pulsion en elle-même contiendrait ses propres germes d'opposition et finalement de destruction.

Mais en attendant, l'histoire du sujet l'oblige à passer par le défilé de la constatation d'une différence, qui n'est peut-être en définitive que l'aspect apparent, circonstanciel d'une contradiction plus profonde recélée par la pulsion elle-même.

Toujours est-il qu'en face de cette épreuve *la peur de castration souveraine entraîne justement le déni de la réalité,* déni qui peut cependant trouver un compromis dans le fétichisme[1].

1. Les cas de transformations sexuelles par ablation ou greffe d'organes qui constituent des transgressions au sens fort du mot, de la réalité, ne peuvent être considérés comme des transgressions que si on se réfère à la seule réalité anatomique, sans se référer à la bisexualité psychique, donc à la réalité psychique.

Elles doivent être entendues comme un exemple patent d'un essai de

Il est donc opportun de distinguer l'événement de la réalité. L'événement se situe dans l'histoire du sujet qu'il ponctue. Il est toujours traumatique parce qu'il survient sur des poussées pulsionnelles constantes dont il dévie forcément le destin.

Mais ce destin n'apparaît si traumatique que d'être dévoyé par l'objet. Ce dévoiement que nous avons qualifié dans la *Métapsychologie* d'effet de poulie redistribue les buts passifs et actifs de la pulsion mais fait plus que cela, puisqu'il déclenche chez le sujet un cataclysme intérieur.

Si l'exhibitionniste impose la constatation d'une différence, ce n'est pas seulement pour constater que sa pulsion a changé de sens mais pour mettre en scène le désarroi d'un effet traumatique.

Sinon pourquoi plutôt devant les petites filles que devant les dames averties ?

— Par pédophilie, dira-t-on.

Bien plutôt parce que les dames averties n'en feront pas un drame. Ce qui importe ici (toutes les autres raisons invoquées de l'exhibitionnisme restant égales d'ailleurs) est précisément le drame ; c'est-à-dire : déclencher une « séduction traumatique ». La réalité semble alors être imposée sur le fantasme.

En donnant le pas à l'événement sur la réalité, Freud reste donc fidèle à une conception dynamique de l'inconscient fondée sur la notion de traumatisme.

C'est parce qu'il y a des événements qu'on peut parler d'une histoire, mais à la limite on s'aperçoit que les événements n'ont de réalité que d'être soutenus par des écrans repérables dans la réalité psychique. Ces écrans reportent toujours plus loin, voire *sine die* l'hypothétique fondement réel de l'événement.

Un impératif technique se dégage alors de cette éternelle reconduction, celui de faire *comme si* l'événement psychique

la réalité psychique de prendre le pas sur la réalité anatomique. C'est lors de cet affrontement que la « réalité psychique » apparaît au sommet de sa puissance, décidée à modifier les données du réel anatomique pour les rendre conformes à celles de ses exigences mentales. On voit là ses limites, puisqu'elle a besoin pour se concevoir comme une réalité d'un corrélatif anatomique, et que ce corrélatif anatomique ne peut être obtenu que par mutilation. Pour éviter la castration dans la dynamique mentale, il faut inéluctablement la retrouver dans sa dimension effective (réelle).

était réel. Ainsi nous est-il montré dans *L'homme aux loups* comment la réalité peut être traquée en ses derniers retranchements. Comme si le but final de l'analyste était la mise en évidence d'un événement réel primordial.

Nous avons vu au chapitre « De la misère hystérique » comment l'événement traumatique se trouvait au cœur (plutôt cependant qu'à l'origine) de la chaîne associative.

Il nous faut maintenant nous retourner vers un stade antérieur de la pensée freudienne, soit : l'esquisse d'une psychologie scientifique[1] pour saisir la portée diachronique de cet événement.

Proton-Pseudos ou le premier mensonge

Dans le chapitre intitulé « Proton-Pseudos ou premier mensonge hystérique » et daté de septembre 1895, on voit comment Emma est hantée par l'idée qu'elle ne doit pas rentrer seule dans une boutique. Elle attribue ce symptôme à un souvenir de ses treize ans : pénétrant dans une boutique pour acheter quelque chose, elle aperçoit les deux commis qui s'esclaffent et sort précipitamment. Elle en conclut qu'ils s'étaient moqués de ses vêtements et que l'un d'eux avait exercé sur elle une attraction sexuelle.

L'analyse révèle bientôt un souvenir antérieur au premier : à l'âge de huit ans, elle pénètre dans une boutique et le marchand porte la main à travers l'étoffe de sa robe sur ses organes génitaux.

Freud rétablit la chaîne associative entre les deux événements et découvre alors qu'on se trouve là devant *un souvenir déclenchant un affect que l'incident lui-même n'avait pas suscité.* Entre les deux événements, les changements provoqués par la puberté ont rendu possible une appréhension nouvelle des faits remémorés. Maintenant et maintenant seulement, le souvenir déclenche une poussée sexuelle qui se mue en angoisse.

Dans ces conditions, où peut se situer la réalité ?

Partout, si l'on s'en tient aux événements ; nulle part si l'on s'en tient à la réalité comme réalité traumatique.

1. In *La naissance de la psychanalyse*, Paris, P.U.F., 1956, p. 363.

Au moment de la première scène qui est réellement une scène de séduction, la maturation pulsionnelle n'est pas suffisante pour déclencher une poussée sexuelle et le fantasme reste de quelque façon en suspens.

Dans la seconde scène, la plus récente, il n'y a pas de réalité traumatique au premier degré, c'est-à-dire qu'il n'y a pas d'attentat proprement dit, mais s'établit une fausse association, entre des éléments restés conscients. Le rire des commis, au lieu de renvoyer Emma au rictus du marchand pendant l'attentat, s'associe à l'idée des vêtements et elle en conclut que les commis s'étaient moqués d'elle à cause de son habillement et que l'un d'eux avait provoqué chez elle une attraction sexuelle.

La réalité, qui est ici essentiellement réalité traumatique, n'est donc ni dans la première, ni dans la deuxième scène, mais dans le rapport des deux.

Le réel n'est réel qu'après coup.

Il est important de remarquer que l'idée de fausse association est celle-là même qui conduira Freud à sa première compréhension du transfert, et que d'autre part *la situation analytique constitue nécessairement par la réalité et le temps de son avènement un second événement par rapport aux événements traumatiques qui l'ont précédé.*

On peut dès lors comprendre le danger qu'il y aurait à vouloir situer la réalité traumatique et tout particulièrement celle d'une séduction soit dans la situation analytique elle-même, soit dans un événement de l'enfance qui l'aurait nécessairement précédé.

Elle ne se situe ni dans l'un, ni dans l'autre. Mais se révèle dans le transfert, c'est-à-dire dans un processus qui articule deux événements comportant des points réels communs.

La théorie du Proton-Pseudos montre comment un second événement peut réactiver le sens sexuel d'un premier et que pourtant le premier ne peut prendre son sens que par le second. Il est notable, comme le remarque déjà Freud, que les vêtements qui sont une réalité cette fois-ci absolue, comme nous avons montré qu'elle pouvait l'être, surnagent si l'on peut dire au-dessus d'une réalité traumatique relative et servent de pivot à la symbolisation.

Les vêtements, dit Freud, concept le plus innocent, jouent

un rôle symbolisant, mais la structure du symptôme est telle que cet élément symbolisant n'y joue plus aucun rôle... coupé de la conscience par un chaînon de significations inconscientes. On est en droit de se demander à ce propos, si non seulement la théorie du Proton-Pseudos et de l'après coup n'éclaire pas seulement la situation analytique conçue comme deuxième événement, mais encore celle du succès si souvent constaté d'une deuxième tranche d'analyse.

La « tranche de vie », comme nous le disons dans notre jargon, représenterait alors le laps de temps intermédiaire entre une première scène de séduction qui serait celle de la première analyse, et une seconde où, par l'élucidation du transfert et l'effet d'une maturation nouvellement intervenue, une prise de conscience deviendrait possible en réactivant le procès d'une première séduction.

En définitive, que l'on se réfère à l'idée de Ferenczi d'une époque glaciaire ayant rompu le développement de l'humanité, ou qu'on fasse appel comme Freud aux deux temps de l'homme déterminés par sa maturation pubertaire, ou qu'on envisage l'intervalle entre deux tranches de transfert, voire le temps qui s'écoule entre deux séances : l'idée subsiste que la réalité n'est pas déjà là, mais que la fonction traumatique du réel est si prégnante qu'elle oblige à la concevoir comme suspendue.

On a reproché à la pensée psychanalytique de rester tributaire de la notion de traumatisme ; en s'appuyant sur le fait que cette notion serait tout à fait dépassée par celle du fantasme inconscient, reléguant ainsi la réalité au rang d'un mal nécessaire : voire celui d'une maladie de jeunesse.

D'une part, comme nous l'avons vu, la réalité est une butée nécessaire du fantasme, d'autre part, on voit mal comment sans la notion de traumatisme on pourrait étayer celle de répétition.

C'est bien parce que la libido est « bruyante » qu'il faut la maîtriser.

Si nous concevons la cure analytique comme second événement, c'est dans le cycle de la répétition qu'il faut l'entendre ; c'est-à-dire dans celui de la maîtrise des excitations pulsionnelles.

Quel rôle alors peut jouer le transfert dans la maîtrise

de ces excitations ? (pour autant qu'on ne le confonde pas avec ces excitations elles-mêmes)[1].

Une remarque de Ferenczi nous servira de référence. Celui-ci, parlant des visages humains et de leur éventuelle ressemblance, avance que lorsque nous rencontrons de nouveaux visages, très souvent nous établissons un lien de ressemblance avec un visage antérieurement connu.

Ce fait patent de la psychopathologie de la vie quotidienne doit être selon lui rapporté aux forces de l'instinct de mort qui, refusant toute nouveauté, tentent d'annihiler cette agression en la rapportant à un fait précédemment connu.

On pourrait objecter que cet essai de maîtrise peut aussi bien se concevoir comme effet de la libido qui n'a de cesse que de relier entre elles des unités toujours plus vastes.

L'intrication du besoin de réunir de nouvelles entités et celui de maîtriser les excitations provoquées par cette réunion est d'ailleurs tout à fait concevable.

La cure analytique conçue sous l'angle d'un « second événement », donc d'une nouveauté, fait alors apparaître le transfert comme une tentative de maîtriser les excitations déclenchées par la situation *hic et nunc*.

Dans le flux libidinal actuel et immanent résultant de la situation analytique, le transfert apparaît alors comme un moyen de maîtriser ses excitations en faisant resurgir le passé ; en appliquant à la relation qui risque de s'instaurer les schèmes déjà connus de ses relations antérieures. Le transfert dévie l'impact trop brutal desdites excitations et leur substitue inconsciemment celles qu'il a par le passé plus ou moins maîtrisées, mais qu'au moins il connaît.

Autrement dit, mis en face d'une séduction d'autant plus traumatique qu'il l'a lui-même déclenchée, le patient par le transfert parvient à maîtriser la situation nouvelle, ou tout au moins cherche à le faire.

La nature même de la névrose fait que les styles relationnels ainsi imposés par le transfert aux lieu et place de ce que pourrait être une relation nouvelle sont eux-mêmes traumatiques et insuffisamment maîtrisés, en sorte que, pour échapper à un traumatisme actuel, le transfert retombe

1. *Métapsychologie et contre-transfert*, p. 20.

sur des situations conflictuelles elles-mêmes traumatiques.

L'insuffisance de cette maîtrise relance les essais d'accaparer de nouvelles unités.

Ce procès est comparable à certains égards à celui de la maîtrise intellectuelle, dont l'inhibition se manifeste en ceci : que les objets qu'elle a à connaître sont en soi traumatiques parce que nouveaux. Nouveaux signifie qu'ils ne sont pas encore maîtrisés, et cette absence de maîtrise conduit à assimiler d'autres objets dans l'espoir fallacieux d'être mieux maîtrisés.

Cette surenchère apparaît clairement dans l'inhibition scolaire de l'enfant intelligent qui ne peut assimiler que des notions supérieures à celles de son « niveau », mais demeure incapable d'enregistrer celles qui lui correspondent.

L'angoisse est alors déterminée par l'absence de maîtrise. Le fait que les enfants aiment à répéter indéfiniment et surtout à faire répéter indéfiniment, ne se lassant jamais d'entendre la même histoire, s'oppose à l'attitude de l'adulte fuyant par tous les moyens l'ennui de la répétition et s'abreuvant de nouveautés.

En réalité cette constatation n'est qu'une apparence. Nous croyons que l'enfant répète alors que c'est nous qui répétons. La fortune des « répétiteurs » vient de ce que l'enfant répète très peu. Chaque lecture qui pour l'adulte paraît ennuyeuse, parce qu'il croit la connaître, est pour l'enfant toujours nouvelle, il n'en finit pas d'inventorier les inflexions de la voix, les surdéterminations du texte, et les variantes de la lecture, parce que ces variantes ne sont pas encore maîtrisées.

Ainsi traumatique ne veut-il pas dire nécessairement douloureux mais nouveau.

Le nouveau est traumatique parce qu'il contraint à une maîtrise des éléments libidinaux qu'il contient.

La cure analytique conçue comme second événement est *en ce sens* traumatique.

Nous avons vu la correction qu'il convenait d'apporter à ce sens de traumatique, dans la mesure où ni le premier, ni le second événement ne peuvent se prévaloir d'être en soi traumatiques, mais bien l'oscillation entre eux.

Le transfert apportant sur la lumière trop vive des excitations pulsionnelles l'ombre des relations antérieures stabilise la situation analytique, pour se réfugier de nouveau vers des situations antérieures.

Cette conception du transfert comme élément inhibiteur stabilisateur et réducteur de la situation analytique semble en opposition complète avec les théories narcissiques de la cure analytique, selon lesquelles l'état narcissique du début de la cure serait perturbé par l'arrivée des excitations pulsionnelles corrélatives du transfert.

En réalité le transfert apporte autant d'éléments à la « composante léthale » du narcissisme qu'il lui en retire.

Selon nous d'ailleurs, « la composante léthale du narcissisme n'est pas une simple composante, ou, si l'on veut, elle est à part entière.

Le repli narcissique est mortel, non seulement dans le narcissisme secondaire, pour ce qu'il entraîne avec lui d'agression détournée de l'objet, mais dans le narcissisme primaire lui-même, pour ce que la quiétude qui est essentielle comporte de réduction des tensions vers zéro.

En réalité, nous concevons le transfert comme oscillant entre deux pôles, un pôle narcissique et un pôle objectal.

Le transfert n'est ni narcissique, ni objectal, il marque seulement à la place de l'analyste le point limite de son aboutissement narcissique et objectal.

Il n'est qu'un déplacement de figures, de procès en suspens.

Tantôt, par l'effet de l'incomplétude de ces figures, ou plutôt de leur incertitude, par l'absence de maîtrise des conflits qui leur sont corrélatifs, le transfert reporte sur le support imaginaire, symbolique, ou « réel » de l'analyste, la figure même de cette incomplétude. Le transfert interroge alors l'analyste et cherche dans une réponse la certitude qui lui ferait reconnaître telle figure comme imaginaire, symbolique ou réelle.

Tantôt, par l'effet des fixations, par la somme des conflits maîtrisés ou dépassés, par le caractère, par la « légalisation » des contre-investissements, par la répétition mortifère des demandes où les réponses sont impliquées dans la question, le transfert lutte contre toute innovation, assure la stabilité des situations imprévues, prévient l'inattendu.

Ces figures et les expériences conflictuelles qui leur sont

attachées ont à la fois une valeur narcissique d'intégration et une valeur mortelle de répétition.

Mais qu'est-ce à dire alors qu'une figure, puisqu'on dit qu'elle est transférée.

Si l'on s'en remet à la notion de pulsion comme concept limite entre le biologique et le mental, il faut pour franchir la limite concevoir au moins la figure sous les traits d'une représentation.

La figure signifie alors dans notre propos la plus petite unité susceptible de figurer dans une chaîne associative, soit : ce que nous appellerons un psychème.

Le psychème ne peut ni être assimilé au mot, ni au phonème, ni à tout autre effet d'une ponctuation du langage, non plus qu'au concept qui ne peut marquer qu'un moment réflexif sur un ou une série de psychèmes, mais doit être conçu précisément comme la plus petite unité fantasmatiquement déplaçable.

De ce point de vue, on peut concevoir le psychème comme pivot aussi bien de l'identification que de l'introjection, que du transfert, sinon que le destin des psychèmes se trouve modifié par les mécanismes mêmes qui l'enserrent dans une visée fantasmatique.

Dans ce sens l'introjection et la projection ne sont que des mécanismes indiquant le sens vectoriel dans lequel les psychèmes peuvent être transités.

Le problème est de savoir s'il est possible d'envisager un statut des psychèmes : par exemple, définir un identème ou un introject, sans faire intervenir l'accrochage des représentations aux restes verbaux, ce qui impliquerait qu'il n'y ait pas de psychème qui ne soit nécessairement un signifiant.

On peut entendre alors un psychème primordial comme assurant dans les mécanismes de la pensée un rôle déterminant, telle la série : sein, pénis, enfant. Cette série n'étant concevable comme psychème que parce qu'elle est une série, et qu'elle ne peut s'arrêter à aucune étape de sa représentation, mais tire au contraire de son symbolisme le pouvoir d'être représentée par l'un quelconque de ces signifiants.

En ce qui concerne le transfert dont nous avons vu qu'il ne saurait être assimilé aux mécanismes d'introjection ou de projection, les psychèmes déplacés et conçus comme la plus petite unité déplaçable peuvent tenir à la « dimension » du plus petit détail symbolique, comme à la représentation d'un personnage tout entier qui devient pour un temps la plus petite unité représentée.

S'il nous faut alors distinguer les psychèmes primaires corrélatifs ou contemporains des identifications primaires, et les psychèmes secondaires, nous verrons que, même au niveau primaire, les psychèmes ne peuvent être tenus pour univoques, nous ne pouvons les concevoir qu'à travers leurs rejetons, qui sont les concepts.

Ce qui revient à dire qu'il est impensable de les concevoir autrement que par différence grand-petit, plein-vide, fort-faible. Tous concepts dont le sens opposé se retrouve dans les mots primitifs et dont Freud pensait[1] qu'ils représentaient la confirmation de sa conception de l'expression de la pensée dans le rêve.

Si, au niveau des concepts, le sens du concept lui-même n'apparaît que par différence, ou si au niveau des images comme le pensait Freud la valeur n'apparaît qu'en raison de l'opposition, le psychème peut être conçu comme générateur de cette opposition et se situe de ce fait au niveau de la barre de séparation.

Que le groupement des psychèmes s'ordonne en complexes associatifs ; que par l'effet de la fixation ils paraissent se construire autour de la figure centrale d'un personnage ou d'un rôle ; que par l'essence des relations dans lesquelles ils s'intègrent on leur confère la valeur d'une image, ou que par leur insistance dans le champ dialectique du transfert on leur attribue la valeur (et même pour certains la nature) d'un signifiant, ces différents groupements ne peuvent trouver leur cohérence que d'être rapportés à la pensée et aux idées inconscientes, lesquelles trouvent par le transfert, c'est-à-dire par le détour d'une autre pensée et d'une autre subjectivité, le moyen de devenir conscients.

1. S. Freud, *Des sens opposés dans les mots primitifs*, 1910.

CHAPITRE II

La réalité du transfert

De même que la « réalité sexuelle », c'est-à-dire la constatation de la différence de sexes, se présente d'abord comme un accident, fût-il inéluctable, du développement psychosexuel, alors qu'il est en réalité un déterminant absolu, de même le transfert apparaîtra-t-il d'abord comme un obstacle dans la cure alors que son dévoilement rendra compte du déroulement de cette cure et même du fait qu'il soit apparu lui-même comme un obstacle.

Est-ce à dire pour autant que le transfert *est* une réalité. La tentation pourrait être forte de commuer le transfert en quelque chose de réel. L'essence du transfert est dans le *mouvement* qui transfère et répète un mode de relation, il n'est pas cette relation, il en est le transfert.

Certes, ce déplacement ressortit à une « réalité psychique », c'est dire qu'il peut être considéré à juste titre comme l'objet d'une investigation, d'une élucidation, parfois d'une interprétation, c'est dire aussi que par l'intensité des forces qu'il véhicule, il tente de prendre le pas sur les exigences de la réalité extérieure. Mais si sa constance, sa permanence, voire son immuabilité peuvent le faire passer pour réel, nous soutenons le principe qu'il est davantage vrai que réel.

Le problème est alors posé de savoir si ce qui est déplacé, ce qui est reporté, voire ce qui est sublimé dans, sur, par, et avec l'analyste peut être qualifié de réel et tenu pour réel.

Une confusion quant à ce problème naît de l'emploi d'expressions telles que : « origine du transfert » (M. Klein) ou transfert de base, base du transfert.

On objectera facilement qu'il ne s'agit là que de querelles de mots, mais, précisément, les mots sont des pièges à conviction.

Ces expressions entraînent à penser que le transfert est une relation solide que l'on pourrait se représenter comme une barre, un segment qui se serait constitué dans l'enfance et qui brusquement se retrouverait dans l'actualité de la situation analytique.

Si l'on veut s'en tenir à une définition stricte du transfert, cela n'a pas de sens, car le transfert ne peut être que corrélatif d'une relation. Il est le déplacement d'une relation, il ne peut y avoir dans l'enfance un petit transfert qui se développerait pour devenir un grand transfert. La constance de la pulsion autorise à dire qu'il y a quelque chose de permanent, de constant, de *retrouvable*, mais non quelque chose de réel.

Le terme de relation d'objet transférentiel, encore que parfaitement cohérent dans le système de Maurice Bouvet, peut difficilement être transposé dans un autre corpus théorique, précisément parce qu'il objective le transfert avec un trop fort indice de réalité.

Il découle en effet de la distinction que nous établirons entre transfert direct et transfert indirect qu'il existe non seulement une différence, mais même une opposition entre une relation d'objet direct dans le transfert et le transfert lui-même, qui n'est autre que l'aménagement, le déplacement, quelquefois la sublimation de cette relation.

Cette opposition est le champ où s'exercent dynamiquement les forces du contre-transfert qui spontanément vise à rendre indirecte la relation érotique pour s'en protéger, et à rendre directe celle qui par les voies multiples de la résistance tendrait à réduire la relation analytique à une valeur non signifiante.

Cependant, pour autant qu'une relation infantile peut être définie et en quelque sorte repérée, ou que changeant de point de vue nous adoptions une attitude de psychanalyste généticien, voire que nous passions à « l'observation directe » d'un enfant, nous pourrions alors déclarer réel un mouvement qui serait constitutif de son objet, bref nous pourrions objectiver un comportement.

Mais dans l'expérience analytique proprement dite, faute de repérer et de pouvoir catégorier un tel mouvement, nous en serons réduits à constater la permanence, l'immuabilité, la rigidité d'une « attitude » dans la relation analytique.

L'insistance de la demande devient telle (et c'est le thème fondamental d'analyse définie, analyse indéfinie) qu'elle ne peut alors s'interpréter que comme résistance : résistance à l'analyse, il conviendrait mieux de dire résistance à l'analyste.

Cette résistance, par sa constance, finit par avoir une réalité.

On peut alors l'interpréter comme la rémanence d'une réalité antérieure, comme la réédition d'une relation infantile où dominait le négativisme, puis ramener ensuite ce négativisme lui-même au principe général de la pulsion de Mort dont la répétition marque l'expression.

Il s'agit là d'une double réification, dont le texte de Freud sur « Analyse définie-analyse indéfinie » fournit davantage le prétexte mal compris que l'argument véritable.

La première de ces réifications consiste à penser que le négativisme de l'enfant était un état et donc ne s'inscrivait pas dans une relation dialectique.

La seconde est de ramener ce négativisme à une théorie « substantielle » de l'instinct de mort, au nom de laquelle la répétition ne relèverait que d'un statut biologique.

Or si l'on ramène le problème de la résistance dans son véritable champ qui est celui d'un rapport dialectique, on comprendra que l'insistance, la répétition et même la rémanence d'une situation négativiste ne représentent que le négatif d'une demande même si cette demande ne trouve d'autre moyen que la répétition pour parvenir à ses fins, c'est-à-dire obtenir une réponse.

C'est à ce titre, me semble-t-il, qu'il faut rapporter la part du transfert que Freud désigne sous le nom de *réimpression*, *réédition* et non pas répétition.

Ou bien, la demande est véritablement une demande et ce qui est transféré vise à obtenir par le transfert une réponse, la répétition est alors le moyen le mieux approprié à cette fin, ou bien la répétition n'est qu'une répétition ; soit : lettre morte. Mais dans ce cas on voit mal ce qu'elle pourrait avoir à faire avec le transfert.

Réimpression et réédition disent bien ce qu'elles veulent dire et l'on y reconnaîtra la marque scripturaire de leur intention.

L'écriture assume ici sa fonction de permanence ; il faut que cela soit inscrit ; il n'existe pas de deuil sans épitaphe, on sait trop bien ce que l'éloge funèbre recèle de parti pris et le panégyrique d'ambivalence.

L'épitaphe au contraire signe et scelle.

Scripta manent, verba volant.

Le *Petit Larousse*, qui est un malin, dit bien qu'il s'agit là d'un proverbe qui conseille la circonspection dans des circonstances où il serait imprudent de laisser des preuves matérielles d'une opinion.

Mais la situation analytique offre tout au contraire, par le moyen de *l'irrévocable*, une chance d'inscrire à jamais le transfert comme avalisé.

Ce que l'on a appelé résistance *par* le transfert (Maurice Bouvet) trouve en fait dans *l'irrévocable* sa vocation. La réédition et la réimpression traduisent bien ce sens de l'écriture d'être une résistance.

Il nous est toujours loisible de rapporter cet effet de résistance par le transfert à quelque principe général de négativité, qui dépasserait par son projet l'accident particulier d'une résistance par le transfert.

Mais pour le moment, soucieux de rétablir dans le champ dialectique la place du transfert, nous verrons que ce dernier s'inscrit (c'est le cas de le dire) dans une opposition et qu'il nous faut alors faire intervenir la notion de *transfert négatif*.

Si l'on s'en tient à sa stricte définition, le transfert négatif ne tient qu'à la reviviscence d'émois hostiles et à leur déplacement sur l'analyste. L'expression de ces émois hostiles est en effet parfaitement repérable dans une analyse, soit qu'elle s'exprime directement, soit qu'elle nécessite un décodage.

Mais « bien fol est qui s'y fie » pour la simple raison qu'il faudrait savoir interpréter le moment dialectique dans lequel l'expression de cet émoi hostile s'inscrit. Telle appréciation défavorable formulée à l'endroit de l'analyste traduit-elle la marque d'un amour déçu ? Le signe d'un renversement d'amour en haine ? ou au contraire la trace directe d'un rejet primitif. Manifeste-t-elle l'expression de l'envie ? Mais dans ce cas, n'implique-t-elle pas la reconnaissance préalable de qualités enviables etc. ? Toute problématique qui, *mutatis mutandis*, peut aussi bien être soulevée par les manifestations d'un transfert d'expression positive.

Entendons bien que le concept d'ambivalence est trompeur s'il consiste à vouloir absoudre ce problème en affirmant qu'en fin de compte tout est dans tout et réciproquement, et qu'il n'y a pas lieu de savoir si l'on a affaire à du lard ou du cochon.

Le concept d'ambivalence ne doit pas être assimilé à celui de mixture, mais bien plutôt à ce qu'il recèle de dialectique figée, voire en suspens.

Ainsi parlera-t-on de degrés d'ambivalence, d'une ambivalence faible ou forte qui statue sur le degré d'équilibre des forces, sur leur rapport, mais non sur ces forces elles-mêmes.

Une conception du transfert qui tendrait à l'interpréter comme le simple report, la stricte répétition d'une relation antérieure sur une relation d'objet actuelle dite relation d'objet transférentielle, ne peut considérer l'expression négative ou positive du transfert que comme la répétition et le déplacement d'émois jadis éprouvés puis refoulés, puis retrouvés, en sorte que l'interprétation ou la prise de conscience ne pourrait se concevoir que d'être ainsi formulée « c'était comme ça autrefois et c'est aussi comme ça maintenant. »

L'ironie que nous attachons à décrire ce mouvement ne doit point nous leurrer et nous masquer qu'en effet ce mouvement existe bien, mais ne traduit qu'un moment dans sa tribulation dialectique et que de s'arrêter en si bon chemin conduit la pensée analytique à *s'arrêter elle-même* et du même coup à se constituer elle-même comme pure répétition.

Si nous restituons à la situation analytique son pôle contre-transférentiel, nous y constaterons que l'effet positif ou négatif du transfert n'est perceptible comme tel que d'être opposé au courant contre-transférentiel et détermine alors des effets de concordance et de discordance, d'harmonie ou de dysharmonie dont nous avons donné l'exemple dans le premier chapitre.

Ces effets d'harmonie ou de dysharmonie sont alors les seuls qui permettent d'assigner à telle expression négative ou à telle expression positive du transfert son moment véritable dans le développement dialectique, à décréter que tel mouvement de haine n'est que le renversement d'amour, à décréter que tel autre est l'expression directe d'une identification, etc.

On remarquera qu'alors le concept de résistance et celui de transfert négatif peuvent être conçus comme corrélatifs, voire comme cosubstantiels, comme c'est le cas pour Freud selon qui c'est une seule et même chose de résister à l'élucidation des phénomènes inconscients que de résister à l'analyste.

Cela suppose évidemment qu'à l'inverse on conçoive *l'alliance* de l'analyste et de son patient comme une force visant le même objectif, l'alliance dont les accents bibliques trouvent chez Freud un écho particulier, ouvrent le champ mystique de l'analyse.

Moïse est à l'horizon de ce mouvement que techniquement on interprétera comme une sublimation, mais que dialectiquement on ne pourra concevoir que comme la rencontre, l'adoption et finalement la consécration de la découverte analytique.

L'adepte, le disciple, le fils ou l'allié trouvent ici le temps de leur avènement fantasmatique, avènement dont les accidents relancent le procès de la filiation, du sacrifice, de la castration, mais dont le dépassement autorise à concevoir un commun dessein : l'idéal collectif d'une foule à deux.

L'avènement historique de l'analyse pouvait au temps de Freud se redoubler d'être l'avènement particulier de chaque nouvelle cure.

Pas un client qui ne soit un adepte en puissance, pas un qui ne résiste en même temps à la découverte de soi-même et à la perspective du mouvement de la pensée analytique, pas un dont le projet ne soit en même temps le projet de la pensée freudienne.

Ces deux temps sont maintenant disjoints par l'appareil des sociétés, par la codification de la transmission de l'analyse, par le code civil de la filiation qui exclut les enfants naturels.

Mais l'alliance demeure le point d'aboutissement d'une même perspective, à charge pour Freud de s'être débrouillé comme il pouvait, là-bas, avec Moïse, à charge pour ses successeurs de savoir dans quel sens il convient de noyer ce poisson historique.

Si nous dessinons ainsi le point limite de l'aboutissement d'un transfert positif comme un point mystique, c'est pour souligner que ce point ne peut être entendu que comme effet d'accord et que loin d'échapper par quelque assomption de la monade au temps dialectique de son avènement, il se doit au contraire de réunir deux courants qui pour l'occasion vont dans le même sens.

L'alliance qui nécessairement se fonde sur le transfert et le contre-transfert positifs ne doit sa positivité qu'au fait de l'accord. On peut imaginer alors que cet accord recèle en lui-même les germes d'une mauvaise fin comme ces aveugles que représente Breughel et dont le premier de la file s'est fourvoyé dans quelque fossé. L'alliance peut en effet se concevoir comme un accord du même côté de la résistance, c'est là l'effet le plus sûr de la séduction où l'analyste et son patient se retrouvent en effet du même côté de la barrière pour résister ensemble à la découverte du sens. On voit alors que la positivité du transfert n'est positive qu'en regard du désir de l'analyste, et qu'elle suppose une autre positivité plus absolue.

Cette positivité absolue se dessine et se décèle parfaitement dans l'analyse, où le sens paraît se dévoiler sous les yeux de l'analyste et de son patient comme un fait nouveau qui les dépasse l'un et l'autre : il n'y a plus alors de précession du contre-transfert, plus de question ni de réponse. Le dépassement des moments dialectiques trouve alors son aboutissement dans la révélation d'un sens qui laisse loin derrière lui la positivité ou la négativité du transfert qui pourtant lui ont servi de tremplin.

L'interprétation que nous donnons ici du transfert positif et du transfert négatif s'inscrit donc dans le mouvement contrapuntique qui nous paraît caractériser le processus analytique. C'est pourquoi le transfert négatif se traduira par un effet d'opposition, le transfert positif par un effet d'accord.

Ces effets d'accord ou d'opposition ne se conçoivent que de s'opposer ou de s'accorder au point de vue de l'analyste, lequel point de vue peut être adéquat ou caduc.

Si nous le supposons adéquat, si par exemple la construction et la reconstruction en analyse vont dans le sens d'une élucidation toujours plus poussée, nous pourrons alors confondre résistance et transfert négatif sous un même terme, et dire que résister à *l'analyste* ou résister à *l'analyse* est une seule et même chose.

Si tout au contraire nous supposons le point de vue de l'analyste caduc, cette caducité ne pourra guère s'apprécier d'un point de vue absolu, ni « en dehors » de la situation analytique. On ne pourra, au nom d'une vérité supérieure, d'une technique meilleure, d'une extrapolation idéale, décréter que telle autre interprétation eût porté de meilleurs fruits, qu'elle eût évité telle impasse, réduit l'effet de résistance, etc.

On pourra seulement *interpréter* cette caducité en fonction des interactions transférentielles et contre-transférentielles qui auront entraîné une telle caducité.

On sera peut-être fondé à émettre un jugement critique, mais on constatera alors que par un effet d'accord l'analyste et son patient se sont trouvés pour un temps du même côté de la résistance, du même côté des forces de refoulement ; que par un effet de complicité, tous deux se sont trouvés par la force du transfert et du contre-transfert positifs entraînés comme les moutons de Panurge, dans un même moment d'aveuglement.

Tout aussi bien pourrait-on montrer que par l'interaction des mouvements de transfert et contre-transfert négatifs, c'est aussi du même côté de la résistance que se retrouvent nos deux protagonistes pour s'être enlisés dans une relation sadomasochiste.

Il existe alors une positivité et une négativité plus absolues que celles qui s'attachent à caractériser le transfert, il ne peut s'agir que d'une sublimation, c'est-à-dire une dérivation du but sexuel, des pulsions primitivement engagées. C'est par là même souligner l'effet nécessaire de rupture, de cassure, de démarcation qui disjoint le lien *d'accord ou de désaccord* d'une relation transférentielle.

L'effet le plus sûr de l'interprétation ne consiste pas toujours à viser dans le mille, pour la raison que viser dans le mille renforce toujours le transfert positif ou amplifie la réaction négative.

Si cette valeur de sublimation qui, selon Freud, *fait partie* du transfert s'entend d'ordinaire comme *acquise* par l'analyste et *devant être acquise* par le patient, il s'en faut de quelques exemples qu'il en aille toujours ainsi, et l'on citera par boutade, alors qu'il s'agit d'un fait fondamental, ces analyses mal conduites dont le résultat s'avère excellent grâce au talent de l'analysé.

Ajoutons que la conduite de la cure dans ses moments stratégiques ou tactiques ne va pas nécessairement dans le sens d'une élucidation. Elle peut tout au contraire laisser dans l'ombre tel point énigmatique. L'analyste se fera alors temporairement l'allié du refoulement, loin d'être exceptionnelle, cette attitude soutenue par le silence est la plus fréquente.

La positivité et la négativité du transfert introduisent ainsi à la notion d'affect transférentiel ainsi qu'au problème des charges libidinales déplacées lors du transfert.

Qu'en sera-t-il dans cette affaire de la réalité du transfert ?

Si nous en tenons pour l'interprétation du transfert comme pure et simple répétition, si nous l'envisageons comme la reprise pure et simple d'une relation infantile réelle et répétée plutôt que déplacée sur l'analyste, il nous faudra tenir aussi le transfert comme une autre réalité toute semblable à la première. Nous chercherons alors dans l'analyse les « attitudes prototypiques » ; nous parlerons de repérage et nécessairement d'objectivation de comportements décelables dans leur répétition et interprétables comme tels. De tels comportements existent, de tels repérages sont possibles, de telles interprétations sont pratiquées.

Si, tout au contraire, nous soulignons l'aspect de réédition, de réimpression du transfert, si nous considérons que le déplacement n'est pas seulement un mouvement passif, mais un mouvement qui crée, qui invente et qui transmue, voire qui sublime les forces dont il est porteur, nous donnerons moins de poids à la réalité comportementale antérieure, nous interpréterons le mouvement dialectique des oppositions contre-transférentielles plutôt que nous ne repérerons et n'objectiverons telle ou telle attitude, voire telle position au sens kleinien du terme ; nous nous éloignerons de la réalité factuelle des événements, nous tiendrons davantage les éléments d'une scène primitive pour fantasmatiques que nous n'en recherchérons les circonstances réelles, etc. Bref, nous en viendrions à dire que le transfert n'est rien de réel.

Ces deux positions sont également illusoires et également vraies, en ce sens que la réalité en analyse n'est jamais une *donnée de fait* mais que, si l'on peut dire, elle reste à faire.

Une analyse court toujours le risque de donner à la réalité le pas sur le fantasme comme aussi bien d'ailleurs de s'évanouir dans une visée « proustienne ».

Il n'y a pas une réalité, il n'y a que des réalités.

Au fond de chaque rêve, de chaque fantasme, de chaque idée, de chaque souvenir, de chaque transfert, il y a une butée du réel, une réalité qui fonctionne comme limite, étant entendu que chacune des fonctions psychiques qui viennent d'être énumérées : rêve, fantasme, souvenir, etc., constitue elle-même une *réalité psychique* à l'intérieur de laquelle la *réalité limite* fonctionne comme opposant et dialogue avec le subjectif.

Il y a donc de multiples réalités mais qui rapidement perdent leur caractère absolu pour devenir relatives à la catégorie psychique où elles s'inscrivent. Si bien que par rapport au rêve le reste diurne qui l'a induit est une réalité, laquelle évidemment n'est que relative, puisqu'elle s'est détachée d'un événement réel plus global en raison de sa signifiance. De même, la « scène primitive » offre à l'investigation sensorielle du sujet, un support « réel », mais qui n'est réel qu'en regard d'un fantasme œdipien qui l'enserre. Mais le réel lui-même trouve en quelque sorte un plus réel que lui, si l'on admet qu'il dépend des schèmes philogénétiques de l'espèce ; lesquels reposent sur une ultime réalité : celle des traces mnésiques.

Plus on va dans la théorie, plus le sens de la réalité devient relatif au fur et à mesure qu'en quelque sorte elle s'intériorise. Si la réalité continue bien d'être extérieure et objective, c'est rapidement sa visée subjective qui entre en jeu.

Ainsi peut-on « tenir compte » de la réalité ou nier son existence ; un pas de plus, et l'on dira de la réalité qu'elle peut être « refoulée », ce qui, sans doute, est un terme impropre, mais montre que déjà la réalité n'est plus cet extérieur qui s'oppose, mais un intérieur qui fait partie du psychisme.

On dira dans la deuxième topique que le Moi tient compte

des exigences du Ça, du Surmoi et de la réalité, ce qui lui confère quasiment le statut d'une instance.

Finalement la réalité en vient à se confondre avec le « sens de la réalité » qui, lui, est proprement subjectif et intérieur.

La réalité est donc parfaitement relative. Sa véritable fonction dans la cure est d'être elle aussi un terme dialectique, c'est-à-dire de s'opposer ou de se conjoindre à tel mouvement du processus analytique selon les besoins de la cause.

Quant à statuer sur la « réalité » d'un événement traumatique, c'est là un point de vue strictement théorique ou, si l'on préfère, scientifique qui échappe au processus analytique proprement dit, mais qui peut néanmoins témoigner d'une position contre-transférentielle (moment réflexif) comme nous l'avons montré dans la première partie, au premier chapitre.

Les discussions à n'en plus finir de certains auteurs (Ida Macalpine, Silverberg, Glover) pour savoir si les circonstances qui entourent la séance d'analyse doivent être mises au compte de la réalité ou du transfert, par exemple la poignée de main, l'ouverture de la porte et même certains passages à l'acte, etc., n'ont à mon sens aucun intérêt pour la raison que la « réalité » ne se situe pas à tel endroit absolu d'une circonstance, mais dépend étroitement du mouvement dialectique qu'on lui imprime en sorte que telle poignée de main peut aussi bien témoigner d'une réalité au sens d'une opacité de la résistance que d'une expression transférentielle au sens dialectique du terme. L'important est qu'elle échappe ou n'échappe pas à une interprétation dans le transfert, elle peut être réalité parce qu'elle se veut indépassable comme telle, ou réalité au sens de la réalité psychique parce qu'elle relève d'un déterminisme inconscient interprétable dans le transfert.

Plutôt que de statuer sur la réalité du transfert, il sera préférable de parler d'indice de réalité, étant entendu que la valeur de cet indice reste à déterminer pendant la cure et dépendra de la valeur que l'analyste et son patient lui confèrent.

On saisira mieux l'importance de cet indice en considérant le degré de réalité qu'il convient d'apprécier dans les expressions telles que transfert paternel, transfert maternel.

Transfert paternel, transfert maternel

Ces expressions paraissent accréditer la thèse d'une réalité de la relation transférentielle qui deviendrait alors proprement paternelle ou maternelle, et où l'indice de réalité pourrait prendre une très grande valeur.

Il convient à ce propos de rappeler la conception de Freud concernant la théorie générale des névroses ; on ne saurait être plus clair en ce point précis[1] :

« *Il est bon que vous sachiez que les localisations de la libido survenant pendant et à la suite du traitement n'autorisent aucune conclusion directe quant à sa localisation au cours de l'état morbide. Supposons que nous ayons constaté, au cours du traitement, un transfert de la libido sur le père et que nous ayons réussi à la détacher heureusement de cet objet pour l'attirer sur la personne du médecin :* nous aurions tort de conclure de ce fait que le malade ait réellement souffert d'une fixation inconsciente de sa libido à la personne du père[2]. *Le transfert sur la personne du père constitue le champ de bataille, sur lequel nous finissons par nous emparer de la libido ; celle-ci n'y était pas établie dès le début, ses origines sont ailleurs. Le champ de bataille sur lequel nous combattons ne constitue pas nécessairement une des positions importantes de l'ennemi. La défense de la capitale ennemie n'est pas toujours et nécessairement organisée devant ses portes mêmes. C'est seulement après avoir supprimé le dernier transfert qu'on peut reconstituer mentalement la localisation de la libido pendant la maladie même.* »

Au cours des modifications dynamiques enregistrées au cours de la cure, on peut donc *constater* un transfert paternel. Le terme de transfert paternel est alors distinct du terme de transfert entendu en son sens général et qui spécifie le déplacement d'un complexe de représentation sur la personne du médecin.

On voit qu'ici la réalité du transfert ne peut s'apprécier qu'avec un très faible indice. La véritable « réalité » d'une relation archaïque entendue d'un point de vue génétique

1. S. FREUD, Introduction à la psychanalyse, in *Théorie générale des névroses*, trad. V. JANKÉLÉVITCH, Paris, Payot, 1949, p. 488.
2. C'est nous qui soulignons.

ne pourra s'apprécier que par une reconstitution théorique, lorsque le dernier transfert aura été supprimé.

Il est évident que les expressions de transfert paternel et transfert maternel sont d'un emploi justifié sous l'expresse réserve de ne jamais les considérer comme la répétition pure et simple d'une réalité historique mais comme le réaménagement, la nouvelle et transitoire répartition des énergies psychiques pendant la cure.

La notion de fixation soutient ici l'emploi de ces expressions ; la fixation de la tendance est définie par Freud[1] comme le fait, pour une tendance partielle, de s'être attardée à une phase antérieure, et rien d'autre.

Dès lors, il importe de saisir les rapports unissant la régression et la fixation pour situer convenablement la place du transfert en regard de ces deux notions[2].

« *La régression a lieu lorsque, dans sa forme plus avancée, une tendance se heurte dans l'exercice de sa fonction, c'est-à-dire dans la réalisation de sa satisfaction, à de grands obstacles extérieurs. Tout porte à croire que fixation et régression ne sont pas indépendantes l'une de l'autre. Plus la fixation est forte au cours du développement, plus il sera facile à la fonction d'échapper aux difficultés extérieures par la régression jusqu'aux éléments fixés et moins la fonction formée sera en état de résister aux obstacles extérieurs qu'elle rencontrera sur son chemin. Lorsqu'un peuple en mouvement a laissé en cours de route de forts détachements, les fractions plus avancées auront une grande tendance, lorsqu'elles seront battues ou lorsqu'elles se seront heurtées à un ennemi trop fort, à revenir sur leurs pas pour se réfugier auprès de ces détachements. Mais ces fractions avancées auront aussi d'autant plus de chances d'être battues que les éléments restés en arrière seront plus nombreux.* »

En dépit de ces métaphores guerrières, on conçoit que, dans ce cas, l'actualité de la situation analytique, la réalité de l'analyste puissent constituer une source d'excitations telles qu'elles servent alors de repoussoir à la satisfaction des tendances inconscientes, et que de ce fait s'enclenche un mou-

1. S. FREUD, Introduction à la psychanalyse, in *Théorie générale des névroses*, trad. V. JANKÉLÉVITCH, Paris, Payot, 1949, p. 366.
2. *Ibid.*, p. 367.

vement régressif au cours duquel apparaîtront les points privilégiés d'une fixation qui peut être maternelle, paternelle ou tout autre d'ailleurs, mais que l'on nomme ainsi par référence aux premiers objets marqués par la libido dont on sait qu'ils sont de nature incestueuse.

C'est bien souvent par une sorte d'abus de savoir, par précipitation, que sont ainsi interprétés les transferts dits paternels ou maternels, sans se soucier des étapes intermédiaires de la fixation, des accidents de parcours, des connotations multiples de la constellation familiale, du rôle très important de la fratrie ou de la fixation de tendances partielles sur des objets apparemment éloignés du complexe familial.

Certes, tous ces aléas de la fixation peuvent être rapportés au complexe central de la triangulation œdipienne. Mais, au lieu que ce complexe central soit conçu comme un point de départ, il conviendrait plus souvent de le considérer comme un point d'arrivée, toujours énigmatique, toujours surprenant, toujours à découvrir.

Or le processus analytique tire sa force essentiellement de deux choses : de l'élucidation des phénomènes inconscients organisés en complexes énigmatiques et du déplacement des éléments de ces complexes. Mais toute la dynamique du transfert, c'est-à-dire tout ce qui fait que « ce n'est plus tout à fait la même chose maintenant », tient à ceci que le déplacement, bien que virtuel et parce qu'il est virtuel, transmue les éléments qu'il déplace et les jauge à une autre mesure. Si les cartes sont toujours les mêmes, leur distribution n'est plus la même. C'est dans l'exacte mesure où le transfert n'est pas réel mais vrai, qu'il peut restituer aux éléments déplacés leur valeur mémorative, démasquer leurs fausses assignations.

Le moment fondamental par lequel c'est la poussée pulsionnelle qui est constitutive de l'objet suppose par la permanence de cette constitution une structure qui tient compte à la fois de la « géographie pulsionnelle », c'est-à-dire du lot particulier des prédispositions érogènes et une capacité de déplacement de cette structure : *le mouvement par lequel cette structure se déplace est le transfert.*

Le transfert n'est pas cette structure.

Il est le mouvement par lequel cette structure peut déplacer ses éléments organisés de façon complexuelle.

Ce mouvement lui-même n'est pas libre, il est déterminé par la structure qui se déplace, par les résistances ou les facilitations qui peuvent lui être opposées.

En ce sens, les fixations infantiles, par la prévalence d'un type de choix objectal historiquement déterminé, entraînent une rigidité de déplacement et une sorte de rigueur fatale de son point d'aboutissement.

Le transfert est étroitement lié à la répétition de circuits pulsionnels complexes qui butent sur les points de fixation préétablis, c'est dans ce sens que peuvent être fondées les expressions : transfert paternel, transfert maternel étant entendu que ces appellations peuvent rendre compte de fixations plutôt que d'un mouvement libre.

C'est pourquoi les termes de *pôle objectal et pôle narcissique du transfert* qui ne sont pas des qualificatifs du transfert mais les limites ponctuelles de ses manifestations dépassent par leur point de vue les aléas historiques des fixations et rendent mieux compte de la labilité par laquelle, au cours d'une même séance si ce n'est d'une séquence, voire d'un seul mot ou d'un silence, le support transférentiel de l'analyste peut être qualifié de paternel ou de maternel.

L'analyste n'est pas l'objet du transfert, il n'est que le point limite de son aboutissement fantasmatique, objectal ou narcissique.

Pourtant, tout porte à croire que l'analyste est l'objet du transfert. Tous les efforts du patient, toutes les forces inconscientes dont il dispose s'organisent pour convaincre l'analyste qu'il « est » le père ou qu'il ne l' « est » pas, ce qui revient au même. Toute l'erreur dite contre-transférentielle de l'analyste est de le croire, soit qu'il veuille alors assumer le rôle de cette position, soit que par identification, il y donne entièrement crédit.

Ces tendances à la réification dans la cure trouvent à s'étayer par quelques théories résolument réalistes du transfert. Parmi celles-ci l'article si fréquemment cité d'Ida Macalpine marque une position clef[1].

1. Ida MACALPINE, in *The Psychoanalytic Quarterly*, vol. XIX, 501-539, 1950.

Il représente la pierre angulaire de ces conceptions tant parce que l'auteur a explicitement abordé le sujet, que par la recension des idées qui ont précédé son point de vue.

C'est ainsi qu'Ida Macalpine dénonce, à juste titre d'ailleurs, les ambiguïtés et les contradictions dont témoignent les conceptions sur le transfert par les post-freudiens.

Mais tout se gâte dès lors que le problème est posé de « l'assujettissement libidinal mutuel » auquel Freud fait allusion dans *Psychologie collective et analyse du Moi.*

Freud est alors essentiellement soucieux de montrer qu'il y a une similitude fondamentale entre le transfert et l'hypnose et que la suggestion est inhérente à l'entreprise analytique, mais que, par la possibilité d'élucider le transfert, cette suggestion n'en est pas une. Il assigne donc à l'analyse du transfert un but très précis, celui de dénoncer au fur et à mesure qu'ils surgissent les éléments transférentiels inconscients pour en élucider le sens.

Le problème de la suggestion étant de nouveau posé et selon Ida Macalpine non résolu, la vieille question dont nous avons longuement traité dans le premier chapitre de la seconde partie resurgit : où se situe la suggestion ? Est-elle le fait du sujet chez qui l'opérateur ne fait que déclencher quelque chose qui existe déjà ? Ou bien est-elle du côté de l'opérateur qui transfère chez son patient quelque chose qui n'appartient qu'à lui ?

Ida Macalpine utilise cette problématique en insistant sur la nécessité de distinguer la suggestion de la suggestibilité. Cette distinction lui est en effet nécessaire pour séparer les facteurs intrinsèques et les facteurs extrinsèques qui vont *déterminer* le transfert.

Son optique est en effet rigoureusement déterministe ; le problème de la nature du transfert dépend de la question : « qu'est-ce qui détermine le transfert », en vertu sans doute de l'adage bien connu : que si l'on connaît la cause on connaît l'effet.

Selon Ida Macalpine, on a eu le tort de considérer le transfert comme une manifestation spontanée en dépit de l'existence de facteurs déclenchants. Le transfert est induit, il faut donc reconnaître et recenser lesdits facteurs déclenchants, c'est bien là le piège de la « réalité » car dans cette optique le transfert est un état. Toute l'entreprise analytique se résout à induire cet état.

Il est évident que, pour considérer ainsi le transfert comme un état, le concept de régression doit entrer en jeu ; concept lui-même réifié dans la mesure où cette régression n'est pas un retour dynamique ou temporel à une structure antérieure mais cette structure elle-même. On parlera donc de « régression transférentielle », expression qui se retrouve sous la plume de bien d'autres auteurs psychanalytiques.

Ainsi la technique analytique aurait-elle pour but d'induire le transfert. En effet, par les frustrations qu'elle impose : invisibilité de l'analyste, silence, position allongée, frustration objectale, elle détermine un état infantile, une régression transférentielle, l'installation progressive de cette régression conduit à la « névrose de transfert » dont Ida Macalpine fournit les repères suivants :

— quand les symptômes se relâchent ;
— quand le niveau du conflit est atteint ;
— quand le conflit névrotique est dirigé vers la situation analytique ;
— quand la productivité morbide se centre autour d'un seul point : la relation avec l'analyste.

Le transfert serait donc un état, d'abord incomplet qui, au moment de la névrose de transfert, atteindrait son apogée, il est le cœur du processus analytique ; avant cela, la nature du conflit restait obscure, mais par un dévoilement quasi chirurgical tout d'un coup elle apparaît.

Cette théorie comporte quelque élément de vérité. Il est vrai que la situation analytique par le fait du silence, par la position allongée, l'abandon de l'expression motrice, la projection sur l'analyste de significations parentales, etc., est inductrice d'une régression. Il est vrai aussi que toute une part du processus analytique repose sur une régression dont les aspects sont d'ailleurs multiples, il est vrai aussi qu'une partie de l'attitude contre-transférentielle s'organise en fonction de cette régression.

Mais il est tout à fait illusoire de penser que le transfert *est* cette régression. Le transfert n'est pas un état, pas plus qu'il n'est une réalité.

Il ne se confond en aucun cas avec l'ensemble de la situation analytique, encore moins avec la régression qu'elle peut induire.

Mais bien plutôt s'appuie sur les différents types de régression pour traduire *alors* le mode original selon lequel, *lors de cette régression*, le monde objectal se constitue.

De la même façon, une structure névrotique déterminée, un type de fixation, même un mode de contre-investissement ne seront entendus, perçus, compris et même si l'on y tient « diagnostiqués » que par leur mode d'aperception contre-transférentiel, c'est dire d'une autre façon qu'il n'y a pas d'état de transfert, il n'y a que des corrélations de transfert qui correspondent aux différents degrés de la régression et qui pour une part les révèlent.

On peut dire qu'à chaque étape de la régression temporelle ou à tel aspect de la régression topique, correspond une structure de transfert spécifique. On peut dire *que le transfert témoigne d'une structure corrélative de la régression* mais pas qu'il « constitue cette régression » car c'est pour autant qu'il ne se confond pas avec elle qu'il demeure à la disposition du Sujet et que par l'élucidation de son sens il peut ouvrir une situation de conflit jusqu'alors close en elle-même.

Ceci, je le rappelle, n'infirme en aucune façon qu'il puisse exister dans la situation analytique un état. Pour une part, la régression au narcissisme primaire peut être conçue comme un état et selon certains comme une structure[1], mais en tout cas différents des manifestations par lesquelles ils se dévoilent.

Une bonne illustration de cette différence entre la « réalité » d'une situation et la puissance virtuelle d'une structure transférentielle peut être fournie par les six personnages en quête d'auteur de Pirandello qui mieux qu'aucun traité situe parfaitement le « rôle » de la réalité.

On sait en effet comment la rencontre de ces personnages voués par leur être même à être l'orphelin, le père noble ou la femme bafouée suffit à déclencher un drame inéluctable.

Immanquablement la belle fille impudique rencontrera

1. Cf. André Green, Le narcissisme primaire : structure ou état, in *L'Inconscient*, nos 1 et 2, Paris, P.U.F.

le père noble qui immanquablement abandonnera le fils abandonné puisqu'il est le fils abandonné, etc.

Ainsi en va-t-il du transfert qui, porteur des drames potentiels dont il est le vecteur, exigera immanquablement, selon la scène où son effet se déploie, les mêmes objets. A chaque instant chacun des personnages plaide la réalité : il est le seul vrai puisqu'il est lui.

Le décor qui pourtant est concret et que le directeur apporte à sa requête n'est qu'une pacotille bouffonne en regard du *vrai* guéridon, du guéridon réel dont le personnage se dit le porteur. Le rire de la grande coquette qui est interprété par une actrice bien réelle et bien en chair n'est qu'une dérision sonore en regard du *vrai* rire de la belle fille, etc., chacun donc, par le seul fait d'être soi, se dit réel et le croit, mais il n'y a là, nous le savons, que pure virtualité, potentialité en marche. Seuls en vérité seraient réels les acteurs opposés aux personnages. Mais les acteurs, bien que tout à fait vivants, sont incapables, bien sûr, par leur métier d'être véritablement eux-mêmes. Rien donc n'empêchera que le drame se produise et surtout ne se reproduise éternellement.

Pour mettre fin à ce drame inéluctable, il y faudrait un auteur, autrement dit un sujet. D'ailleurs tous les personnages le réclament à tout instant mais avec plus ou moins de conviction, tant ils sont pressés, non pas de jouer (ce sont les acteurs qui jouent) mais d'être ce qu'ils sont ou ce qu'ils disent qu'ils sont ! Quelle prescience du transfert et surtout quelle force de conviction dans ce pur imaginaire qui croit être réel !

Mais poursuivons l'étude d'Ida Macalpine et de sa conception étatique du transfert.

Il est vrai, comme elle le pense, que dans certaines analyses la complexité des éléments transférentiels jusqu'alors disparates peut s'organiser pour constituer ce que l'on appelle la névrose de transfert, il est vrai que par l'effet du transfert les conflits s'ordonnent autour de la situation analytique, il est vrai que par l'effet du transfert positif les symptômes peuvent être abandonnés, il est vrai qu'un conflit (plutôt me semble-t-il que *le* conflit), qu'un conflit donc, par son transfert dans la situation analytique, peut trouver son issue parce qu'il est transposé, mais c'est précisément à sa transposition qu'il doit sa capacité de résolution, car si le patient rentre réellement en conflit avec l'analyste, il n'y a aucune raison pour que ce conflit trouve un jour sa résolution analytique.

Si donc nous reconnaissons à la pensée d'Ida Macalpine quelque fondement, c'est pour constater qu'aucune pensée psychanalytique ne peut se permettre contrairement à la pensée philosophique ou politique d'aller jusqu'au bout d'elle-même car elle risque d'être contredite dans les trois quarts d'heure qui suivent. A vouloir nier toute emprise de la réalité dans la cure ou à vouloir exclure toute virtualité du fantasme, on s'expose à n'en plus percevoir l'intrication.

Mais plus difficile encore sera d'apprécier l'indice de réalité dans une théorie encore plus systématique de la cure telle que le kleinisme nous en donne l'image.

La réalité du transfert ou plutôt son origine, sa « base » s'y trouvera déportée à un tel degré de précocité qu'elle en deviendra plus accessible à une vision théorique qu'à une constatation de la « réalité ».

Mais par un curieux renversement, cette théorie « pan-fantastique », par le crédit qu'elle accorde à une sorte de réalité du fantasme, en viendra à considérer les manifestations du transfert avec un très fort indice de réalité, cet indice traduisant le report inchangé de la réalité fantasmatique précocissime sur l'actualité du transfert.

Si Freud, lorsqu'il envisage les origines les plus lointaines de la pensée, parle seulement d'un être doué de sensibilité et de mouvement, il lui attribue tout aussitôt un sentiment de détresse.

Mais quelle est donc cette détresse ?

Comme souvent Melanie Klein fournit une réponse à une question qu'elle n'a pas posée et sa pensée semble s'inscrire en complément daté dans un problème qui, pour Freud, est posé d'une façon beaucoup plus générale, phylogénétique, et presque cosmique.

Cette détresse pour Melanie Klein est directement incarnée. Ce que Freud attribue à l'être, à l'organisme, en définitive à une entité à la fois métaphysique et concrète, elle l'accorde à un Moi primitif assailli par l'angoisse de l'instinct de Mort.

Ce nourrisson est quelqu'un aux prises avec quelque chose.

Au-dedans de lui, la mort est en œuvre ; son Moi encore immature cherche à dévier cette force obscure en la projetant au dehors de lui.

La réalité extérieure confirme alors la nature bénéfique ou maléfique du fantasme inconscient car ce « Moi » bien qu'immature est habité d'imaginaire puisque le fantasme inconscient est le corrélatif mental inéluctable de la motion pulsionnelle.

La réalité est à la fois celle, intérieure, de l'instinct défrayant la chronique des fantasmes qui lui font corps et celle, extérieure, qui retentit secondairement sur ce fantasme.

Chez Freud, plus essentiel, le détour est différent, on sait comment pour l' « être voué à la détresse » surgit la satisfaction hallucinatoire du désir, leurre provisoire en regard duquel la réalité se commuera en épreuve d'insatisfaction.

Dans les deux conceptions freudienne et kleinienne, la réalité demeure vérificatrice, l'extérieur se fait juge de l'intérieur, mais chez Freud cette épreuve est régie par des jeux de forces, elle s'inscrit dans une régulation de la matière vivante : par le fait même que la vie mentale est gouvernée par le principe de plaisir-déplaisir, sa pente naturelle qui est de se décharger trouve une satisfaction immédiate et transitoire dans une représentation substitutive.

Dès lors, la démarche de la pensée freudienne opère un changement de cap épistémologique, car ce n'est plus de la réalité qu'il sera question, mais de son principe, c'est-à-dire du processus par lequel c'est pour différer le déplaisir que la réalité sera acceptée en tant que telle.

Si ces deux conceptions freudienne et kleinienne sont plus complémentaires que contradictoires, elles se situent à des niveaux épistémologiques différents.

En effet, les questions posées par Freud à propos de la réalité se situent à un niveau plus général et plus élevé que celui de Melanie Klein qui pourtant lui fournit une réponse. Le niveau des questions soulevées autorise Freud à préserver une opposition entre l'organique et le mental, ce qui lui permet de laisser à la pulsion le statut d'un concept limite et de ménager ainsi une ouverture sur les problèmes somatiques et, partant, sur la conversion symbolique, elles ménagent de surcroît un espace phylogénétique et surtout elles maintiennent le regard sur les grands principes régulateurs de la vie mentale de telle façon que, lorsque le temps sera venu d'envisager la vie au-delà du principe de plaisir, l'instinct de Mort pourra se concevoir à la fois comme une réalité et comme un point de vue sur la réalité, à la fois comme un instinct et une théorie de l'instinct.

Tout différent se présente à cet égard le niveau épistémologique où se situe Melanie Klein. Il ne suffit pas de dire qu'elle opère un simple décalage temporel en reportant plus précocement la formation du Moi, car, à force de décaler le Moi vers l'origine, il devient lui-même l'origine. En sorte que ce qui se concevait comme acquisition progressive et de ce fait aléatoire devient ici une certitude : les éléments pulsionnels qui constituent le Moi et contre lesquels il se débat sont extemporanément corrélatifs des fantasmes inconscients. De ce fait, la réalité psychique est déjà là.

Pour Freud, la réalité psychique n'est pas déjà là, elle ne prendra corps à la fois dans son œuvre et dans le temps qu'il lui assigne qu'au moment où la sexualité proprement dite lui opposera un destin anatomique, en sorte que d'extérieure qu'elle était, cette réalité finit par s'incorporer dans le monde mental jusqu'à ce qu'on puisse parler de réalité psychique.

Elle délimite alors une structure au sens propre du mot puisqu'elle envisage un système clos réglé par le principe même de cette réalité.

Cette structure scinde en deux parties inégales ce Moi qui n'est alors que le lieu-dit d'un affrontement : d'une part un Moi-réalité et celui, plus primordial, dont il se dégage et qui est un Moi-plaisir.

Le contexte de Freud est celui de la biologie, le contexte de Melanie Klein c'est Freud *via* Abraham.

Tous deux nous ont appris à reconnaître l'importance d'un contexte, c'est pourquoi nous sommes fondés à nous demander si l'apparente continuité de ces deux théories bien qu'affirmée par les kleiniens ne recèle quelque élément contradictoire.

La démarche de Freud, à la fois théorique et clinique, procède de considérations phylogénétiques et biologiques sur la substance nerveuse ; ces considérations retrouvent les mêmes énigmes dans l'étude de l'hystérie et y révèlent alors l'importance déterminante du langage.

Ainsi Freud imaginera-t-il le procès de la représentation hallucinatoire sur le modèle même de celui des rêves... Cette voie le mène nécessairement du manifeste au latent, de la superficie à la profondeur.

Mais l'affrontement des questions biologiques et des énigmes de l'hystérie serait sans doute demeuré au degré d'une théorie juste mais limitée si l'auto-analyse de Freud n'avait précédé et fécondé cette confrontation.

C'est la théorie du complexe d'Œdipe découverte dans l'auto-analyse qui bouleverse la théorie de la séduction. C'est elle qui, par les lignes de force qu'elle dessine, remanie la configuration entière de l'appareil de l'âme.

Cette *précession* des propres fantasmes de Freud sur l'écoute de ses patients est d'importance, elle fonde, avant même la découverte du transfert, celle du contre-transfert, puisque par l'effet de cette précession la découverte clinique dérive de celle cahotique et douloureuse de Freud sur lui-même. Cette précession modifie nécessairement l'indice de réalité.

Tout différent se révèle le chemin du kleinisme. On y rencontre plus souvent l'affirmation que le doute.

Cette précession de l'auto-analyse qui projette à la fois son ombre et sa lumière sur les heures de la découverte ne s'y rencontre plus. Nous sommes d'emblée dans la clarté. Dans la conception kleinienne, le fantasme scientifique de l'inventeur occupe toute la place de l'incertitude, il peut entièrement s'y substituer de telle sorte qu'un profane y voyant se dessiner le champ d'un savoir aux lieu et place de celui de son désir pourrait être amené à les confondre et décider d'appliquer une solution à chaque conflit dont il serait le témoin.

Il s'agit là d'une caricature, mais d'une caricature qui stigmatise une différence fondamentale dans le sort réservé à la réalité.

Cette différence fondamentale se traduit au moins en ceci, que si, dans un cas, celui de Freud, nous pouvons parler d'hypothèse scientifique, dans l'autre nous parlerons de fantasme scientifique.

Mais qu'est-ce qu'un fantasme scientifique ?

L'accolement de ces deux mots apparemment peu faits pour s'entendre trouve un fondement aussi bien dans la théorie kleinienne que freudienne en révélant que les étapes du développement de l'enfant sont jalonnées par l'éclosion de théories sur la sexualité. Si chez Freud cette éclosion est repérable dans les étapes avouées de son auto-analyse, repérables dans le sens qu'on les voit progresser du récent à l'ancien, du superficiel au profond ; bref, qu'un fil directeur se dessine ; on peut dans cette optique fonder la recherche dans la direction d'une réalité traumatique initiale.

Même si la réalité du traumatisme doit ensuite être récusée, sa direction persiste. Ainsi saisira-t-on qu'un rêve s'appuie nécessairement sur un souvenir infantile, il y a une profondeur des espaces psychiques telle que le souvenir ne peut se substituer à n'importe quel fantasme.

Même si l'on pouvait établir la parfaite équivalence de ces deux réalités psychiques, c'est en définitive leur valeur de réalité traumatique qui leur confère un pouvoir déterminant.

Dans cette mesure, on pourra parler d'hypothèse scientifique comprenant par là que c'est cette réalité traumatique qui demeure hypothétique.

Chez Melanie Klein, il n'y a point d'aléas de la découverte puisqu'il n'y a pas de questions mais seulement des réponses justes à des questions qui ne sont pas posées. Que les réponses soient édictées avant que les questions ne soient posées, trouve bien entendu sa solution dans une des réponses puisque l'enfant déjà doté des fantasmes inconscients corrélatifs de ses motions pulsionnelles organise fantasmatiquement la scène dont il sera ensuite le témoin. Le témoin oral, pourrait-on dire.

Il y a là en effet le fondement d'un fantasme que l'on peut qualifier de scientifique s'il est pris comme réalité dogmatique mais qui dilue la valeur traumatique de l'expérience.

Cependant on ne saurait rejeter sans discrimination la valeur d'un concept comme celui de « position » dans l'œuvre de Melanie Klein.

De telles positions peuvent être compatibles avec une notion de transfert. Ce problème revêt d'autant plus d'acuité que ces positions s'organisent immédiatement autour de l'analyste et de la situation analytique comme en témoignent les deux rêves rapportés par Hanna Segal pour éclairer le sens de ces positions ; que d'autre part elles transcendent les notions de stades libidinaux en révélant que leur aspect psychotique est concevable dans n'importe quelle structure névrotique et même chez « le normal ».

Ces positions sont en regard du transfert d'inégale valeur, en effet dans la position paranoïde-schizoïde, il n'est pas question de reconnaissance d'un objet total.

Le clivage de l'objet et le clivage du Moi qui sont corrélatifs témoignent d'un éclatement de la partie mauvaise du Moi, puis la projection dispersant ces parties mauvaises dans l'objet le dissocie à son tour, le sentiment survient alors d'être attaqué par de multiples objets extérieurs. Qu'une telle relation puisse s'établir dans l'analyse n'est pas douteux, mais écoutons la relation qu'en donne Hanna Segal[1] :

« *Dans le rêve, l'objet du patient, moi-même, prise pour une figure parentale, était clivé... dans la mesure où j'étais un bon objet, j'étais représentée comme une seule image, son analyste... le côté mauvais de moi-même n'était cependant pas représenté par un fumeur unique mais par une foule de fumeurs... Le clivage entre mon aspect bon et celui de la fumeuse était maintenu de façon tellement rigide que, dans ses propres associations, le patient ne faisait pas le rapprochement entre les fumeurs et moi-même...* »

Ce rêve, remarquons-le, est un rêve de séance, qu'aussi bien nous décririons comme spécifique de la névrose de transfert. Mais il se décompose (comme il se doit dans toute conception kleinienne en une partie bonne et une partie mauvaise, j'entends le rêve lui-même), si bien que dans la partie mauvaise, les fumeurs, le patient ne peut faire le rapprochement entre les fumeurs et l'analyste, et comment le pourrait-il puisqu'il n'y a véritablement pas de transfert dans cette relation dont « l'analyste est l'objet », mais « report symbolique ».

En effet, il y a bien dans ce rêve formation d'un symbole, les fumeurs :

« *Il était sûr que ces fumeurs représentaient ce côté de lui-même qui, par son ambition de succès, d'argent et de satisfactions vulgaires était en train de gâcher sa vie et son analyse.* »

1. Hanna SEGAL, *Introduction à l'œuvre de Melanie Klein*, Perrin, P.U.F., 1969, p. 21.

Mais à la rigueur ce symbole *s'applique* à l'analyste, il ne s'y transfère pas, il s'y *projette.*

Cette projection prend un caractère brutal, global, non relationnel, sans élaboration, et surtout sans arrimage à d'autres signifiants sur la chaîne associative.

Si l'on compare cette projection et l'effet de transfert produit dans l'analyse de Dora à propos des mêmes fumeurs, on verra que deux éléments peuvent se rapporter à la fumée :

« *Il y a un incendie dans une maison... et je ne veux pas que mes deux enfants et moi soyons carbonisés à cause de ta boîte à bijoux* »,

encore cette évocation s'appuie-t-elle sur une manifestation contre-transférentielle d'assez belle envergure.

Si l'on écoute Freud :

« *La fumée allait certes bien avec le feu, elle indiquait aussi que le rêve avait un rapport particulier avec ma personne, car il m'arrivait souvent de répondre quand la jeune fille prétendait que telle ou telle chose ne dissimulait rien* « *il n'y a pas de fumée sans feu* ». »

On sait le sens que Freud attribuait entre autres au « feu », ce n'est pas seulement le contraire de l'eau, mais il sert aussi à représenter directement l'amour, le fait d'être amoureux, « enflammé ».

Toute une suite d'associations sont alors analysées... M. K. et son père sont des fumeurs passionnés, elle-même fumait aussi au bord du lac. M. K. lui avait roulé une cigarette, etc., et pour en terminer :

« Si je rassemble enfin tous les signes qui rendent probable un transfert sur moi *étant donné que je suis aussi fumeur, j'arrive à penser qu'un jour, pendant la séance, elle eut sans doute l'occasion de souhaiter de ma part un baiser.* »

Nous avons là l'exemple à propos d'une névrose classique de l'agencement d'une névrose de transfert parfaitement repérable. Le symbole du feu pour ne prendre que lui est « utilisé » dans l'organisation transférentielle et contre-transférentielle, il marque autant qu'il dévoile l'intense participation pulsionnelle qui le soutient. Il ne s'agit nullement d'une « projection » mais d'un déplacement.

Ce déplacement utilise les figures intermédiaires de M. K., du père, de Freud, de Dora elle-même, et finit par s'accrocher à un élément de réalité : Freud est un fumeur.

Les « fumeurs » ne sont plus ici l'éclatement schizoïde de rejetons persécuteurs, mais au contraire la condensation symbolique en une seule représentation de plusieurs objets et d'un seul désir. A cet égard, peut-on prétendre que M. K. et le père sont des figures intermédiaires ou que Freud est la figure intermédiaire ? L'effet de la condensation et du déplacement symbolique a ici l'effet de rendre cette question nulle, car c'est précisément d'être interchangeables qui fait de ces figures leur nature d'objet et c'est par l'élucidation du transfert que Freud découvre comment précisément Dora les constitue.

Si l'impact du contre-transfert était moins sensible, on pourrait dire que l'analyste représente ici ce que la figure du joker représente dans un jeu de cartes, savoir une figure interchangeable.

Mais toute la force d'illusion du transfert conduit l'analyste à se croire l'image *initiale* ou *terminale* de la chaîne associative, alors que seule son insertion sur une chaîne déjà existante lui permettra de se situer.

Le contre-transfert ressemble alors à ces pions d'échecs qui, ayant franchi la longueur de l'échiquier, peuvent être transformés ou promus à telle autre pièce *manquante ou présente* que l'on voudra.

Le processus analytique ressemble au métier à tisser de Jacquard où immanquablement les mêmes motifs se retrouvent. L'origine et la terminaison sont alors confondues, de même l'illusion du transfert assigne-t-elle à l'analyste la position d'être au début ou à la fin d'une chaîne, comme aussi bien d'être l'effet ou la cause d'un processus.

Cette position la confine à l'un des pôles diachroniques du transfert. Cet effet n'est que d'illusion. La réédition du motif ne s'appréciera que par le lancer latéral de la navette qui restitue au transfert son caractère de révélation synchronique.

Faute en tout cas de se contenter du rôle de joker, Freud prisonnier du contre-transfert induit évidemment toute une partie du rêve.

Mais qu'est-ce que la névrose de transfert ? Est-elle seulement l'organisation du transfert autour de l'analyste ou n'est-elle que la lecture que ce dernier peut en faire ?

A cet égard, pour reprendre l'exemple d'Hanna Segal dans le rêve de la position paranoïde-schizoïde, s'il fallait rechercher ici les marques de la névrose de transfert, nous les trouverions plus aisément *dans le fait du rêve lui-même*, c'est-à-dire dans l'apport par le patient d'un rêve aussi exemplaire des vues de son analyste que dans le dédale effectivement éclaté qui témoigne de projections persécutoires.

Mais suivons encore la description des positions kleiniennes, le second temps concerne la position dépressive plus proche évidemment des structures transférentielles. Cette description confirme en tout point celle que nous établissons d'un pôle nostalgique du transfert, elle en éclaire en tout cas singulièrement les fondements.

La position dépressive implique la reconnaissance d'un objet total et corrélativement l'existence d'un Moi total. Mais la persistance à côté d'une tendance à l'intégration, d'une tendance destructrice aboutissant au clivage, détermine l'urgence d'une réparation.

Des échecs et des succès de cette réparation, dépendra l'évolution de la position dépressive. Une autre conséquence du caractère persistant de la tendance destructrice sera le sentiment d'*avoir perdu l'objet pour avoir voulu le détruire.* Ainsi se trouvent enclenchés les processus de deuil et de nostalgie.

La nostalgie dont nous avons montré à propos de l'introjection (cf. p. 179) qu'elle constituait un compromis de travail de deuil, trouve en effet dans la position dépressive décrite par Melanie Klein un cadre théorique dont le mérite est de souligner l'intrication d'un désir de destruction de l'objet et d'une tendance réparatrice.

La nostalgie, si l'on en connaît directement la tonalité affective, laisse moins facilement soupçonner les représentations qui la soutiennent.

Peut-être en verrait-on l'image dans le nouveau testament par les trois jours qui séparent la Mort du Christ de sa résurrection ; étrange deuil que celui d'un corps ressuscitable !

Saint Paul, particulièrement sensible à ce caractère d'incertitude de la Mort, ne parle jamais que du Christ ressuscité. La résurrection rétablit la Mort comme transit, faut-il interpréter par le sens d'une autre nostalgie, cette fois-ci à l'endroit de son peuple d'origine, la virulence avec laquelle il condamne tout retour possible vers les lois de la tradition judaïque en même temps qu'il ne cesse d'appeler ce même peuple à l'adoration d'un Mort perpétuellement vivant.

Plus étrange encore apparaîtra la folie destructrice des croisés pour reprendre aux infidèles une tombe vide.

La *Sehnsucht* allemande, la nostalgie, n'a pas d'autre fondement que celui d'un pèlerinage vers un Orient problématique qui recèle à jamais quelque chose de perdu. Aller chercher très loin ce qui a été perdu chez soi, c'est là l'image même d'un mécanisme projectif particulier, qui nie et affirme en même temps qu'il y ait un contenu.

En attendant on peut toujours se battre pour le contenant.

Dérivation de l'agressivité contre l'objet et lutte directe et concurrentielle avec un tiers qui convoite aussi l'objet. On reconnaît ici la transposition de la rivalité œdipienne, une fois de plus niée puisque le tiers est un infidèle. Infidèle à quoi ? A l'objet précisément qu'il ne saurait garder, il ne peut à la limite que le profaner, le seul fait qu'il le détienne est une profanation en soi.

L'ambivalence ici souveraine quant à l'objet trouve naturellement à nier par la nostalgie l'évidence du crime, c'est-à-dire des pulsions destructrices qui sont à l'origine de la Mort ou plutôt de la disparition (maints témoignages bibliques attestent cette ambivalence sous les espèces trébuchantes de la trahison et du reniement), puis à projeter sur « l'infidèle » les raisons du meurtre, enfin à en effacer définitivement les traces par la disparition du corps de délit (Ascension).

De cet objet cependant : le corps du délit, il restera des traces sacramentelles, dans la religion qui, selon Freud, est une nostalgie du père ; et traces propitiatoires dans la religion privée dont on ne saurait affirmer qu'elle relève uniquement d'une nostalgie du père ; relique en tout cas dans toutes les nostalgies.

Mais qu'est-ce à dire qu'une relique ?

Elle n'est ni un symbole, ni une allégorie, mais un morceau : un morceau précisément de l'objet total, sa concrétude marque très exactement l'échec du sujet à y soutenir un point d'identification ou un symbole. La relique n'est pas le lieu d'un déplacement, elle est une partie de l'objet, elle n'est pas non plus le témoin d'une condensation.

Tel carré de soie ne symbolise pas la douceur de la peau ni ne condense l'essentiel de cette douceur, *il la rappelle*, c'est le sens du « souvenir » objet.

Je ne pense pas qu'il s'agisse de la partie pour le tout qui trouve ailleurs à s'ordonner mais plutôt du témoignage que *tout n'est pas perdu*. La relique, en ce sens, n'est ni l'objet transitionnel, ni le fétiche encore qu'elle s'en rapproche singulièrement, mais s'en distingue cependant par le fait qu'une partie du deuil est tout de même accomplie et que ce qu'elle nie n'est pas spécifiquement la différence mais plus particulièrement l'agressivité qui s'attache à l'objet.

Nul besoin de souligner qu'elle témoigne aussi d'une tendance réparatrice, mais prise ici dans une modalité particulière, un peu à la façon dont on dit qu'un vestige de la Préhistoire a été « pieusement reconstitué ».

Cette tendance réparatrice est en tout cas très importante pour ce qui concerne le transfert, car, d'une part, elle peut le soutenir par son caractère positif global, d'autre part, elle peut se transférer sur l'analyste.

« Vous n'avez pas bonne mine, me disait une patiente, vous ne fumez peut-être pas assez. » L'ironie cache la réparation et masque la question : qui répare qui ? Voilà en tout cas une troisième histoire de fumée qui s'élabore à un autre niveau, nettement transférentiel cette fois-ci.

J'entends bien ici que la nostalgie ne *témoigne* pas de l'objet total, mais qu'elle *suppose* un objet total. Cependant, son contexte d'objet perdu la rattache incontestablement au deuil de cet objet, mais en préserve, comme je l'ai montré ailleurs, les chances de satisfaction partielle.

Le morceau de l'objet total n'est ici morceau que d'être rapporté à l'imaginaire, c'est précisément son absence de réalité qui conduit le Moi à le détenir concrètement par quelque relique.

Maman les petits bateaux ont-ils des jambes ?

Tel est bien le registre de l'imaginaire qui part d'un morceau de la réalité ou de ce qu'il croit être un morceau pour reconstituer avec un autre morceau de lui-même. Un monstre imaginaire.

On voit par cet exemple universel le passage obligé par la confirmation maternelle « mais oui mon gros bêta s'il n'en avait pas il ne marcherait pas », rationalisation type dont nous avons montré à propos de l'inhibition intellectuelle[1] qu'elle constituait la base des systèmes de rationalisation ultérieurs. Systèmes qui, eux-mêmes, peuvent faire l'objet d'un processus nostalgique de deuil différé.

La relique est donc un morceau d'imaginaire, on voit que non seulement c'est à partir de ce morceau déclaré réel que la reconstitution par le Moi peut avoir lieu, non seulement de l'objet perdu mais de lui-même pour autant qu'il dépende de la confirmation de cet objet pour se reconstituer.

Ce besoin de confirmation narcissique par l'analyste à partir d'un reliquat ou si l'on préfère d'une relique de deuil, cette complétude de l'imaginaire qui court le risque de se satisfaire de n'importe quelle rationalisation, détermine bien souvent le style transférentiel, car de la façon dont le Moi accomplit le deuil de ses objets, on pourrait prédire la manière qu'il aura de transférer.

La réalité du transfert est ici de nouveau en question, on voit qu'elle confine à « l'objet » « transitionnel », mais que le Moi lui-même peut se concevoir comme relique, il devient alors un morceau de cet objet total dont la reconstitution est encore et toujours à imaginer, c'est lui-même qui se consacre alors à la dévotion de l'objet perdu, *cette religion est privée, elle instaure la dépression comme centre même de la pensée inconsciente.*

1. Michel NEYRAUT, A propos de l'inhibition intellectuelle, in *Revue franç. de Psychan.*, Paris, P.U.F., t. XXXII, 1968, n° 4, p. 761.

QUATRIÈME PARTIE

Les actes et les signes

CHAPITRE PREMIER

La névrose de transfert

Tout le problème de la réalité du transfert s'ordonne comme on le voit autour d'une notion technique : celle de « névrose de transfert ».

On pourrait dire de cette névrose ce que l'on dit de la Californie : qu'elle est l'Amérique de l'Amérique, en ce sens qu'elle apparaît comme le cœur de l'analyse, son temps fertile, son effet le plus pur.

Le terme de névrose de transfert admet comme on le sait deux acceptions principales.

La première, issue de préoccupations nosographiques, a été introduite par Jung en 1911 puis reprise à son compte par Freud pour distinguer et opposer les névroses de transfert : hystérie et névrose obsessionnelle, au cours desquelles la libido demeure investie dans les objets extérieurs au Moi et les névroses narcissiques que nous rangerions aujourd'hui parmi les psychoses, dans lesquelles la libido s'est réinvestie sur le Moi.

La seconde acception, technique cette fois-ci, désigne à l'intérieur de la cure analytique l'organisation d'une névrose artificielle centrée sur la cure elle-même ainsi que sur l'analyste et regroupant toutes les manifestations transférentielles.

Si la même expression de névrose de transfert est employée dans ces deux acceptions différentes, c'est qu'il existe entre elles un lien profond.

En effet, pour Freud, seules les névroses de transfert peuvent produire des symptômes susceptibles de recevoir *une nouvelle signification lors du transfert* alors que les névroses narcissiques en seraient par définition incapables. Il y a là, pour Freud, semble-t-il, quelque contradiction puisqu'à propos du cas Schreber, qu'il considère indiscutablement comme une névrose narcissique, il parle néanmoins expressément de transfert[1] :

« *Le sentiment de sympathie éprouvé pour le médecin peut très bien être dû à un processus de transfert ; transfert par lequel un investissement affectif du malade fut transposé d'une personne qui lui importait fort, à la personne du médecin, indifférente en elle-même.* »

Cette contradiction trouve un écho chez la plupart des psychanalystes contemporains, pour qui les « psychoses » sont susceptibles de produire des transferts.

Nous avons vu (première partie, chap. II, p. 73) l'atténuation qu'il convenait d'apporter à ces positions extrêmes en distinguant dans la pensée psychotique plutôt que dans les « psychoses » une capacité, en effet, de transférer des éléments psychiques tels que : représentations, affects, souvenirs, idées, et plus radicalement encore ce que nous définissons (cf. troisième partie, chap. Ier) comme psychème. Mais en même temps une incapacité d'utilisation symbolique des psychèmes, notamment des psychèmes primordiaux.

Il ne nous paraît donc pas étonnant que Freud ait pu constater chez Schreber un transfert. Mais nous constaterons en même temps qu'aux lieu et place d'une névrose de transfert, c'est un délire organisé qui s'est installé.

Les éléments transférés, et bien que transférés, n'ont pu s'organiser de la façon que nous rencontrons dans les névroses classiques ou névroses de transfert.

Mais quelle est alors l'organisation de cette névrose ? Comment se met en place la mise en scène et « l'animation » des figures historiques ou actuelles qui composent le drame ? En quoi cette névrose de transfert peut-elle relever d'un acte psychique ? Et surtout pourquoi, si nous reconnaissons aux psychoses de transfert la possibilité de produire des transferts, ne pouvons-nous consentir à y reconnaître cette organisation spécifique que nous appelons névrose de transfert ?

1. S. FREUD, Remarques psychanalytiques sur l'autobiographie d'un cas de paranoïa, in *Cinq psychanalyses*, Paris, P.U.F., 1966, p. 263.

Remarquons tout d'abord l'équivalence et la similitude que nous établissons entre le délire organisé d'un côté et la névrose de transfert de l'autre. Il n'est pas douteux d'ailleurs qu'au cours des analyses classiques, la névrose de transfert ne puisse apparaître avec quelques caractères délirants, ne serait-ce que par le refus quasi psychotique d'intégrer quelque élément de réalité, réalité qui d'ailleurs ne nous apparaîtra que sous les traits de la vraisemblance, vraisemblance aux yeux du thérapeute, s'entend.

C'est poser par là même la question de la « place » du thérapeute dans le procès de cette pensée névrotique ou psychotique, place dont nous avons déjà souligné qu'elle ne saurait être la même, selon que le thérapeute se trouvait engagé en un type de contre-transfert différent, et que si, dans la pensée névrotique, le déplacement sur sa personne, conçu lui-même comme symbolique, lui laissait le champ de rester lui-même ; dans la pensée psychotique au contraire, cette « latitude » ne lui était point laissée en sorte qu'il se trouvait emprisonné « réellement » dans les structures qu'il avait pour mission d'élucider.

L'organisation de la névrose de transfert suppose au moins que l'on soit deux.

Si nous parlons par exemple de « complexité » de la névrose de transfert, voire de « belle complexité », aux yeux de qui se manifestera la complexité ? Peut-être aux yeux du patient, c'est possible, mais plus sûrement encore à ceux de l'analyste.

Il me paraît que cette complexité ne dévoile véritablement ses significations qu'après que l'analyste, par maintes positions contre-transférentielles analysées, par maints points morts déjoués, par maintes crises dépassées dont chacune témoigne d'une élucidation contre-transférentielle, que l'analyste donc est alors capable d'entrevoir l'entière transposition sur lui-même d'une névrose de transfert, car ce terme, que je sache, n'a pas été inventé par les patients.

Voilà pourquoi, sans doute, la théorie classique y voit l'effet d'un long travail, voire la récompense d'un bel effort.

Remarquons à ce propos que l'implication de Freud dans le cas Schreber est tout à fait indirecte.

Sa position est ici particulière en ceci qu'il étudie « sur pièce » un délire « écrit » et que le décryptage de ce délire écrit statue sur une relation dont il n'est pas l'un des protagonistes.

Ceci ne signifie en aucune façon que le contre-transfert de Freud à l'égard de Schreber ou de Fleshig n'ait pas existé, mais que bien plutôt il était indirect.

Par exemple la nécessité où se trouvait Freud de faire admettre à ses lecteurs qu'il était licite d'invoquer l'homosexualité pour expliquer le cas Schreber est une manifestation contre-transférentielle indirecte qui implique entre autres le « maniement » des relations homosexuelles, maniement dont à l'époque de l'analyse de Dora il n'était pas encore capable.

On reconnaîtra ici les bénéfices d'un contre-transfert « maîtrisé » ; qui n'est pas sans analogie avec les situations analytiques dites de contrôle ou de supervision.

Le fait est que Freud repère parfaitement à l'intérieur du délire de Schreber un plan transférentiel.

Ce plan transférentiel n'est autre d'ailleurs que ce que Freud appelle la *nostalgie* de Schreber, nostalgie qui s'appuie sur la Mort réelle du père de Schreber et sur le déplacement sur la personne de Fleshig des sentiments inconscients jadis dévolus au père réel.

Freud a-t-il vraiment besoin pour reconstituer la genèse du délire de s'appuyer ainsi sur la mort réelle du père de Schreber ? Ou n'a-t-il besoin de cette réalité que pour mieux illustrer l'enchaînement du déterminisme délirant ?

On pourrait être tenté de voir dans cette invocation de la mort réelle quelque entreprise de la pire des réifications transférentielles rendue nécessaire par l'obligation d'établir la « légalité » du fantasme homosexuel passif de Schreber.

Ce serait mal voir le rôle d'une réalité traumatique dans la genèse des psychoses, précisément dans la mesure où les déplacements et les transferts qui lui succèdent ne peuvent se prévaloir d'une utilisation symbolique. Certes le délire de Schreber est-il richement symbolisé, mais pour qui ? Très peu pour Fleshig, beaucoup pour Freud, sûrement pas pour Schreber.

Faute d'ailleurs de ne pouvoir trouver dans le symbolisme transférentiel la voie d'une organisation possible de la névrose de transfert, toute l'énergie homosexuelle de Schreber se replie et s'utilise en un investissement narcissique mégalomaniaque.

Le délire de Schreber est un transfert paternel sur lui-même.

On voit qu'ici la mort du père n'est pas si j'ose dire : lettre morte. Mais qu'elle reste un élément dans la structure qui se déplace sur Fleshig. Le déplacement de cette structure est le transfert de Schreber.

Mais ce transfert ne peut s'organiser et se mettre en scène qu'en créditant les déplacements et les transferts d'un tel indice de réalité, que ces transferts ne sont plus « interprétables » par Schreber comme des réalités psychiques mais comme des réalités tout court.

L'assomption du délire paranoïaque procède donc d'un transfert, mais qui devant l'échec de ses réalisations se réfléchit sur le Moi en une sorte d'incandescence narcissique et mégalomaniaque jusqu'à l'accomplissement du délire où le sujet croit être lui-même et son propre père, fantasme inconscient qui paraît traduire, par son paradoxe autrement inexplicable, *l'effet d'un transfert sur sa propre personne.*

L'accession au symbole est ici tout à fait repérable ; le délire est là et les rêves aussi pour prouver que la formation des symboles se traduit en un « langage fondamental » comme dit Schreber, mais que l'utilisation du symbolique ne lui permet pas d'accéder à une *pensée* mais seulement à un *langage* symbolique.

La pensée symbolique ne s'arrête pas à « produire des symboles » mais nécessite encore d'être soutenue par un axe symbolique relationnel.

Si, selon Lacan, cette fonction symbolique s'ordonne autour du père comme figure centrale représentant *le manque*, cette figure n'est point seulement celle de la statue du commandeur témoignant que s'il n'est pas là « en personne » il pourrait bien y être, mais que la loi qu'il incarne dépasse et cette présence et cette réalité pour témoigner que s'il est là, présent, ici, maintenant, il pourrait bien ne pas y être.

En d'autres termes, la mort du père n'est pas sa « forclusion », c'est bien pourquoi Schreber peut transférer quelque chose. On peut transférer la perte, on peut transférer le « manque » et tous les « creux » qu'on voudra, mais on ne peut transférer ce qui, d'un psychème primordial, est à jamais exclu soit : son déplacement lui-même symbolisé.

Les rêves de séances

Nous en appellerons pour traduire la « mise en acte » de la névrose de transfert à une manifestation clinique quasi constante dans les cures et que nous définirons comme : *les rêves de séance.*

Il est exceptionnel qu'au cours d'une analyse ne se manifeste une ou plusieurs fois un rêve de séance.

Ces rêves ont pour particularité certaine de ne jamais reproduire telles quelles les conditions matérielles de l'analyse. L'antre psychanalytique s'y trouve d'ordinaire changé, plus grand ou plus petit, le divan est déplacé, la plupart du temps il se transforme en lit, le cabinet en chambre, l'espace est parfois très agrandi, de nombreuses personnes étrangères ou familières assistent à la séance, parfois rentrent ou sortent, mais surtout l'analyste n'est pas à sa place, tantôt couché, tantôt assis mais dans un autre fauteuil, ou allongé lui-même ou parlant à d'autres personnes, *parlant presque toujours*, parfois dédoublé ou assisté, un homme et une femme officiant ensemble, parfois changeant de sexe, parfois dans une autre pièce, bref les variantes sont infinies de ces changements dans l'espace et dans le temps.

Ces rêves sont évidemment très spécifiques de ce que l'on appelle la névrose de transfert puisque aussi bien directement ils se réfèrent à la situation analytique et paraissent organiser une trame conflictuelle parfois très complexe autour de l'analyste.

Ces rêves m'ont toujours paru puiser dans la toute première enfance les éléments de leur énigme ; l'espace généralement agrandi témoigne de la vision enfantine de la chambre, de même que les personnes étrangères qui assistent à la scène : plusieurs exemples ont été apportés de visages immenses ou déformés tels qu'on les retrouve aussi lors de l'endormissement, enfin l'analyste qui parle ne laisse-t-il de faire penser aux paroles adressées à l'enfant pour qu'il s'endorme, ce que confirme le but de tous les rêves, à savoir, de maintenir le sommeil.

Evidemment ces éléments de la prime enfance, qui par ailleurs sont généralement inaccessibles au souvenir, ne sont qu'un aspect du rêve, mais on ne peut qu'être frappé par leur constance et leur relative uniformité, ce qui renforce l'idée qu'ils ressortissent aux conditions communes qui ont été celles de notre enfance.

L'intérêt surtout est de constater que les conflits actuels, nés précisément de la névrose de transfert, trouvent leur mise en scène déjà dessinée dans le cercle qui entoure l'enfant où la différence des voix et des visages situe les pôles des différentes tensions. Comme je l'ai dit, ces éléments infantiles ne constituent pas le rêve, celui-ci ne fait qu'y puiser un décor déjà préparé, et rejoignent la situation actuelle, puisque aussi bien la position allongée, le silence, la présence invisible, sont des caractéristiques communes de la vie de la prime enfance et de la situation analytique.

Nous remarquerons qu'il n'y a pas, à proprement parler, de changement de syntaxe par rapport à la structure des autres rêves mais que leur décryptage s'appuie toujours sur le contenu des séances précédentes comme si l'analyse elle-même était devenue une histoire et constituait sa propre histoire, comme si elle devenait son propre contexte.

L'intégration, la prise en charge de ce contexte me paraissent les témoins les plus évidents d'une organisation, d'une dramatisation de la névrose autour de la situation analytique.

Sans aucune exception, ces rêves témoignent d'une transgression de cette situation, une des règles de l'analyse au moins est transgressée sinon toutes ; la plupart du temps le patient fait face à l'analyste, parle aux membres de sa famille, on pourrait dire de ces rêves qu'ils sont le passage à l'acte rêvé s'il n'y avait là une indépassable contradiction.

Certes, on peut admettre que tous les rêves sont des rêves de transgression par la nature même du désir qui s'y désigne et s'y déguise, mais la transgression ici s'indexe d'une actualité, elle traduit nécessairement qu'un pont symbolique s'est établi entre les conditions de l'analyse et une relation infantile déterminée.

Si le divan devient lit, c'est que l'interdiction de regarder transfigure le lieu même de cet interdit en un lieu de scène primitive, la condensation faisant d'une pierre deux coups, ce qui est sa vocation, y transpose l'analyste et l'y fait parler.

Il va sans dire que la croyance à la réalité du transfert

conduirait inévitablement à une réification de cette névrose artificielle telle qu'elle apparaîtrait alors comme une véritable relation et qu'à ce titre elle conduirait davantage à y répondre qu'à l'interpréter.

Si donc les rêves de séance nous paraissent traduire la mise en scène de la névrose de transfert, nous devrons constater par là même que *cette névrose peut se constituer très précocement.* Cette constatation est d'ailleurs confirmée par les psychanalystes d'enfant (cf. S. Lebovici, M. Soulé) dès les premiers mois d'analyse, voire dès le premier jour, un rêve peut être rapporté, qui met directement en scène l'analyste et transforme la séance analytique en une vision onirique, on assiste alors à un « arrangement » de la séance.

Cet arrangement ne vise pas seulement à déplacer les meubles, mais fournit un nouvel agencement symbolique des positions spatiales occupées par l'analyste, son patient et quelques comparses.

Ce nouvel arrangement, toujours soutenu par le désir du rêveur, peut aussi bien donner issue à des « sauf-conduits », des « passe-droits », des aménagements du protocole analytique, qu'à restreindre au contraire la liberté de parler par quelque nouvelle contrainte apportée du dehors.

Mais ces nouveaux aménagements n'ont pas qu'un caractère statique, des tensions et des pôles se dessinent qui, la plupart du temps, animent un drame, tel patient rêve qu'on analyse dans toutes les pièces et que l'analyste se déplace d'une chambre à l'autre, mais qu'une femme intervient, qui s'entretient avec le patient et lui rapporte ce qui vient d'être dit dans les autres pièces, etc., tel autre que, grâce au téléphone, l'analyste communique à l'épouse du patient ses interprétations et que l'épouse en question retraduit les interprétations en y ajoutant quelques commentaires.

Très souvent *l'étanchéité* des séances est mise en cause et la situation analytique éclate pour recruter les murs et leurs oreilles. Plus banalement encore, des relations sexuelles entre l'analyste et son patient sont mises en scène, rarement poursuivies jusqu'à leur terme, plus souvent interrompues, plus souvent encore déguisées et exigeant un déchiffrage associatif.

Le catalogue de ces rêves est infini comme peut s'en persuader quiconque s'adonne à la pratique analytique, mais soulève un problème général quant à leur signification.

En effet de tels rêves semblent la plupart du temps être *en avance* sur le contenu des séances.

En avance par leur complexité, en avance par leur organisation, en avance surtout en regard des manifestations du transfert *ordinaire* qui la plupart du temps se dévoile par fragments. Peut être faudra-t-il de longs mois, voire d'années pour que l'interprétation de la névrose *rattrape* un rêve de séance.

Une telle *avance* en évoque inéluctablement une autre, celle des rêves dits « œdipiens » du début de cure.

On sait avec quelle facilité un rêve très complexe peut survenir dès le début d'une cure et dans lequel la configuration œdipienne se dessine de façon très claire, de telle sorte que l'analyste possède dès le début une vue d'ensemble sur la nature du conflit et la dynamique de la cure. Faute de pouvoir être interprétés sur-le-champ, de tels rêves gardent une sorte d'avance considérable sur l'ensemble de la névrose dont chaque point devra être patiemment analysé.

Les rêves de séance et les rêves « œdipiens » du début de la cure ont donc un point commun particulièrement important, celui d'une dramatisation des éléments conflictuels, telle que les pôles de la triangulation œdipienne s'y dessinent de façon plus ou moins claire.

Les premiers cependant, par leur intégration du protocole, voire du processus analytique, impliquent l'analyste de manière si directe qu'on peut y reconnaître la trace onirique d'une névrose de transfert.

La comparaison de plusieurs rêves de séance constitue un indice très sûr de l'évolution d'une névrose de transfert, et par là même de la névrose tout court, étant bien entendu qu'il ne saurait y avoir de concurrence entre la névrose de transfert et le processus analytique dont elle fait partie intégrante.

On peut néanmoins affirmer que toute position technique qui tendrait à privilégier ou à interpréter trop précocement une telle névrose de transfert donnerait du *corps* à cette concurrence et contribuerait à la fonder comme résistance.

Mais, si nous soulignons les similitudes qui se manifestent

entre ces deux types de rêves, rêves de séance et rêves œdipiens, il nous faudra maintenant démarquer leurs différences et comparer leurs valeurs propres.

Ces différences qui sont essentiellement des différences dans la dynamique de la cure auront pour but d'éclairer l'organisation et la valeur de la névrose de transfert qui fait l'objet de notre propos.

Il nous faudra pour ce faire, et pour saisir le fondement théorique de cette organisation, revenir en arrière dans la théorie du transfert et considérer un effet de ce transfert que nous avons jusqu'ici laissé dans l'ombre, savoir : son effet de résistance.

Ce problème du transfert et de la résistance trouve son origine dans les études sur l'hystérie et même dans leurs préliminaires (cf. à ce sujet p. 124, chap. II) avec la notion de traumatisme psychique destiné alors à justifier l'extension du concept d'hystérie traumatique. A partir d'un incident traumatique le conscient se scinde en deux parties, faute de pouvoir se décharger ou s'abréagir, les représentations relatives à l'incident deviennent pathogènes. Ne pouvant s'abréagir, elles gardent « toute leur fraîcheur » mais se séparent des autres représentations conscientes et demeurent isolées. On aboutit ainsi à la fameuse dissociation du conscient qui s'exprime par les états hypnoïdes.

Ces états hypnoïdes se développent à partir des rêveries diurnes si fréquentes même chez les gens bien portants et auxquelles les ouvrages de dames fournissent tant d'occasions de se produire[1].

La thérapeutique est alors claire :

« *Le procédé supprime les effets de la représentation qui n'avait pas été primitivement abréagie, en permettant à l'affect étouffé provoqué par celle-ci de se déverser verbalement, il amène cette représentation à se modifier par voie associative en l'attirant dans le conscient normal (sous hypnose légère) ou en la supprimant par suggestion médicale...* »[2].

Jusqu'ici, Breuer et Freud sont encore cosignataires et parfaitement solidaires. Ce qui brusquement va les séparer

1. S. Freud, *Etudes sur l'hystérie*, Paris, P.U.F., p. 9, éd. de 1956.
2. S. Freud, *ibid.*, Paris, P.U.F., p. 13, éd. de 1956.

est la « névrose de transfert ». Anna par son fantasme de grossesse expédie Breuer vers les rivages de la Méditerranée si propices aux lunes de miel réparatrices et laisse Freud perplexe devant l'énigme.

L'énigme est celle de l'arrêt du processus associatif. Autour du noyau pathogène, que constituent les représentations directement relatives au traumatisme psychique, s'organise un réseau associatif fait de souvenirs se rapportant aux circonstances de l'incident. Ces souvenirs se groupent en *formant des « thèmes »*. Ces thèmes sont concentriquement disposés autour du noyau pathogène.

A partir de ce schéma, les premiers impératifs techniques s'ordonnent :

« *Il faut absolument renoncer à pénétrer directement jusqu'au cœur de l'organisation pathogène*[1] *et,* « *le médecin se convainc alors avec surprise qu'il n'est en mesure ni d'imposer au malade quoi que ce soit relativement aux choses que celui-ci prétend ignorer, ni d'influencer les résultats de l'analyse en suscitant son expectative dans un certain sens* »[2].

On reconnaît ici le « négatif » des prescriptions qui auront cours lorsque le transfert sera découvert « et sans pécher par arbitraire... ».

On voit surtout se mettre en mouvement toutes les forces émanant du médecin, et toutes les obligations morales qui tendent à « légaliser » ces forces :

« Par mon travail psychique, *je devais vaincre chez le malade une force psychique qui s'opposait à la prise de conscience* »[3].

Puis vient la nécessité de *l'insistance* en utilisant la contrainte psychique. Mais là, l'insistance ne suffit pas et Freud alors tire de son sac à malices la fameuse pression sur le front :

« *Je fais en pareil cas usage d'un petit artifice technique.* »

Lorsque le flux associatif s'arrête, il pose les mains sur le front du patient et l'adjure de se souvenir, affirme qu'il sait, qu'il doit communiquer le souvenir et le processus

1. S. Freud, *Etudes sur l'hystérie*, P.U.F., p. 236, éd. de 1956.
2. S. Freud, *ibid.*, P.U.F., p. 239, éd. de 1956.
3. S. Freud, *ibid.*, P.U.F., p. 216, éd. de 1956.

repart. *On peut affirmer qu'au moment précis où Freud imposait les mains, naissait le transfert*, il lui faudra plusieurs années pour en comprendre le mécanisme.

En attendant, plusieurs concepts trouvent leur signification autour de ce noyau pathogène et de son réseau associatif concentrique.

La défense, la résistance, la conversion, le refoulement et le transfert sont sortis du même creuset. Tous s'ordonnent autour de la chaîne associative, c'est pourquoi ils gardent entre eux des liens si puissants et qui sont si utiles à reconnaître pour comprendre les relations du transfert et de la résistance.

La défense est une force qui rejette la représentation :

« *Une représentation accède au Moi, s'y avère intolérable et suscite en lui une force de répulsion, celle-ci constitue une défense contre l'idée réprouvée* »[1].

C'est en luttant contre cette défense que le thérapeute la rencontre alors sous forme de résistance, d'où l'insistance, d'où la pression, d'où la reprise du processus.

Mais un doute persiste sur la valeur de « l'insistance » et parfois l'échec se fait sentir. Freud se refuse à admettre la solution de facilité qu'invoque Möbius[2] [3].

Celui-ci estime que dans les états émotionnels comme la colère intervient un vide dans la conscience, un peu à la manière dont Pascal dit que l'éternuement absorbe les forces de l'âme.

Mais Freud ne peut accepter l'idée d'un vide ; pour lui les processus psychiques ne s'arrêtent pas à la conscience, continuent de cheminer, il est impossible qu'il y ait une solution de continuité, seule la Mort pourrait justifier un arrêt du processus mental, et pourtant, le malade *dit ne plus rien avoir à dire*, être dépourvu de tout souvenir. Que se passe-t-il ? La réponse surgit en 1911 dans une reprise théorique des phénomènes de transfert : dans ce trou, ce vide prétendu qu'invoque Möbius, il se passe en effet quelque chose, *le patient pense à l'analyste*.

1. S. Freud, *ibid.*, P.U.F., p. 217, éd. de 1956.
2. S. Freud, *Etudes sur l'hystérie*, P.U.F., p. 172, éd. de 1956.
3. Möbius, De l'Astasie, *Abasie Neurol. Beiträge*, 1er fasc., p. 17.

Freud est rarement aussi péremptoire, on peut être sûr, dit-il :

« *Quand les associations viennent à manquer, cet obstacle peut chaque fois être levé en assurant au patient qu'il se trouve sous l'empire d'une idée se rapportant à la personne du médecin ou à quelque chose qui concerne ce dernier ?* »[1].

« *Une fois cette explication donnée, l'obstacle est surmonté ou, tout au moins, l'absence d'association se transforme en un refus de parler* »[2].

« L'explication » a donc remplacé exactement la pression sur le front, à la place de l'insistance se glisse l'interprétation. *Le vide est très exactement comblé par le transfert*, la chaîne associative n'est pas rompue, simplement l'un des maillons s'est accroché au prétexte de l'actualité et se trouve de ce fait dans l'impossibilité d'être exprimé. Mais qui plus est, cet amarrage de l'actuel, cette insertion d'un élément du thérapeute dans le texte associatif, ce déplacement, cette intégration ne se sont produits que *parce qu'ils favorisaient la résistance*, parce qu'il était alors plus difficile de les rendre conscients. Là se situent les relations étroites qui unissent le transfert à la résistance, *qui font du transfert une résistance* :

« *L'expérience montre que c'est ici que surgit le transfert : lorsque quelque chose parmi les éléments du complexe (dans le contenu de celui-ci) est susceptible de se reporter sur la personne du médecin ; le transfert a lieu*, fournit l'idée suivante *et se manifeste sous la forme d'une résistance, d'un arrêt des associations. De pareilles expériences nous enseignent que l'idée de transfert est parvenue de préférence à toutes les autres associations possibles, à se glisser jusqu'au conscient*, justement parce qu'elle satisfait la résistance. »

On comprend mieux désormais comment une névrose de transfert peut se constituer d'emblée ; qu'un rêve de séance intègre l'analyste en plusieurs points du conflit, dessine très exactement l'allure de la cure dans la mesure où ce qui est exprimé dans le rêve témoigne d'une ligne générale de résistance.

1. S. Freud, La dynamique du transfert, in *Revue franç. de Psychan.*, t. 16, 1952, p. 170.
2. S. Freud, La dynamique du transfert, in *Revue franç. de Psychan.*, t. 16, 1952, p. 172.

A sa déformation, à sa présence, au rôle qu'on lui fait jouer, aux détails de sa personne qui ont été choisis comme signifiants, l'analyste peut reconnaître la très exacte figure de la résistance à la cure.

La parenté curieuse que nous avions relevée entre rêves « œdipiens » et rêves de séance s'éclaire ainsi de cet effet de résistance.

Les rêves œdipiens, s'ils dessinent en *positif* ce que pourrait constituer la structure œdipienne de l'ensemble de la cure, ne sont en règle générale que des moyens de défense contre l'avènement transférentiel du complexe. Ils jouent de ce fait un rôle défensif et un rôle d'idéal. On pourrait dire l'idéal pré-visionnel.

Les rêves de séance précoces semblent au contraire dessiner *en négatif* les butées ou les écueils du complexe, pour autant que ce dernier semble être déjà confronté aux sollicitations actuelles de la situation analytique.

L'intégration de l'analyste à tel ou tel moment du conflit, à telle ou telle enseigne de la constellation œdipienne, montre que déjà un processus de résolution *sous forme de résistance* est engagé, il montre très précisément les points où doit porter l'effort, les nœuds du conflit.

Rappelons ce temps essentiel de la dynamique du transfert :

« *Toutes les fois que l'on se rapproche d'un complexe pathogène, c'est d'abord la partie du complexe* pouvant devenir transfert *qui se trouve poussée vers le conscient et que le patient s'obstine à défendre avec la plus grande ténacité.* »

Les rêves de séance et d'une façon générale les manifestations d'une névrose de transfert montrent donc très précisément et parfois très précocement quels sont les éléments du complexe suscitant la plus grande résistance.

Nous remarquerons à ce propos la troublante contradiction qui stigmatise la névrose de transfert, puisque, d'une part, nous avons souligné sa parenté et son équivalence avec l'organisation d'un délire, et, d'autre part, son caractère éminemment conscient, à la réflexion d'ailleurs cette contradiction n'est qu'apparente et confirmerait plutôt l'équivalence, à ceci près que cette névrose pourtant consciente, « en son effet de résistance », devra être décryptée et interprétée, mais que l'efficacité d'une telle interprétation et le dénouement d'une telle névrose témoignent d'une reconnaissance symbolique des déplacements qui ont permis leur organisation.

On remarquera à ce propos l'incidence de la positivité du transfert dans l'organisation de la névrose.

En effet, si tout le monde est à peu près d'accord pour admettre que c'est autour de l'analyste et autour de la situation analytique que s'organise la névrose de transfert, encore faut-il admettre que ce personnage et cette situation sont conciliables et conciliés au point de se confondre.

Or ce qui pourrait paraître ici évident d'une telle confusion risque de ne pas l'être et pour longtemps : l'analyste semble dissocié de sa fonction analysante : figure erratique commise à l'étrange besogne d'interpréter les songes, thaumaturge distrait ou juge impénitent, fonctionnaire de séance, ou agent d'une sombre technique, etc. On reconnaîtra là les signes caricaturaux que lui prête le transfert négatif.

C'est que, précisément, cette conciliation, voire *cette identité entre l'analyste et le processus analytique, est le fait du transfert positif.*

Il va sans dire que le transfert positif n'y suffirait pas si l'analyste lui-même n'avait à quelque moment opéré cette identification que certains nomment sublimation, et sur quoi se fonde l'alliance. *L'effet le plus sûr du transfert négatif n'est pas tant d'exprimer quelque affect de tonalité hostile que de dissocier l'analyste du processus analytique.*

A cet égard, et quelle que soit la position occupée par l'analyste dans un rêve de séance, l'ensemble du rêve peut être considéré comme une valeur positive, il suppose en effet l'adéquation, non seulement d'une situation infantile conflictuelle et de la séance, mais encore l'identification de l'analyste au processus analytique, et désigne le patient lui-même comme « analysant » selon l'expression chère aux psychanalystes modernes.

Mais qu'en est-il en définitive de l'organisation de la névrose ?

Michel de M'Uzan[1], dans son commentaire du texte de

1. Michel de M'UZAN, intervention sur : Transferts et névroses de transfert, in *Revue. fr. de Psychan.*, Paris, P.U.F., 1968, t. XXXII, n° 2.

Freud « Analyse terminée, analyse interminable », propose *le roman* comme modèle de la névrose de transfert, l'opposant ainsi aux simples « reports » dont serait l'objet l'analyste ouvrant, par ces transpositions à l'état pur, le domaine du cri, de l'appel, de l'exigence directe.

Je ne peux évidemment que souscrire à cette distinction de « l'existence directe » puisqu'elle fonde celle que j'établis (cf. quatrième partie, chap. II) d'un transfert direct et d'un transfert indirect, il semble en tout cas fort probable que le roman, la fabulation et l'organisation de la névrose de transfert trouvent une origine commune dans le roman familial du névrotique[1] qui représente les arrangements, les aménagements du complexe d'Œdipe selon les variantes infinies.

Citons à ce propos l'ouvrage de Marthe Robert : *Roman des origines et origines du roman*[2].

« *Le complexe d'Œdipe était un fait humain, universel, il n'y a pas de fiction, pas de représentation, pas d'art de l'image qui n'en soit en quelque manière l'illustration voilée. En ce sens, le roman n'est qu'un genre « œdipien » parmi d'autres à ceci près pourtant... qu'au lieu de reproduire un fantasme brut selon les règles établies par un code artistique précis, il imite un* fantasme d'emblée romancé... »

Il convient cependant de dégager dans le complexe œdipien ce qui ressortit à son pouvoir organisateur et ce qui en traduit la déstructuration.

En d'autres termes que veut dire : accéder au complexe d'Œdipe ?

S'il s'agit *d'évoquer* devant l'analyste, soit sous forme de fantasmes *conscients* ou de rêves, ou de relations comportementales quelque chose qui de près ou de loin rappelle le complexe d'Œdipe, je pense que tout le monde en est capable et qu'on peut aussi aller l'entendre au théâtre ou voir dans la rue, il suffit même de lire le journal à la page des faits divers ou les livres de G. Deleuze.

Mais pourquoi précisément la rue, le théâtre ou le journal.

1. Cf. S. FREUD, *Le roman familial du névrotique*, 1909.
2. Marthe ROBERT, *Roman des origines et origines du roman*, Paris, Grasset, 1972.

Sinon que le scandale y éclate et que le scandale n'est autre que la transgression manifeste d'un des interdits qui sont l'architecture de ce complexe.

Cette transgression n'est pas le complexe d'Œdipe, elle serait plutôt le témoin de l'échec de son refoulement et de l'irruption dans « l'agir » de ses moments pulsionnels les plus crus ; moments non équarris par la culture, c'est-à-dire n'ayant jamais bénéficié de l'aide que cette culture apporte au refoulement individuel, ce qui n'est évidemment pas le cas de G. Deleuze.

S'il est classiquement admis que c'est dans les classes sociales les plus défavorisées que l'on relève davantage et le parricide et l'inceste, c'est bien le versant du refoulement qui est ici mis en cause, refoulement qui trouve ou non à s'étayer par une culture déterminée. Il y faut alors une solide santé, fondée précisément sur l'architecture dudit complexe pour prêcher l'avènement de la folie comme folie raisonnable.

Faute d'accréditer la thèse d'une folie raisonnable nous en imputerons le compte à ce qui nous préoccupait avant cette digression, soit : la fabulation.

Freud, à cet égard, trouve dans le développement de l'enfant un point privilégié où semble s'organiser la fabulation.

Celle-ci représente alors un des accidents sur le chemin qui conduit l'enfant névrosé à se détacher de l'autorité parentale.

Pour le petit enfant, les parents représentent d'abord l'autorité suprême, le prestige illimité, le modèle de toutes les certitudes.

Mais les progrès du développement intellectuel l'amènent à comparer la situation sociale de ses parents à celle d'autres couples plus fortunés.

A la suite d'un quelconque sentiment d'éviction, ou estimant ses sentiments d'amour non payés de retour, l'enfant utilise alors ses nouvelles connaissances pour les fondre en un fantasme selon lequel il procéderait d'un autre lit. Selon Freud, cette activité fantasmatique serait plus intense chez le garçon que chez la fille, dans la mesure où ses sentiments hostiles à l'égard du père seraient mieux étayés, en tout cas, c'est dans ces motions psychiques de l'enfance, conscientes, remémorées, que Freud voit une compréhension possible du mythe.

Ainsi, dans un premier stade dit asexuel (dans le sens que la connaissance des relations sexuelles entre les parents ne serait pas encore accomplie), le fantasme poursuivrait deux buts : érotique et d'ambition (derrière le second, se dissimulant toujours le premier) en substituant aux parents réels des parents plus fortunés.

Le stade « sexuel » repose sur l'affirmation : *mater certissima ; pater semper incertus est*, au nom de laquelle l'enfant attribue à la mère quelques amants, tandis que le père se contente d'être « haut placé ».

Dès lors deux voies sont possibles, où l'enfant s'institue comme le bâtard d'un amant héroïque où, par un subtil détour du fantasme, il assure à lui seul la légitimité, se débarrassant ainsi d'un frère ou d'une sœur déclarés bâtards. Freud souligne pour terminer que ces fantasmes apparemment hostiles maintiennent néanmoins par la nostalgie d'un père autrefois tout-puissant la surestimation des toutes premières années de l'enfance.

Ce « roman », à bien des égards, trouve en effet dans la névrose de transfert un nouveau champ d'exercice. Sinon que l'analyste peut à la fois représenter ce nouveau père noble dont rêvait l'enfant, mais aussi bien l'humble père réel qu'il faut anoblir, ou bien encore ce père des origines dont la toute-puissance était sans faille : transfert *direct* dans le moment qu'il représente une nouvelle possibilité, une nouvelle réalité, un nouveau père ; *indirect*, dans le moment qu'il représente le père des origines ou le père humble (indirect dans la mesure où il se représente dans le sens d'une réédition).

Il est à noter, d'une part, que ce « roman familial » est celui-là même que la légende d'Œdipe révèle, puisque aussi bien c'est par abandon qu'Œdipe se retrouve chez ses humbles parents d'adoption, tandis qu'il procède en réalité d'un sang royal, en ce sens, Œdipe ne peut plus mentir, puisque son mensonge ne serait que la vérité.

D'autre part, nous rappellerons que cette situation d'abandon par les parents royaux est aussi celle de Moïse. En ce sens, on pourrait voir dans l'idée de Freud selon laquelle

Moïse était Egyptien (cf. Freud, *Moïse et le monothéisme*) une nouvelle manifestation de ce roman familial, cette fois-ci appliquée à Freud lui-même quand on sait les liens fantasmatiques qui l'unissaient à Moïse en tant que père d'une autre religion. On retrouverait en tout cas dans ce rapprochement la confirmation que l'activité intellectuelle ne saurait être affectée par de tels fantasmes.

La névrose de transfert offre d'ailleurs de multiples exemples de ces trahisons transconfessionnelles, par les fantasmes, pour les chrétiens d'appartenir à une famille juive et pour les Juifs de procéder de quelque Rome.

Les fantasmes sadomasochistes également répartis mais diversement répertoriés dans chacune des religions autorisent à penser que la gloire d'appartenir à l'une ou à l'autre trouve la source de son prestige en des évocations inattendues, la persécution rejoint ici la passion christique pour témoigner que ce genre de gloire ne s'acquiert pas à n'importe quel prix.

D'autres registres d'ailleurs peuvent prétendre à confirmer cette incertitude du père : la variété des écoles psychanalytiques offre un nouvel éventail pour leurs disciples respectifs, de bâtir quelques fantasmes d'appartenance à une autre chapelle.

On peut dire qu'*a fortiori*, si un patient est capable d'organiser de tels fantasmes, il est aussi capable d'organiser une névrose de transfert, mais il serait plus risqué d'affirmer que la névrose de transfert ne puisse se constituer qu'au prix d'un si haut degré d'organisation.

Bien plutôt et bien plus fréquemment, verra-t-on l'organisation de la névrose de transfert s'éloigner de celle que l'on attribue à l'agencement de l'Œdipe.

Que la structuration de l'Œdipe ait un pouvoir organisateur : le fait est certain et doit d'ailleurs s'entendre aussi bien au niveau du transfert qu'à celui du contre-transfert, en sorte que si l'analyste y reconnaît une organisation, il peut aussi bien comme on dit « s'y retrouver ».

On n'a pas manqué d'ailleurs d'imputer aux analystes d'être les « organisateurs du complexe d'Œdipe » et, partant, les piliers de la société capitaliste, en sorte que s'ils n'étaient pas « contre », c'est donc qu'ils étaient « pour ».

Un analyste ne saurait en aucun cas être pour ou contre

l'Œdipe, mais rien ne l'empêchera d'y reconnaître un pouvoir organisateur qui à la fois structure les conflits intrapsychiques et structure leur intelligence. Des complications ne commenceront vraiment qu'à vouloir donner à cette structuration une valeur normative.

Mais rien n'empêchera la constatation d'une hiérarchie complexuelle en sorte qu'on puisse reconnaître que la névrose de transfert recrute plus ou moins d'éléments et que certains ressortissent au complexe d'Œdipe et d'autres non.

Les « anti-œdipiens » et les psychanalystes normatifs se ressemblent étrangement, les uns d'être contre, les autres d'être pour, en ce qu'ils attribuent à l'Œdipe une valeur de « jouissance » davantage d'ailleurs que de plaisir, *séparée* de la valeur d'interdit, les uns, anti-œdipiens considérant l'Œdipe comme le bastion de l'interdit en sorte qu'il faut être contre pour « promouvoir » la jouissance, les autres étant « pro- » et considérant la jouissance comme corrélative d'une organisation psychique menée à son terme. La confusion est alors à son comble entre génital et œdipien qui marqueraient l'acmé d'un accomplissement aussi bien psychique que sexuel.

Si l'on cesse d'attribuer quelque valeur normative au complexe d'Œdipe, il faudra néanmoins, pour lui reconnaître une valeur d'organisation, admettre qu'il possède un début où l'on reconnaîtra par exemple l'identification au parent du même sexe, un temps plein et une « liquidation », etc. Bref, on pourra valablement poser la question de savoir s'il existe un « en-deçà », un « au-delà » de l'Œdipe, et l'on sera éventuellement fondé à parler d'une organisation psychique pré- ou post-œdipienne.

Mais, en aucune manière, on ne sera fondé à penser une organisation psychique « en dehors » ou « en dépit » de l'Œdipe, car *vouloir* parler en « dehors » ou en « dépit », c'est précisément s'y référer. Cette référence est d'ailleurs celle, explicite, du pervers qui, au sens strict qu'a donné Freud à cette expression, fait montre d'une sexualité prégénitale et allègue pour justifier cette prégénitalité son appartenance « hors » de l'Œdipe, voire « contre ».

En ce sens particulier, la structure perverse posséderait une sorte d'authenticité ou « d'appellation contrôlée » en regard des positions théoriques qui s'érigent directement contre la notion de complexe d'Œdipe. Les uns comme les autres pourront d'ailleurs s'en consoler en considérant que la structure perverse et ladite position théorique ne sont pas nécessairement exclusives l'une de l'autre.

Si la question de savoir s'il existe un en-deçà du complexe d'Œdipe est bien fondée, nous pourrons de même poser la question de savoir si la névrose de transfert peut elle-même s'organiser en deçà des figures de la triangulation œdipienne.

La question de savoir si elle peut s'organiser en recrutant seulement des éléments prégénitaux ne soulève pas grand problème, car il est de constatation évidente qu'une telle chose est possible. La plupart des rêves de séances auxquels nous avons fait allusion et qui pour nous représentent un témoignage assez sûr de ce que peut être une névrose de transfert recrutent rarement des éléments témoignant d'une parfaite intrication pulsionnelle.

Quant à la question de la triangulation œdipienne, sa résolution paraît d'autant plus difficile que la théorie kleinienne attribue aux fantasmes œdipiens une origine précocissime voire fondatrice.

Nous remarquerons à ce propos, comme nous l'avons d'ailleurs déjà souligné, que l'accès au fantasme, voire l'énoncé, voire la démonstration d'un fantasme œdipien, ne garantit nullement que le complexe soit « tenu ».

En d'autres termes, la théorie kleinienne ne semble guère pouvoir se poser la question d'une phase pré-œdipienne. Mais dans ce cas la notion même de névrose de transfert perd son sens puisqu'à ce compte tout transfert, le plus partiel, le plus minime soit-il, comporterait en lui-même les germes d'une organisation œdipienne. Malgré, ou plutôt grâce à cette triangulation fantasmatique, la prévalence d'une relation duelle mère-enfant pourra s'affirmer et la névrose de transfert pourra se réduire à une compulsion de répéter cette relation, étant entendu qu'elle contient en soi les germes fantasmatiques de la triangulation.

Si tel n'est pas notre point de vue, que voulions-nous dire alors en parlant d'un complexe d'Œdipe « tenu » ?

Ce terme pourrait, pris en mauvaise part, témoigner d'une

quelconque substantification des fantasmes qui s'ordonnent autour de l'Œdipe. Nous l'entendons en réalité ici comme l'engagement de ce que Freud appelle le versant narcissique de l'Œdipe, soit : la peur de la castration, peur qui, précisément, détermine les positions que nous avons dénoncées tout à l'heure comme s'affirmant « hors » du complexe d'Œdipe, mais cherchent par cette « sortie » à conférer « à d'autres », aux « pro-œdipiens », la réalité de cette menace.

En ce sens, nous comprendrons qu'en effet la névrose de transfert ne puisse s'étayer que sur une organisation œdipienne « tenue », même si elle traduit les achoppements, les échecs, les dépassements et les retours en arrière de cette organisation.

Il semblerait en effet difficile d'affirmer qu'une névrose de transfert puisse se résoudre, c'est-à-dire s'interpréter et se dépasser sans que, par là même, un dépassement et une « liquidation » du complexe d'Œdipe n'interviennent.

Pourtant, il est tout à fait loisible de poser le problème. Freud l'a d'ailleurs posé une dernière fois à propos du transfert positif et négatif, en comparant les résultats d'un traitement *in vivo* et *in vitro*. En 1911 il reprend au sujet des maisons de santé la polémique engagée au moment de *Dora* en réaffirmant que le transfert ne saurait être le seul fait de l'analyse mais peut aussi bien se révéler dans « les maisons de santé ».

Ce problème des maisons de santé nous intéresse ici particulièrement dans la mesure où la névrose de transfert mal comprise risque en effet de transformer le cabinet de l'analyste en maison de santé avec toutes les chances d'interminabilité qu'un tel endroit comporte.

Selon le texte de la « dynamique du transfert » dans les maisons de santé, le transfert *positif* n'est pas réellement « mis à jour », il demeure voilé ; la conséquence en est, par rapport à l'analyse, inversée car le malade se refuse à quitter la clinique. Il résout *in vitro* tous ses problèmes, mais s'en avère incapable *in vivo*. Dans l'analyse par contre, le transfert positif à base érotique se trouve mis à jour, puis dénoncé, l'effet en est alors *intérieur et extérieur*. On voit bien ici que tout le problème est de dévoiler en *temps utile* la nature érotique du transfert positif.

Ce n'est pas, une fois le passage à l'acte (ici l'exitus) accompli, qu'on pourra faire quelque chose, mais si l'on peut dire avant qu'il ne se produise pas.

La névrose de transfert risque de se transformer en maison de santé, telle est, par l'effet du transfert positif, l'optique où nous voyons se dessiner les raisons d'une analyse interminable.

Cette analyse interminable devient un problème en soi aussi bien au début d'une analyse qu'à... on ne saurait dire à la fin, et ceci en raison du caractère précoce que nous attribuons à la névrose de transfert.

En d'autres termes et selon nous, faute d'être interprétée comme telle, une analyse interminable est une analyse interminable d'emblée.

CHAPITRE II

Les registres du transfert

Sous le terme de « registres », nous grouperons ici quelques catégories formelles du transfert : transfert explicite/implicite ; latent/manifeste ; direct/indirect, ou d'autres, simplement consacrées par l'usage : transfert blanc, transfert latéral.

Ces catégories, parce qu'elles sont purement formelles, se différencient de celles qui impliquent une théorie du transfert comme celle de transfert positif ou négatif dont nous avons déjà traité.

Ces catégories formelles ne peuvent prendre de sens que par leur imbrication, et c'est artificiellement, pour la commodité de l'exposé, que nous les isolons ici.

Transfert explicite *Transfert implicite*

Il convient d'étudier tout d'abord une opposition préliminaire entre transfert explicite et transfert implicite. Cette opposition n'a en apparence qu'un caractère didactique, faute cependant de la mettre en place, bien des confusions s'établissent quant à la phénoménologie du transfert.

Nous entendons par transfert explicite celui qui, nommément, délibérément, *désigne* l'analyste en tant que personne particulière. Ainsi dans *Dora*, n'y a-t-il de la part de Dora aucun transfert explicite.

Il va sans dire que cette désignation de l'analyste dépasse le cadre du transfert pour intéresser toute la situation analytique. Le « climat » d'une analyse est très différent selon qu'elle s'organise en régime implicite ou explicite.

Le « vous » n'est d'ailleurs pas « explicite » d'autre chose que d'isoler ainsi l'analyste en une spécification personnelle. Ce « vous » explicite... l'implique de façon telle qu'elle le différencie de tout le contexte, et le différencie même à l'intérieur du contexte transférentiel.

On se convaincra aisément de l'importance d'une telle spécification en considérant que ce « pluriel de politesse » noie le poisson de la spécification s'il est comparé au tutoiement. Il désigne l'analyste non pas en « tant que tel » mais comme « un tel » et montre que le « ça parle » de J. Lacan est quelquefois assez bien élevé pour user de ce pluriel.

On conçoit aussi bien que le « tutoiement » déterminerait une autre spécification qui pour être « intimiste » n'en serait pas moins significative d'une autre objectivation.

Il est évident que ce caractère d'objectivation (objectivation qui ne peut se concevoir qu'en regard d'un *Sujet*) peut aussi bien s'appliquer au régime contre-transférentiel. Il est d'ailleurs d'usage en certaines écoles de ne pas user de ce « vous », pas plus d'ailleurs que d'un autre type de spécification.

Si dans cette optique le contre-transfert de Freud dans *Dora* est largement explicite, le transfert de Dora elle-même est implicite... et ceci par une suprême intelligence des voies de la résistance, qui n'est ici, on le voit, résistance que de s'opposer à *l'analyste* en son désir d'objectivation plutôt qu'au processus analytique.

Cet aspect implicite du transfert ne l'empêche nullement d'être intense, ni même d'être adressé à Freud lui-même. Sinon que l'implication de Freud devra nécessairement être découverte, décodée, devinée, interprétée. Dora par ce moyen l'oblige doublement à se démasquer, puisque aucune référence nominale ne peut être invoquée par Freud. Ce dernier ne peut en aucun cas se « réclamer » de puiser directement dans le texte des séances une mention de lui-même. D'une certaine façon, il devra s'imposer.

L'effet le plus sûr, qui n'est d'ailleurs pas un effet, mais une raison, du transfert implicite est d'obliger l'analyste à interpréter le transfert en *s'ingérant* dans le texte associatif.

Cette ingérence ayant tout le loisir d'être récusée par le patient.

Ainsi Freud est-il obligé de *justifier* son introduction dans la chaîne associative de sa patiente (cf. la fumée, le feu, M. K., Freud fumant dans la séance, la boîte d'allumettes), les deux derniers termes de la chaîne étant avancés par Freud qui doublement *objective* son désir d'être lui-même reconnu comme fumeur et celui de voir en Dora une allumeuse.

Si la plupart du temps l'arrivée du « vous » coïncide avec les premières manifestations du transfert, il ne faudrait pas en conclure qu'elle en est nécessairement le signe.

Bien des analystes débutants confondent transfert et transfert explicite, ne croient le transfert arrivé que lorsqu'il est fait mention de leur personne.

C'est mal voir que cette « objectivation » ou individuation nominale de l'analyste peut tout aussi bien constituer le pôle actuel d'un véritable déplacement transférentiel que résister à l'émergence de ce déplacement par une objectivation « événementielle » qui isole l'analyste de tout support transférentiel.

Cette opposition explicite/implicite n'est donc pas si formelle que nous l'estimions au départ, on voit que par certains côtés elle vise même un point fondamental qui est celui de l'interpellation dans le transfert et qu'elle introduit, par la nécessité d'un décodage, à la seconde opposition dont nous allons maintenant parler.

Transfert manifeste et transfert latent

Par transfert manifeste, nous n'entendons plus *seulement* l'interpellation explicite ou nominale de l'analyste, mais celle qui sur le modèle des rêves nécessite pour être entendue d'être décodée ou devinée même si elle apparaît d'emblée comme claire. C'est dire qu'aussi bien elle peut apparaître dans un rêve que dans un fantasme, ou même un souvenir, voire un comportement.

Donnons de ce transfert manifeste un premier exemple :

Une patiente se souvient de façon apparemment impromptue

qu'elle a assisté la veille à une consultation de nourrissons. Ce souvenir ne survient en réalité que parce qu'il a donné lieu à un rêve la nuit précédente. Partant du souvenir elle raconte donc le rêve (en règle générale, c'est l'inverse qui se produit, le souvenir faisant partie des associations du rêve), elle assiste comme dans la réalité à une consultation d'enfants, une femme allaite son enfant et dit : « Je lui donne 10 tétées par jour de moins de 20 g. » Ma patiente toujours dans le rêve est scandalisée par cette procédure et pense que c'est là une méthode qui interrompt continuellement le cours des choses...

Pourquoi 10 tétées ? Pourquoi 20 g ? Les associations permettent d'établir rapidement qu'il s'agit de 10 séances par mois, quant à moins de 20 g, j'interprète ce chiffre comme s'afférant aux enveloppes postales, la veille ma patiente a envoyé plusieurs lettres et s'est reproché leur contenu assez léger. En réalité, ce rêve se rapporte au fait d'une diminution (trop précoce comme me le fait comprendre le rêve) du nombre des séances de 3 à 2 par semaine, soit 10 environ par mois.

L'insuffisance de la nourrice et le sous-développement de l'enfant sont ici en relation avec une situation infantile que je ne peux rapporter mais traduisent au plan transférentiel une situation comportant trop peu d'échanges.

Cette situation s'articule avec un rêve précédent où j'apparaissais comme mécontent d'un plat de petits pois. Ces petits pois représentaient en fait les taches de rousseur d'une dame à laquelle ma patiente redoutait que je prenne goût. L'affaire eût été simple, si les associations de ce premier rêve n'avaient révélé que ma patiente s'intéressait aussi beaucoup aux petits pois.

Les lettres de moins de 20 g étant aussi de « petits poids », de même que le nourrisson, de même que la nourrice, de même qu'enfin l'enveloppe qu'elle me tendit en fin de séance et comportant le montant des honoraires représentant 10 séances et témoignait ainsi qu'elle me nourrissait mal — me donnant beaucoup de petits poids — mais qu'en revanche je lui donnais un nombre insuffisant de séances... le sentiment de culpabilité concernant la « légèreté » du contenu de ces lettres était à mettre aussi dans le contenu d'un des plateaux de la balance (pesée des lettres, pesée de l'enfant, pesée de l'enveloppe).

Il est évident que le transfert manifeste (au sens d'un rêve manifeste) ne peut être entendu comme transfert *qu'une fois réduit à sa valeur latente.* Gageons cependant que si je n'avais pas deviné le sens des petits pois ni celui du nombre des séances, etc., bref si je ne l'avais pas interprété et si ma patiente ne l'avait pas interprété, le rêve par sa seule vertu d'évocation, par les seules images de sevrage, de mesure, de quantité, etc., eût probablement induit un malaise et aurait eu pour effet d'infléchir le sens général de la séance vers l'idée d'une dette.

Même demeuré au stade de son expression manifeste, le rêve eût modifié le sens de l'interpellation en sorte que j'en aurais gardé le sentiment, peut-être vague, de devoir quelque chose, de réparer, de compenser, etc., sentiment qui m'a précisément conduit à donner une interprétation, à solliciter les associations, bref à fournir quelque chose, etc. Si l'on va plus loin dans cette interprétation, on trouve même le sens d'une menace : dans le rêve ma patiente s'insurge contre la variation de fréquence des séances qui « interrompt continuellement le cours des choses ». Phrase vague, mais signifiant fort clairement que la rareté des séances avait pour effet de nuire audit cours associatif (le cours des choses).

Dans cet exemple, le texte du transfert manifeste peut être lu aussi bien dans les deux rêves que dans le fantasme (elle écrit trop légèrement) que finalement dans un comportement si l'on désigne ainsi le moment où elle me remit l'enveloppe, et où d'ailleurs la prise de conscience se traduisit par un rire inopiné.

On peut dire que tout le rêve témoigne d'un mouvement transférentiel manifeste, mettant en jeu aussi bien les éléments d'un Œdipe classique (jalousie concernant les petits pois et ce qu'ils signifient : les taches de rousseur) qu'inversé : amour des petits pois selon le mode d'une homosexualité directe ; que des éléments pré-œdipiens de la malnutrition et de l'indistinction orale entre ce qui nourrit et ce qui est nourri.

Mais l'ensemble de ces éléments est subsumé par le déplacement transférentiel qui s'organise en une interpellation parfaitement actuelle et directe.

L'opposition transfert manifeste et transfert latent est donc parfaitement fondée. Elle introduit à la notion d'interprétation dite « dans le transfert ». Elle nous fait entrevoir un fait important, celui que le point de vue économique ne saurait se limiter à la personne seule du patient, mais doit être pensé au niveau de la séance, conçu comme expression dialectique de l'opposition transfert - contre-transfert, dans la mesure où la demande introduit nécessairement un déséquilibre dans l'économie globale du système.

Nous reviendrons sur ce point pour l'éclaircir à propos du transfert direct et indirect.

Un second exemple de l'opposition formelle transfert manifeste/transfert latent nous rappellera ce que nous avons énoncé à propos de l'organisation de la névrose de transfert (le roman transconfessionnel).

Il s'agit d'une phrase prononcée par un homme parfaitement au courant de mes travaux psychanalytiques.

« — *Je vous ai trahi.* »

Cette phrase se rapporte au fait que la veille il avait entrepris de suivre l'enseignement d'une école qu'il supposait être différente de la mienne, mais que cette « trahison » s'était accompagnée d'un sentiment « d'inhibition intellectuelle » (titre d'un article par moi publié).

L'interprétation fut la suivante :

« — *Ou plutôt vous m'êtes resté fidèle.* »

(par l'inhibition intellectuelle).

L'intérêt de ce court exemple est de montrer l'intrication des transferts manifeste/latent, positif/négatif et direct/indirect.

En effet, la première assertion : « Je vous ai trahi », qui n'est qu'une reprise humoristique de Judas Iscariote, est l'expression d'un *transfert manifeste et négatif*.

L'interprétation dévoile le transfert latent, mais elle n'a pas seulement pour effet de mettre à jour ce transfert latent, elle a aussi celui de souligner son caractère « positif » en soulignant la fidélité. Elle traduit au premier degré un *transfert latent positif*.

Mais remarquons que cette réduction au sens latent n'est possible que par une démarche de la pensée contre-transférentielle, qui, peut-être, refuse la trahison et cherchant une échappatoire trouve une interprétation.

Remarquons alors que cette interprétation est humoristique, c'est-à-dire qu'elle change de signe. Le « vous m'êtes resté fidèle » comporte une certaine dérision à l'égard de cette « constance » puisqu'il s'agit d'une fidélité par « l'inhibition intellectuelle ».

Cette réponse humoristique à une assertion elle-même humoristique relève d'un plan particulier que nous appelons transfert direct. Ce transfert direct caractérisant la situation *hic et nunc* évolue sous un signe positif. Seul l'humour lui donne un caractère hypothétiquement négatif.

Ce transfert direct domine tout le climat des échanges ; il s'oppose au transfert indirect. Ce transfert indirect réédite par le fantasme transconfessionnel de mon appartenance à une « autre » « chapelle » un conflit de l'enfance où mon patient était contraint de choisir entre mère et père (plutôt que l'inverse en l'occurrence) et dont le roman familial consistait à croire qu'il ne pouvait quitter l'un ou l'autre sans le trahir ; par le moyen du transfert indirect j'assume les lieu et place de la position fantasmatique : *mater certissima*, « l'autre chapelle » assumant celle du *pater semper incertus*.

L'interprétation porte sur le transfert direct en dévoilant son sens latent — restant (par l'humour) sous un signe indécis — elle transforme néanmoins l'expression négative en positive. Mais remarquons ici que l'humour détermine une sorte d'incertitude du signe. Il transforme l'affirmation : « je vous ai trahi » en : « vous ai-je vraiment trahi ? », et la réponse : « plutôt m'êtes-vous resté fidèle » se transforme en « m'êtes-vous vraiment resté fidèle par le maintien de cette inhibition ? ».

Cet humour dessine donc une incertitude (plutôt qu'une ambivalence) qui constitue la « question » du transfert direct.

Il suffit de considérer le schéma suivant qui intègre les six paramètres : manifeste/latent, direct/indirect et +/— pour saisir que ce qui dans le transfert latent indirect constitue l'expression d'une ambivalence est représenté dans le transfert

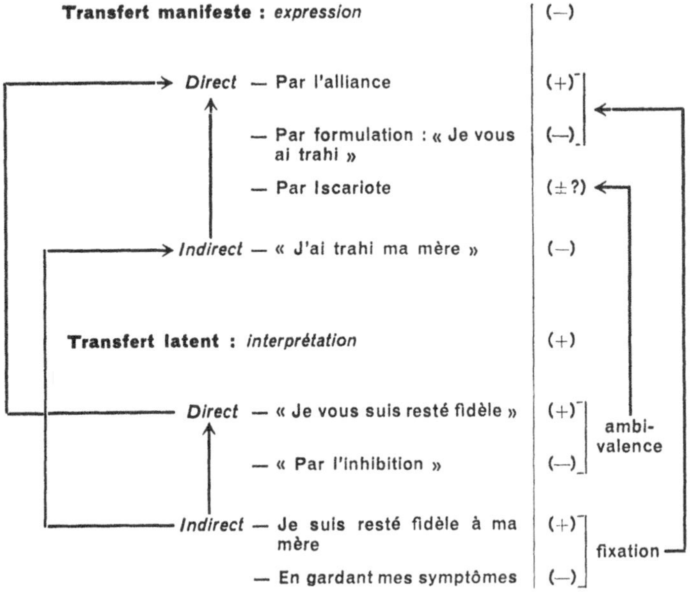

direct manifeste par une incertitude ou si l'on préfère une question[1].

Cette transformation est essentielle car elle traduit une véritable mutation transférentielle, étant bien entendu que le transfert direct dont nous parlons n'est pas une création *ex nihilo* ; ne traduit pas seulement une réalité de la situation *hic et nunc*, mais doit son existence au déplacement du conflit infantile.

On voit que ce déplacement n'est pas neutre et qu'il offre par son caractère d'incertitude une nouvelle ouverture dialectique.

Sa « négociation » est fondée sur l'alliance qui signe la vraie positivité, elle suppose une élucidation progressive du transfert déjà mise à jour. Le transfert indirect par contre ne peut, faute de son élucidation, que rééditer sans les dépasser

1. Voir schéma ci-dessus.

les éléments contradictoires de ses conflits et l'expression de ses ambivalences.

Si donc, *manifestement*, il s'agit d'une trahison, *préconsciemment* il s'agit d'une fidélité douteuse, le transfert bute sur une « fixation » — le transfert direct sous le signe de l'alliance relance le procès de cette fixation, transforme en incertitude et surtout remet en question — l'ambivalence.

Il y a tout lieu de croire que l'humour ici trouve ses fondements dans l'ambivalence, mais que par la positivité de l'alliance il a déjà fondamentalement dépassé cette ambivalence et trouve une sorte de pudeur à la réaffirmer comme problématique.

Remarquons au passage que la transformation du transfert manifeste en son sens latent ne détermine pas une opposition systématique entre positivité et négativité, l'expression d'émois hostiles ou amicaux n'est pas le signe certain qu'il faille en changer systématiquement le sens, ni d'ailleurs qu'il faille le prendre « pour argent comptant », en cela se révèle le substrat *affectif* du transfert négatif et du transfert positif qui ne peuvent être assimilés à la négation ou à la dénégation, encore qu'ils puissent s'en compliquer — ou s'en simplifier.

Il suffit de jeter un coup d'œil sur la colonne des signes + ou — pour constater à quel degré d'oscillation peut prétendre une simple assertion du type : je vous ai trahi — encore ce schéma est-il simplifié et ne rend pas compte des identifications qui surdéterminent l'assertion : je vous ai trahi *comme* mon père ou comme ma mère a trahi mon père, etc.

Transfert blanc

L'expression affective du transfert comme aussi bien son caractère explicite ou implicite nous conduisent à considérer ce que traditionnellement on appelle le « transfert blanc ».

Je ne sais si cette expression se rapporte au « style blanc » qu'attribuait Cocteau à R. Radiguet, mais elle ne manque jamais de m'y faire songer... : le sujet s'y dérobe en effet derrière ses propres effets.

Le transfert blanc s'oppose à toutes les catégories que nous avons jusqu'ici envisagées, pour n'être ni explicite, ni manifeste, ni chaud, ni froid.

Le transfert blanc dit bien ce qu'il veut dire, puisque aussi bien il manifeste l'existence d'un transfert mais exclut son *aveu*. Par là il se distingue du transfert négatif qui est parfois explicite au point d'en être bruyant, mais témoignerait d'une résistance telle qu'il exclurait jusqu'à la possibilité d'un déguisement.

Personnellement je n'ai jamais rencontré de tel transfert qui me paraît relever soit d'une illusion technique, soit d'une forme de transfert négatif non décelée.

Néanmoins cette expression me semble fondée en ce qu'en effet « l'aveu » tarde à se manifester. C'est souligner par là à quel point transfert explicite et transfert tout court sont très souvent confondus. Il est exceptionnel qu'un rêve, un accroc dans le protocole, le fait même de l'observance des règles ne traduise ou ne trahisse le déplacement d'un conflit infantile.

Mais si le transfert est blanc, il est blanc pour tout le monde en ce sens que c'est « aveuglément » que l'analyste peut l'interpréter.

Ces « transferts » blancs me rappellent une séance de prestidigitation au cours de laquelle un habile pickpocket recommandait à ses victimes de bien prendre garde qu'il ne leur dérobe quelque chose. L'une d'elles ayant vaillamment résisté descendit triomphalement les gradins pour regagner sa place et pendant le temps de la descente perdit son portefeuille, sa montre et jusqu'à ses bretelles.

Ce souvenir dont la valeur fantasmatique ne passera pas inaperçue me revint à propos d'une analyse où en effet aucun caractère explicite du transfert n'étant apparu, aucune mention de l'analyste, aucune association d'idées permettant même de « savoir » autrement que par la constatation de sa présence que mon patient était ici plutôt qu'ailleurs.

Une diminution des séances intervint, je dois l'avouer, par lassitude. Le résultat fut immédiat : mon patient m'explique alors pourquoi il « n'avait pas osé » me « comparer » à autre chose que son père, et que pourtant il « aurait pu attaquer » sur tel ou tel point.

Grâce à cette « rétrospective » qui dura plus longtemps

que la phase qu'elle entendait commenter, mon patient ne s'aperçut pas qu'il opérait un transfert, il ne s'en aperçut qu'en reprenant le rythme normal de ses séances.

Il convient à cet égard de remarquer que l'analyste peut occuper dans la dynamique transférentielle la place du mort, de l'absent, du nié, de l'effacé, exclu, censuré, châtré et tous caractères négatifs qu'on voudra : toutes positions qui témoignent d'une mention affirmant autant qu'elle la nie, son existence.

Mais on sait ce que vaut l'aune de la dénégation, que précisément elle ne peut que revenir désespérément à l'existence de ce qu'elle ne veut pas voir.

Le véritable transfert blanc relèverait plutôt de « l'analyste fétiche » momifié dans un compromis. Mais il faudrait encore qu'aucune demande ne lui soit adressée. Certes cette absence de demande peut sembler marquer un temps de l'analyse des pervers, sinon qu'à force « d'insister », cette absence de demande finit par être une demande. Il n'est pas rare en définitive que le « transfert blanc » ne révèle une structure perverse.

L'ensemble des catégories de transfert jusqu'ici envisagées montre à quel point la pensée contre-transférentielle peut être engagée dans ces manifestations, en particulier à propos du transfert blanc.

Mais une autre catégorie traditionnelle nous retiendra, qui sollicite encore davantage le point de vue contre-transférentiel, il s'agit du *transfert latéral.*

Transfert latéral

Ce transfert a mauvaise presse... il est d'ordinaire interprété dans une perspective strictement économique, comme une hémorragie libidinale, une déperdition énergétique et davantage encore une sorte de « trahison ».

Pourtant il fallait s'y attendre... puisque le transfert est essentiellement un quiproquo.

Mais cette « latéralité » suppose un axe central qui draine toutes les énergies.

D'une certaine façon les prescriptions techniques de Freud et de ses épigones immédiats interdisant pendant la durée des cures toute relation sexuelle ou toute décision importante traduisent ce souci de canaliser l'énergie disponible au profit de la seule relation analytique.

A lui seul, ce point de vue énergétique autoriserait à concevoir l'intrication contre-transférentielle qu'il implique, il détermine obligatoirement une « contre-attitude » « pastorale » en ce qu'elle prétend à rapatrier tous les moutons.

Il est évident que la nature même du transfert qui est essentiellement celle d'un déplacement suffit à introduire le loup dans la bergerie et complique cette vision bien ordonnée.

Il est cependant exact que le transfert latéral constitue une résistance à l'intérieur d'une autre résistance qui est celle du transfert tout court. Mais en général, cette nouvelle résistance s'interprète davantage comme « passage à l'acte », « catharsis », explosion dans le réel, que comme déplacement du support transférentiel.

Il est important de saisir que le transfert latéral est un effet du transfert ; qu'il s'inscrit dans le transfert même s'il paraît s'y opposer, qu'il n'est pas fondamentalement résistance *au* transfert, mais qu'il en constitue une variante oppositionnelle. Tout dépend en définitive de sa valeur contrapuntique et de l'ouverture dialectique qu'il autorise ou aliène.

Bien des analyses sortent d'une impasse transférentielle par un déplacement latéral, d'ailleurs la plupart du temps parfaitement inconscient (mais pas toujours). L'interprétation d'un déplacement symbolique peut alors avoir d'énormes effets dynamiques dans la cure, mais il n'est pas d'exemple qu'une analyse se déroule sans manifestation d'un transfert latéral.

Cette catégorie du transfert recoupe le problème de l'analyse *in vitro* et *in vivo* dont Freud a longuement parlé à propos des traitements en maison de santé, lesquelles maisons représentent manifestement pour lui une « latéralisation », car leur évocation surgit comme par miracle dès qu'il s'agit de transfert positif ou négatif.

A cet égard, il convient de remarquer que la positivité et la négativité du transfert trouvent très fréquemment une ligne de brisure grâce au transfert latéral. Cette ligne de brisure recoupe et, d'une certaine façon, révèle la scission à l'intérieur du Moi entre positivité et négativité. Très souvent en effet, les sentiments hostiles ou négatifs subissent l'effet d'un transfert latéral en sorte que le transfert ou la névrose de transfert « centraux » paraissent bénéficier des seules motions favorables — l'inverse est tout au moins dans mon expérience moins fréquent.

Le plus grand intérêt du transfert latéral réside dans la ligne de partage qui dévie les motions hostiles et les motions « favorables », les motions sexuelles et les motions narcissiques. Ces scissions ne se conçoivent d'ailleurs qu'en raison des oppositions conflictuelles révélées dans et par le transfert, mais on aurait tort, me semble-t-il, de considérer nécessairement le transfert latéral comme préjudiciable au processus analytique, il est une manifestation de la résistance inéluctable.

Il est évident néanmoins que si l'indice de réalité qui nécessairement le soutient est par trop élevé, le transfert latéral peut devenir une sorte de passage à l'acte permanent mais, dans ce cas, c'est l'ensemble de la structure qu'il faut considérer, en sorte que cette latéralité n'est qu'une manifestation comme une autre d'un refus du monde fantasmatique.

L'effet contre-transférentiel risque de cautionner cette « latéralisation » en considérant comme un schisme ce qui n'est souvent qu'une dichotomie.

Nous en arrivons maintenant à la dernière des catégories formelles que nous avons envisagées : celle du transfert direct/indirect.

Transfert direct et indirect

A ce terme pourrait valablement se substituer celui de l'opposition : médiat/immédiat, si les connotations temporelles de ce second terme ne risquaient d'entraîner quelque confusion.

Il serait tout à fait illusoire de prétendre interpréter les phénomènes de transfert sans faire intervenir ce que Freud appelle tout banalement : « la situation psychologique ».

Par ce terme, il entend que quels que soient les problèmes « évoqués » dans l'analyse, quels que soient les thèmes rapportés et les modes selon lesquels ils s'apparentent à telle ou telle catégorie psychique : rêve, fantasme, souvenir, idées, tensions, intentions... bref, tout le « contenu » des séances est subordonné au fait d'apparaître dans une « situation psychologique », c'est-à-dire d'être « adressé » à quelqu'un — en d'autres termes, la situation analytique comporte une *situation psychologique*.

Cette situation psychologique est une réalité, réalité relative par rapport à la situation analytique en général, quand bien même cette réalité serait-elle établie, mesurée, codifiée, *mise en scène* par l'analyste, parce qu'il estime que les phénomènes inconscients pour apparaître ont besoin de ces conditions, parce qu'il estime que ces conditions sont plus commodes pour lui.

« *Je ne supporterai pas d'être regardé huit heures (ou plus) par jour* »[1].

Cette situation met le patient et son analyste dans l'obligation d'être entre eux dans un certain « rapport psychologique ». La situation psychologique est réelle et codifiée, elle est par certains côtés *l'élément réel* de la situation analytique.

La situation analytique est un concept plus vaste que celui de situation psychologique, et, dans ce sens, il englobe non seulement cette réalité mais tous les éléments psychiques qui vont se dérouler à l'intérieur ou en dehors de cette contingence qu'est la *réalité psychologique* — la situation psychologique est un événement.

Mais si l'on se place maintenant du point de vue de la réalité, voire de la concrétude de l'événement, c'est la « situation psychologique » qui va dépasser et englober la situation analytique, en sorte que celle-ci assumera le rôle de contenu et la situation psychologique celle de contenant.

On conçoit dès lors que puissent se poser des problèmes d'adéquation/inadéquation ; concordance/discordance ; complémentarité/disparité ; similitude/dissemblance, entre ces deux situations envisagées tantôt comme contenant, tantôt comme contenu.

On conçoit aussi que c'est l'indice de réalité qui se déplaçant de l'une à l'autre les déterminera comme contenant ou comme contenu.

Le transfert est alors un agent médiateur entre ces deux

1. S. Freud, *De la technique psychanalytique*, Paris, P.U.F., p. 93.

situations, puisque la « situation analytique » peut dépendre à la fois des contingences *hic et nunc* de la réalité, des particularités réelles et circonstancielles de la cure, mais que, par ailleurs, le transfert en déplaçant sur ces éléments contingents les représentations des conflits infantiles les modifient considérablement ou même les fondent.

Plus le transfert est intense, plus il est inconscient, et plus la situation psychologique perd son indice de réalité et ne devient que le reflet du déplacement fantasmatique opéré par le transfert. On passe d'un indice de réalité contingente à un indice de réalité psychique.

Le mélange des déplacements fantasmatiques transférentiels ; de la réalité ; et des retombées de la réalité sur le transfert et du transfert sur la réalité, s'opère dans la situation psychologique.

Cette situation psychologique devient le lieu d'affrontement, de négociation, de mutation, de transformation... bref le champ dialectique des oppositions qui naissent de ce mélange. Ce champ est celui que nous assignons topologiquement au *transfert direct.*

Le transfert direct est le lieu de la demande.

Freud dans ses *Observations sur l'amour de transfert* parle avec une certaine hauteur de « ces femmes qui ne sont accessibles qu'à la logique de la soupe et aux arguments des quenelles »[1], stigmatisant par là des êtres à passions élémentaires que des compensations ne sauraient satisfaire et qui réclament sur-le-champ les satisfactions sexuelles qu'elles ne peuvent par ailleurs satisfaire.

Tout paraît digne d'intérêt dans ces observations sur l'amour de transfert, surtout en ce qui concerne le sort de la réalité dans la cure, qu'il s'agisse de la métaphore orale employée aussi bien que de l'apparent mépris de Freud, que de la catégorie clinique ainsi appréhendée.

En ce qui concerne la catégorie clinique, loin de trouver exceptionnelle cette demande immédiate de satisfaction, elle me paraît bien au contraire sinon être de règle, du moins des plus fréquentes, en tout cas il paraît tout à fait impos-

1. S. FREUD, *De la technique psychanalytique*, in *Observations sur l'amour de transfert*, trad. Anne BERMAN, Paris, P.U.F., 1953, p. 125.

sible de mettre sur le même plan une première catégorie « d'analysants » qui dès les premières séances demandent à manger, réclament des satisfactions sexuelles immédiates, veulent recevoir les livres de la bibliothèque, demandent sur-le-champ à l'analyste de leur confier ses enfants, bref exigent *hic et nunc* les preuves les plus tangibles d'un amour unique et souverain, et une seconde catégorie qui par le long détour de l'analyse en arrive à formuler les mêmes demandes, mais affectées d'un indice de virtualité qui les confine à un $n^{\text{ième}}$ degré.

La situation contre-transférentielle est toute différente à l'égard des manifestations d'un transfert direct ou indirect.

Le rôle de pare-excitation du contre-transfert se manifeste par la tentative de dériver les émois directs pour les transformer en représentations indirectes et inversement d'interpréter dans l'actualité, dans le registre dialectique immédiat les représentations afférentes aux conflits infantiles.

La notion de « principe de réalité » doit ici entrer en jeu, en ce qu'elle introduit celle de « renoncement ». Il est évident que la demande immédiate, le transfert érotique d'emblée constitue une résistance majeure à l'éclosion du transfert indirect en écartant tout renoncement, tout délai, en cela elle s'apparente davantage au style des processus primaires qu'à un principe de réalité soutenu.

Mais le problème est double de savoir pourquoi le transfert direct s'accroche ainsi à la réalité. S'agit-il d'une impossibilité de renoncement, d'une subordination totale au principe de plaisir immédiat ou d'une incapacité foncière d'établir un lien symbolique entre une situation érotique infantile et la réalisation d'une satisfaction immédiate ?

Il faut entendre alors que ce transfert direct n'est lui-même que le reflet d'un transfert indirect.

L'amour de transfert, dit Freud

« *n'est qu'un ensemble de répliques et de clichés de certaines situations passées et aussi de réactions infantiles* »[1],

il donne comme argument de l' « inauthenticité » de cet

1. S. Freud, *De la technique psychanalytique*, in *Observations sur l'amour de transfert*, trad. Anne Berman, Paris, P.U.F., 1953, p. 126.

amour de transfert le fait que les patientes amoureuses de leur analyste se devraient, si elles l'aimaient vraiment, de renoncer à leurs exigences immédiates pour consacrer leurs efforts à l'achèvement de la cure.

Las ! L'argument est bien mince et de surcroît tombe dans la contradiction puisque :

« *Rien ne nous permet de dénier à l'état amoureux, qui apparaît au cours de l'analyse, le caractère d'un amour véritable* »[1].

En définitive, l'amour de transfert et l'amour tout court ont en commun aux yeux de Freud qu'ils sont tout aussi fous l'un que l'autre.

Cependant et comme paradoxe l'amour de transfert serait encore plus déraisonnable. D'une part il est provoqué par la situation analytique, d'autre part « la résistance qui domine la situation l'intensifie encore », enfin :

« *Ne tenant que fort peu compte de la réalité il s'avère plus déraisonnable, moins soucieux des conséquences, plus aveugle dans l'appréciation de l'être aimé.* »

Bref, on peut y reconnaître ce que l'on dit de l'enfant de Bohême... « qu'il n'a jamais connu de lois ».

Freud n'y va pas par quatre chemins, la patiente veut briser l'autorité du médecin en abaissant celui-ci au niveau d'un amant (p. 120).

Dès lors, la réponse s'avère difficile.

Il n'est pas question de s'appuyer sur la pure et simple morale courante dont on connaît trop bien l'origine et... l'opportunité, pas question non plus, dès que la patiente a fait l'aveu de son transfert amoureux, de l'inviter à étouffer sa pulsion ; de renoncer et de sublimer ladite pulsion :

« *Tout se passerait alors comme si, après avoir à l'aide de certaines habiles conjurations contraint un esprit à sortir des enfers, nous l'y laissions ensuite redescendre sans l'avoir interrogé... les discours sublimes comme chacun sait ont peu d'action sur les passions* »[2].

1. S. Freud, *De la technique psychanalytique*, in *Observations sur l'amour de transfert*, trad. Anne Berman, Paris, P.U.F., 1953, p. 127.
2. *Ibid.*, p. 121.

Une solution moyenne serait encore pire, qui consisterait à prétendre partager les sentiments tendres mais en évitant toute manifestation physique, ce serait là, dit Freud, mensonge et de plus danger car : est-on jamais assez sûr de soi pour ne pas dépasser les limites que l'on s'était fixées ?

Alors que reste-t-il, sinon d'opposer l'illusion à l'illusion, d'utiliser l'illusion et d'interpréter l'illusion.

Ces prescriptions de Freud font souvent sourire... on a bien tort, car une fois le problème posé en ces termes et précisément le transfert direct le pose toujours en ces termes, comment le résoudre sans opposer à la tromperie du transfert une autre qui est celle du contre-transfert.

Le dépassement de cette opposition ne peut être compris que *d'avance*, la précession du contre-transfert n'est plus ici un accident mais une *nécessité*, c'est pourquoi Freud *prévient* le néophyte.

Quant au schéma de cet *homme averti* et de cette *femme séduisante* qui font aujourd'hui sourire... sachant, mais grâce à qui ? Les détours de la bisexualité psychique et les pièges de l'homosexualité, voire la prédominance statistique des femmes analystes... on peut remarquer qu'ici Freud est exemplaire en ce qu'il parle *de sa place* et que la pensée contre-transférentielle ne peut se saisir que de *sa place*.

Cette position schématique et, pour certains, simpliste, a pourtant le mérite d'assigner à *l'illusion* le rôle de situer ailleurs que dans l'énoncé du désir la place du *sujet*.

Le transfert direct, c'est l'inconscient sans guillemets.

Les guillemets en question ne sont pas à la portée de tout le monde, ils supposent en effet que non seulement les éléments transférés soient conçus comme pouvant être symboliques, mais que, de plus, le déplacement lui-même soit révélateur d'un symbolisme endopsychique.

Les *border lines* et les névroses de caractère trouvent ici la pierre d'achoppement de leur analysabilité. Si le transfert direct accapare la réalité au point de rendre impossible tout recours à l'*idée même* d'un déplacement, aucune analyse au sens strict ne sera possible, on pourra seulement à l'intérieur du transfert direct « négocier » des changements de rôle mais non parvenir au dévoilement efficient d'un véritable mouvement transférentiel.

Il reste que ce transfert direct n'étant lui-même qu'un reflet du transfert indirect, c'est-à-dire d'un détour par d'autres figures archaïques, ne peut ainsi *s'éprendre* de la réalité que parce qu'il s'est autrefois épris d'une autre réalité ; ou plus exactement d'une autre illusion.

Le partage du « Moi » laisse indivis l'héritage des deuils qui l'ont pourtant constitué.

Ou bien le pôle nostalgique du transfert l'entraîne à déplacer et à rééditer les chances d'une nouvelle interrogation, ou bien la négation de ces deuils cette fois-ci complète scinde le Moi en deux parties définitivement disjointes au point que l'une prétende ne se constituer « qu'au petit bonheur l'objet ».

En ce cas, qui se réduit au transfert direct, la représentation d'un destin inhibe le fantasme de tous les autres destins possibles.

Table des matières

Le fil rouge

Section 1 / *Psychanalyse*

L'adolescence à vif, par É. Kestemberg
Analyse et guérison, par H. Kohut
Années d'apprentissage sur le divan, par T. Moser (épuisé)
L'apprenti-historien et le maître-sorcier. Du discours identifiant au discours délirant, par P. Aulagnier. *4e éd.*
L'authenticité du faux. Lectures psychanalytiques, par M. Gagnebin
La Babel de l'inconscient, par J. Amati Mehler, S. Argentieri et J. Canestri
Le céleste et le sublunaire, par S. Viderman *(épuisé)*
Le cinquième fantasme. Auto-engendrement et impulsion créatrice, par É. Bizouard *(épuisé)*
De l'argent en psychanalyse et au-delà, par S. Viderman. *2e éd.*
Les destins du plaisir. Aliénation-Amour-Passion, par P. Aulagnier *(épuisé)*
Le discours vivant, par A. Green. *3e éd.*
Le disséminaire, par S. Viderman *(épuisé)*
Le divan bien tempéré, par J.-L. Donnet. *2e éd.*
Dix ans de psychanalyse en Amérique, publié sous la dir. de H. P. Blum *(épuisé)*
Dostoïevski et Flaubert, par M.-T. Sutterman
Du divan à l'écran. Montages cinématographiques, montages interprétatifs, par M. Gagnebin
Dynamique du fantasme, par M. Perron-Borelli
Emprise et satisfaction. Les deux formants de la pulsion, par P. Denis. *2e éd.*
L'endurance primaire, par D. Rosé
États psychotiques, par H. Rosenfeld *(épuisé)*
« Gradiva » au pied de la lettre, par J. Bellemin-Noël *(épuisé)*
L'imitation, par E. Gaddini
Impasse et interprétation, par H. A. Rosenfeld
L'investigation psychosomatique. Sept observations cliniques, par P. Marty, M. de M'Uzan et C. David. *2e éd. augmentée*
Journal de mon analyse avec Freud, par S. Blanton *(épuisé)*

Karl Abraham, biographie inachevée et « La petite Hilda », par H. Abraham *(épuisé)*

Langage et insight, par R. Schafer *(épuisé)*

Logiques et archéologiques du cadre psychanalytique, par R. Roussillon

Le mal des idéologies, par F. Duparc

Nature et évolution de la sexualité féminine, par M. J. Sherfy *(épuisé)*

La nuit, le jour. Essai psychanalytique sur le fonctionnement mental, par D. Braunschweig et M. Fain. *2e éd. (épuisé)*

L'ordinaire de la passion, par J. Cornut

Œdipe, par D. Van der Sterren *(épuisé)*

Œdipe chasseur. Une mythologie du sujet en Nouvelle-Guinée, par B. Juillerat *(épuisé)*

Le passé recomposé. Pensées, mythes, praxis, par F. Pasche

Les passions du corps. Addictions, toxicomanies, maladies auto-immunes, atopie psychique, par G. Pirlot

La peur et l'ennui, par G. C. Zapparoli *(épuisé)*

Pour une esthétique psychanalytique. L'artiste, stratège de l'inconscient, par M. Gagnebin

Pourquoi les hommes ont peur des femmes, par J. Cournut *(réédition « Quadrige »)*

Pratique de la méthode psychanalytique. *La dialectique freudienne 1,* par C. Le Guen

Préhistoires de famille, par A. de Mijolla

Psychanalyse de l'art, par E. Kris

Psychanalyse du lien, par B. Brusset

Psyché. Études psychanalytiques sur la réalité psychique, par J. Guillaumin *(épuisé)*

Psychose et changement, par R. Diatkine, F. Quartier-Frings et A. Andreoli *(épuisé)*

La psychose froide, par É. Kestemberg

Les raisons de l'irrationnel. Étude psychanalytique, par M. Neyraut

La relation d'objet, par M. Bouvet

La rencontre analytique, ses difficultés, par J. Klauber *(épuisé)*

Retraits psychiques. Organisations pathologiques chez les patients psychotiques, névrosés et borderline, par J. Steiner

Le rêve et le Moi, par J. Guillaumin

Le royaume intermédiaire, par M. Gressot *(épuisé)*

Schizophrénies, dialogues. Entretiens psychanalytiques et psychiatrie, sous la direction de F. Quartier-Frings

Le sens de la psychanalyse, par F. Pasche

La sexualité féminine controversée, par M. C. Barnett *et al.*

La situation analysante, par J.-L. Donnet

Le Soi et le monde objectal, par É. Jacobson *(épuisé)*

Le Soi. La psychanalyse des transferts narcissiques, par H. Kohut. *4e éd.*

Le suicide de Victor Tausk, par K. R. Eissler *(épuisé)*

Symbiose et ambiguïté, par J. Bleger *(épuisé)*

Théorie de la méthode psychanalytique. *La dialectique freudienne 2,* par C. Le Guen

Le transfert, étude psychanalytique, par M. Neyraut. *5e éd.*

Les troubles graves de la personnalité. Stratégies psychothérapiques, par O. F. Kernberg. *2e éd.*

La vie opératoire, par C. Smadja

La violence de l'interprétation, par P. Aulagnier. *7e éd.*

Achevé d'imprimer
sur les presses numériques de Dupli-Print (95)

Imprimé en France